Mundgesundheit und Mundpflege

Mundgesundheit und Mundpflege

Thomas Gottschalck

Thomas Gottschalck

Mundgesundheit und Mundpflege

Praxishandbuch für Pflegefachpersonen, Pflege-, Dental- und zahnärztliche Prophylaxeassistentinnen

2., vollständig überarbeitete und erweiterte Auflage

Mit einem Beitrag von Jürgen Georg

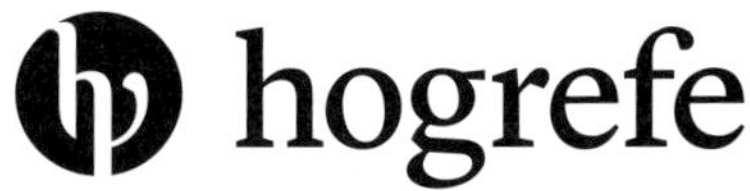

Dr. rer. cur. Thomas Gottschalck. Ausbildung Gesundheits- und Krankenpfleger, langjährige Berufserfahrung in der Pflege, Studium Medizinpädagogik (FH) und Medizinpädagogik (UNI), Tätigkeit als Lehrkraft für Gesundheitsberufe, Promotion zur Thematik Mundpflege, zahlreiche Publikationen und Vorträge. Mitglied im Experten-Board des DNQP-Expertenstandards zur Mundgesundheit und -hygiene.
E-Mail: thomas.gottschalck@t-online.de

Bibliografische Information der Deutschen Nationalbibliothek
Die Deutsche Nationalbibliothek verzeichnet diese Publikation in der Deutschen Nationalbibliografie; detaillierte bibliografische Daten sind im Internet über http://www.dnb.de abrufbar.

Anregungen und Zuschriften bitte an:
Hogrefe AG
Lektorat Pflege
z.Hd. Jürgen Georg
Länggass-Strasse 76
3012 Bern
Schweiz
Tel. +41 31 300 45 00
info@hogrefe.ch
www.hogrefe.ch

Lektorat: Jürgen Georg, Martina Kasper, Lena-Marie Wimmel, Detlef Kraut, Angela Ambühl
Herstellung: Daniel Berger
Umschlagabbildung: Westend61, Getty Images
Umschlag: Claude Borer, Riehen
Satz: punktgenau GmbH, Bühl
Druck und buchbinderische Verarbeitung: Florjancic Tisk d.o.o., Maribor
Printed in Slovenia

2., vollst. überarb. u. erw. Auflage 2021

(E-Book-ISBN_PDF 978-3-456-96142-2)
(E-Book-ISBN_EPUB 978-3-456-76142-8)
ISBN 978-3-456-86142-5
http://doi.org/10.1024/86142-000

Inhaltsverzeichnis

Geleitwort

Immer mehr und immer ältere Menschen haben heute eigene Zähne, Implantate oder technisch aufwendigen Zahnersatz im Mund. Die Fünfte Deutsche Mundgesundheitsstudie aus dem Jahr 2016 belegt: Die Mundgesundheit in Deutschland hat sich in den letzten 30 Jahren zunehmend verbessert. Nicht zuletzt ist dies auch ein Ergebnis stetiger zahnärztlicher Präventionsbemühungen in den Kindergärten, in den Schulen und in den Zahnarztpraxen. Ohne Schmerzen gut kauen sowie ohne Scham Sprechen und Lachen können – das ist den Menschen heute mehr denn je wichtig und sie haben ein Bewusstsein für die Mundgesundheit entwickelt.

Wenn aber durch Unfall, Krankheit, Gebrechlichkeit im Alter oder schon ab Geburt, motorische bzw. kognitive Einschränkungen die selbständige Mundhygiene erschweren, dann ist es unter diesen veränderten Bedingungen heute noch viel wichtiger als früher, dass Pflegepersonen über weitreichende Kompetenzen verfügen, um Betroffene bei der Förderung der Mundgesundheit zu unterstützen.

Der Pflegewissenschaftler Thomas Gottschalck hat das Problem sehr früh erkannt und bereits 2007 das Standardwerk „Mundhygiene und spezielle Mundpflege" veröffentlicht. In diesem Buch hat er in akribischer Arbeit die damals verfügbare wissenschaftliche Expertise praxisnah aufbereitet und strukturiert dargestellt.

In der Zwischenzeit hat das Deutsche Netzwerk für Qualitätsentwicklung in der Pflege (DNQP) an der Hochschule Osnabrück einen Expertenstandard zur Förderung der Mundgesundheit in der Pflege entwickelt. Thomas Gottschalck ist Mitglied der Expertenarbeitsgruppe, die unter der wissenschaftlichen Leitung von Prof. Dr. Erika Sirsch weltweit die verfügbare Literatur gesichtet und die Kommentierungen für die Pflegepraxis erarbeitet hat.

Nicht nur mit diesem Wissen hat Thomas Gottschalck sein Standardwerk nun überarbeitet. Dabei hat er eine übersichtliche Strukturierung beibehalten. Das Inhaltsverzeichnis ermöglicht eine schnelle Orientierung zu einer Vielzahl konkreter Fragestellungen. Wissenschaftliche Erkenntnisse wurden im Hinblick auf die verschiedenen Aspekte der Mundgesundheit aktualisiert und erweitert, so z. B. die Zusammenhänge zwischen Mundgesundheit und allgemeiner Gesundheit, die erst in den letzten 15 Jahren zunehmend besser verstanden werden. Pflegemaßnahmen im Zusammenhang mit Zähnen, Implantaten, Teilprothesen sowie Vollprothesen werden ebenfalls sehr viel differenzierter erläutert. Neben den bewährten Screening- und Assessment-Instrumenten wurde das Kapitel „Risikofaktoren für die Mundgesundheit" gänzlich neu aufgenommen, um in der Pflege die Menschen mit erhöhtem Risiko von vorn herein besser identifizieren zu können. Ebenso erfasst dieses Buch das aktuelle Wissen im Fall von Verweigerung der Unterstützung der Mundpflege bei Menschen mit zerebralen, geistigen und/oder seelischen Beeinträchtigungen. Im Hinblick z. B. auf die oralen Veränderungen oder ausgewählte pflegerische Bereiche liefert das Buch weiter wertvolle Ergänzungen zum Expertenstandard zur Förderung der Mundgesundheit in der Pflege.

Zum Schluss möchte ich Thomas Gottschalck persönlich danken und gleichzeitig beglückwünschen zu dem gelungenen Werk. Das Buch vereint alle wichtigen Kompetenzen, wenn es darum geht, die Mundgesundheit bei Menschen mit einem pflegerischen Unterstützungsbedarf aufrecht zu erhalten und zu fördern.

Dr. med. dent. Elmar Ludwig
Zahnarzt, seit 2014 Kooperationsvertrag mit stationärer Pflegeeinrichtung & Referent für Alterszahnheilkunde der Landeszahnärztekammer Baden-Württemberg

Einleitung

Jeder Mensch unternimmt vielfältige Anstrengungen, um gut auszusehen. Zu einem gepflegten Erscheinungsbild gehört auch ein gesunder Mund. Mit einem gesunden Mund fühlen wir uns wohl, er gibt uns Sicherheit im Umgang mit anderen Menschen. Darüber hinaus erfüllt unser Mund vielfältige Aufgaben. Er dient zur Nahrungsaufnahme, der verbalen und nonverbalen Kommunikation und dem Austausch von Zärtlichkeiten.

Einige Berufsgruppen, hauptsächlich Zahnärzt*innen, Zahntechniker*innen und Dentalhygieniker*innen, beschäftigen sich beruflich ausschließlich mit der Mundgesundheit. Aber auch professionell Pflegende werden beinahe in jedem pflegerischen Setting mit der Mundpflege ihrer Pflegebedürftigen konfrontiert. Zu Hause lebende pflegebedürftige Menschen erhalten überwiegend von ihren Angehörigen Unterstützung bei ihrer täglichen Mundpflege. An der Mundpflege kommt also keiner vorbei.

Entwicklungen in Zahnmedizin, Pharmakologie und Technik haben dazu geführt, dass die Mundpflege komplexer geworden ist. Beispielhaft kann die Entwicklung bei Zahnersatz und smarten elektrischen Zahnbürsten genannt werden.

In der Pflegepraxis bestehen oft unterschiedliche Meinungen darüber, welche Pflegemittel und -methoden in der täglichen Mundpflege und bei Mundproblemen angewendet werden sollen. Ungeeignete Maßnahmen können jedoch den pflegebedürftigen Menschen unnötig belasten und verschwenden personelle und finanzielle Ressourcen. Dies können wir uns jedoch aus ethischen und ökonomischen Gründen nicht leisten.

Das vorliegende Buch richtet sich an alle Menschen, die sich für die Thematik Mundgesundheit interessieren – ob beruflich oder privat. Gesunde und Menschen mit Beeinträchtigungen erhalten viele Hinweise darüber, wie sie ihre Mundgesundheit verbessern oder eine gute Mundgesundheit erhalten können.

Ein wichtiges Anliegen bestand darin, die vielen Informationen aus der Literatur unterschiedlicher Fachgebiete, vor allem der Zahnmedizin, für die Pflegepraxis zu wissenschaftlich fundierten Handlungsempfehlungen aufzubereiten.

So wurden die vielfältigen Zusammenhänge zwischen der Mundgesundheit und der allgemeinen Gesundheit sowie Risiken, welche die Mundgesundheit beeinträchtigen können, umfassend dargelegt. Da viele Menschen, auch Pflegende, unsicher im Umgang mit modernem Zahnersatz sind, wurde dieses Thema in einem Kapitel umfassend berücksichtigt. Es gibt einen Überblick über die verschiedenen Arten von Zahnersatz, wie dieser ein- und ausgegliedert wird und wie er gepflegt wird.

Zur Diagnostik oraler Veränderungen wurden einige überprüfte und in der Praxis bewährte Assessment-Skalen abgebildet und beschrieben.

Ein Kapitel widmet sich den Besonderheiten der Mundpflege in verschiedenen Settings. Schwerpunkte bilden dabei die Mundpflege in der Onkologie, der Geriatrie und bei Menschen mit neurologischen, psychischen sowie geistigen Beeinträchtigungen sowie die Mundpflege bei intensivpflichtigen Patienten und Menschen, die palliativ betreut werden.

Wie wir mit der Methode der Basalen Stimulation® einen besseren Zugang zum oralen Bereich bei Menschen mit Beeinträchtigungen des Bewusstseins erhalten, wird ebenfalls beschrieben.

Die pflegerischen Handlungsanleitungen werden mit Empfehlungen zur Ernährung ergänzt.

Das Buch wurde nicht nur verfasst, um Pflegende bei der Bewältigung von Mundproblemen zu unterstützen. Es soll auch eine Möglichkeit bieten, über dieses sensible Thema, das in der Pflegeaus- und Weiterbildung oft vernachlässigt wird, nachlesen zu können und sich weiterzubilden.

Auf hohe Praxisnähe wurde Wert gelegt. Zur besseren Anschaulichkeit ist in den Texten umfangreiches Bildmaterial eingearbeitet.

Am Ende der einzelnen Kapitel wird der Leser zur Beantwortung von Fragen bzw. zur Lösung von Aufgaben aufgefordert und kann so überprüfen, ob er das Wesentliche erfasst hat.

Uns allen muss bewusst sein, dass eine gute Mundpflege der Entstehung bzw. Schwere von Munderkrankungen entgegenwirken kann. Sie kann auch systemische Folgeerkrankungen verhindern helfen. Die Zeit und Mühe, die zur Mundpflege eingesetzt wird, ist also eine lohnende Investition für Menschen aller Altersgruppen.

Hinweis zur gendergerichten Schreibweise: Aus Gründen der besseren Lesbarkeit wurde im Text neben der gendergerechten Formulierung z. T. auch nur die männliche Form gewählt. Gemeint sind aber immer beide Geschlechter.

1 Anatomisch-physiologische Grundlagen der Mundhöhle

Das Kauorgan mit seinen knöchernen und muskulären Bestandteilen ist der Beginn des Verdauungstraktes und dient der Nahrungsaufnahme, -zerkleinerung und -verdauung. Es ist zugleich entscheidend für die Sprachlautbildung und für die nonverbale Kommunikation (Mimik), für das Aussehen des Gesichtes (z. B. eingefallenes Gesicht bei Zahnlosen), aber auch für das soziale Leben (Selbstbewusstsein, Attraktivität, Lebensqualität).

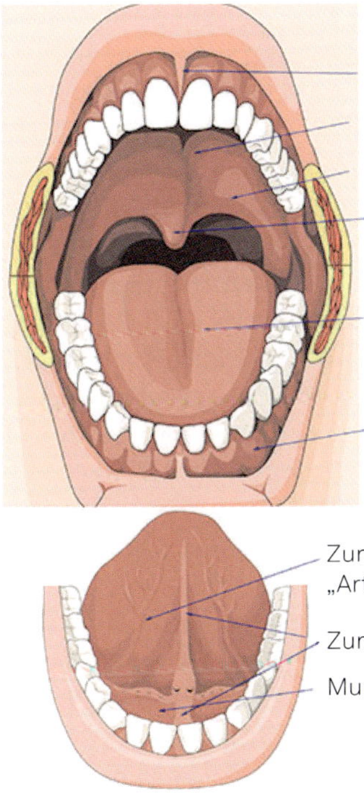

In diesem Kapitel werden vorrangig die Anteile beschrieben, die für die Mundpflege von Bedeutung sind. Detaillierte Informationen können in jedem Lehrbuch der Anatomie/Physiologie nachgelesen werden.

Um die vielfältigen Funktionen des Mundes erfüllen zu können, sind die folgenden Strukturen notwendig: Lippen, Zunge, Gaumen, Speicheldrüsen, Gebiss und Kiefer (**Abb. 1-1**; **Abb. 1-2**).

Abbildung 1-1: Kieferhöhlen und Mund (Quelle: Dr. Klaus de Cassan, Murg/Hochrhein)

1.1 Lippen

Die Lippen (Labiae oris) bilden den Eingang zur Mundhöhle und damit zum Verdauungstrakt. Die Lippen sind von einer zarten Haut bedeckt, was sie einerseits empfindlich gegenüber äußeren Einflüssen macht, andererseits eine hohe Sensibilität ermöglicht.

1.2 Mundhöhle

Die Mundhöhle (Cavum oris) wird von den Zähnen, dem Zahnfleisch, dem harten und weichen Gaumen sowie von der Muskulatur des Mundbodens begrenzt. Sie ist vollständig mit Schleimhaut (Mukosa) ausgekleidet. Diese besteht aus einem mehrschichtigen Plattenepithel, in welchem zahlreiche kleine schleimabsondernde Drüsen eingelassen sind.

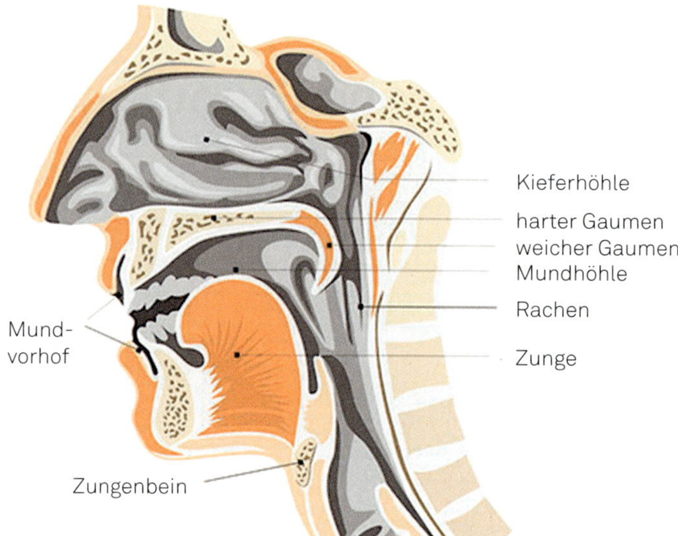

Abbildung 1-2: Mund-Anatomie (Quelle : Dr. Klaus de Cassan, Murg/Hochrhein)

Das Zahnfleisch und der Gaumen sind mit einer dicken, stark verhornten Schleimhaut ausgestattet, die beim Kauen vor Verletzungen schützt. Die übrigen Schleimhäute des Mundes sind von einer dünnen, elastischen unverhornten Schleimhaut umgeben. Die gesunde Mundschleimhaut ist feucht und rosa. Unter der Mukosa befindet sich eine Bindegewebsschicht.

Funktionen und Eigenschaften der Mundschleimhaut:

- Sekretion von Schleim, Speichel und Enzymen (Feuchthalten der Mundhöhle, Gleitfähigmachen der Nahrung und Einleitung des Verdauungsprozesses)
- Schutz vor mechanischen Einwirkungen (z. B. beim Essen von hartem Brot)
- Bildung einer Schutzbarriere gegen das Eindringen von Fremdkörpern und Mikroorganismen
- Ermöglichen des Sprechens und von Berührungs- und Geschmacksempfindungen (fein differenzierte Wahrnehmungen sind möglich, da die Schleimhaut des Mundes besonders dünn beschaffen ist und zahlreiche sensible Nervenfasern enthält).

Alle Epithelzellen der Mundschleimhaut haben mit ca. zehn bis zwölf Tagen eine relativ kurze Lebensdauer. Dementsprechend erneuert sich ständig ein großer Teil und befindet sich in der Zellteilungsphase (Mitose). Am höchsten ist die Zellerneuerungsrate bei Kindern und Jugendlichen.

Während der Mitose reagieren die Zellen besonders empfindlich auf äußere Reize wie z. B. Chemotherapie oder Bestrahlung. Sind diese Reize zu stark, wird die Zellerneuerung verzögert oder gar verhindert. Dies hat Bedeutung für die Entstehung von Schleimhautschäden während einer Krebstherapie. Ist die Schleimhaut geschädigt, reagiert sie empfindlich und kann ihre Aufgaben nur noch eingeschränkt wahrnehmen.

Zahnfleisch

Als Zahnfleisch (Gingivia) wird der Teil der Mundschleimhaut bezeichnet, der die Zahnfortsätze von Ober- und Unterkiefer bedeckt. Es ist fest mit der Knochenhaut verwachsen. Der gesunde Zahnfleischrand verläuft girlandenförmig und umschließt die Zahnkronen im

Bereich des Zahnhalses als dichten Verschluss. Er ist straff und unverschiebbar und schützt somit das darunter liegende Gewebe vor dem Eindringen von Mikroorganismen. Zahnfleisch ist von blass-rosa Farbe und weist an der Oberfläche in der Regel eine zarte Tüpfelung auf.

1.3 Gebiss

Das Gebiss dient zum Abbeißen, Zerkleinern und Kauen der Nahrung. Darüber hinaus ist es an der verbalen Ausdrucksfähigkeit beteiligt und beeinflusst unseren Gesichtsausdruck.

Zähne

Sie sorgen für die Zerkleinerung der Nahrung. Man unterscheidet mehrere Zahnarten mit jeweils unterschiedlichen Funktionen: die scharfen Schneidezähne (Incisivi) dienen zum Abbeißen, mit den spitzen Eckzähnen (Canini) werden Nahrungsstücke abgerissen, die Backenzähne (Praemolares), Mahlzähne (Molares) und Weisheitszähne zermahlen und zerquetschen die Bissen (**Abb. 1-3**).

Jeder Zahn besteht aus:

- Zahnbein (Dentin)
- Zahnschmelz (Substanzia adamantina, Enamelum)
- Zahnzement (Cementum)
- Zahnmark (Pulpa)

Das Zahnbein, der größte Teil des Zahns, ist an der nicht vom Zahnfleisch bedeckten Fläche (Krone) von Zahnschmelz überzogen. Der Zahnschmelz, der hauptsächlich aus Mineralien besteht, bildet die härteste Substanz unseres Körpers. Die Härte ergibt sich aus den im Schmelz enthaltenen Substanzen Kalzium, Phosphat und besonders Fluor. Der Zahnschmelz enthält keine Blutgefäße oder Nerven. Schäden am Zahnschmelz machen sich nicht durch Schmerzen bemerkbar. Substanzverluste, z. B. durch Abrasion, können auf natürliche Weise nicht ersetzt werden.

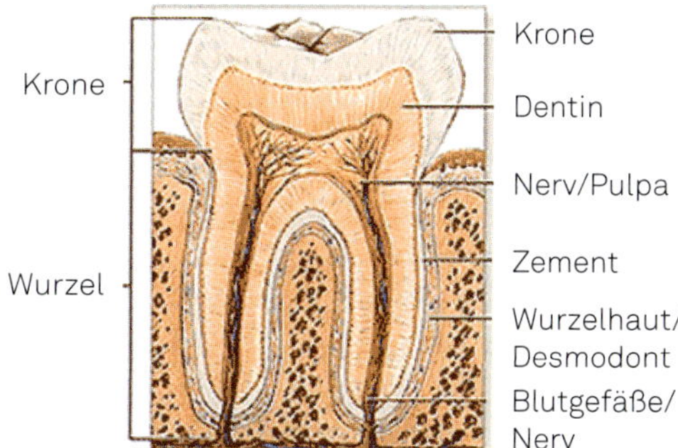

Abbildung 1-3: Zahn-Anatomie (Quelle : Dr. Klaus de Cassan, Murg/Hochrhein)

Im Inneren des Zahnes befindet sich ein Geflecht aus Blutgefäßen und Nervenfasern, das Zahnmark (Pulpa), umgangssprachlich auch als Zahnnerv bezeichnet. Reizungen und Entzündungen der Pulpa können zu Schmerzen führen. Feine Ausläufer der Pulpa durchziehen auch das Dentin und reichen fast bis an den Zahnschmelz heran. Dadurch können Reize wie heiß und kalt, süß oder sauer an die Nervenfasern weitergeleitet werden. Die Pulpa nimmt somit eine wichtige Warnfunktion wahr. Die vom Zahnfleisch umhüllten Zahnwurzeln sind von Zahnzement umgeben. Der Übergang von der Zahnkrone zur Zahnwurzel wird Zahnhals genannt. Die Zähne sind über die Wurzelhaut elastisch mit dem Kieferknochen verbunden (Schwegler, 2002).

Zahnbildung

Beim Kind bildet sich zwischen dem 6. und 24. Lebensmonat zunächst das Milchgebiss, welches aus 20 Zähnen besteht. Es wird etwa im 6. Lebensjahr durch das bleibende Gebiss ersetzt. Dieses ist meist mit 14 Jahren vollständig in die Mundhöhle durchgebrochen und umfasst 32 Zähne. Die so genannten Weisheitszähne erscheinen meist erst nach dem 17. Lebensjahr, manchmal gar nicht.

Zahnformel

Hierbei handelt es sich um ein Zahnschema, in dem die Zähne zur Übersicht Quadranten zugeordnet werden. Aus Perspektive des Patienten ist der Oberkiefer rechts der 1. Quadrant, der Oberkiefer links ist der 2. Quadrant. Der Unterkiefer links ist der 3. Quadrant und der Unterkiefer rechts der 4. Quadrant. Innerhalb der vier Quadranten ist die Position der einzelnen Zähne festgelegt, indem sie von vorne nach hinten durchnummeriert werden. Begonnen wird mit dem ersten Schneidezahn, der die Zahnposition 1 hat. Nummeriert wird bis zum letzten Backenzahn mit der Zahnposition 7 bzw. 8, sofern an letzter Stelle ein Weisheitszahn vorhanden ist. Beispiel: „zwei-sechs" ist der vordere der zwei großen Backenzähne im linken Oberkiefer (**Abb. 1-4**).

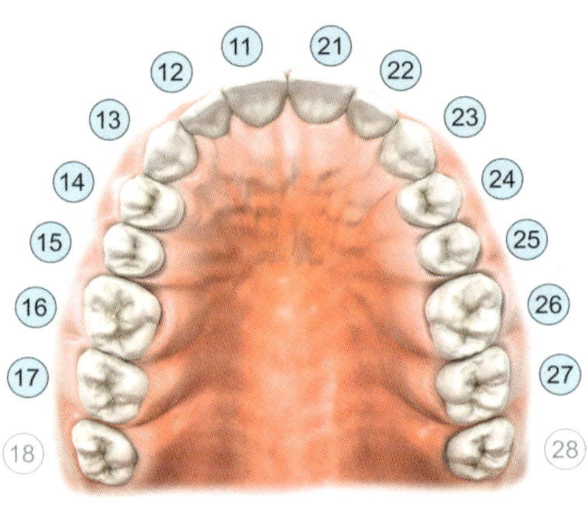

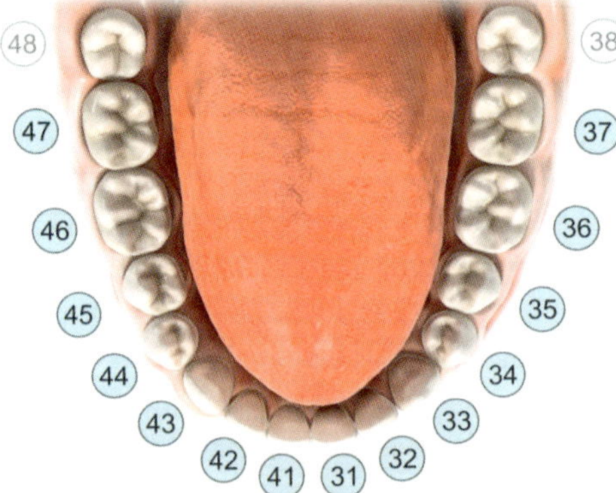

Abbildung 1-4: Zahnschema (Quelle: MedicalGraphics.de, Lizenz CC BY-ND 4.0 DE)

Die Anwendung der Zahnformel in der Pflege vereinfacht und präzisiert die Dokumentation von Zahnproblemen. Außerdem erleichtert sie die Kommunikation mit dem zahnärztlichen Dienst.

Zahnhalteapparat

Die anatomischen Strukturen Zahnfleisch, Wurzelzement, Desmodont und Alveolarknochen werden unter dem Begriff Zahnhalteapparat (Parodontium) zusammengefasst.

1.4 Zunge

Die Zunge (Lingua) ist ein sehr beweglicher Muskel, der zudem mit zahlreichen sensiblen Nerven fasern versorgt wird. Sie hilft mit bei Saugbewegungen, formt und transportiert die Nahrung, ermöglicht zusammen mit dem Gaumen die Wahrnehmung von Geschmack und unterstützt im Zusammenspiel mit den Lippen die Lautbildung. Die hohe Beweglichkeit und die ausgeprägte Sensibilität sind für die verbale Kommunikation von entscheidender Bedeutung. Die ausgeprägte Sensibilität macht sie aber auch sehr empfindlich gegenüber mechanischen, chemischen und thermischen Reizen.

Die Unterseite der Zunge hat eine glatte, die Oberseite (Zungenrücken) dagegen eine raue Oberfläche. Dies erleichtert die Bewegung und das Zerquetschen fester Nahrung gegen den harten Gaumen.

Geschmackswahrnehmung

Die Zungenoberfläche ist mit tausenden winzigen Geschmacksknospen ausgestattet, wobei jede Knospe mehrere Arten von Geschmacksrezeptoren enthält. Jede Art erkennt eine der fünf Grundgeschmacksrichtungen: süß, salzig, sauer, bitter oder herzhaft (auch als Umami bezeichnet). Diese Geschmacksrichtungen können auf der ganzen Zunge erfasst werden, wobei bestimmte Bereiche für einen bestimmten Geschmack empfindlicher sind. Süßes beispielsweise wird am deutlichsten an der Zungenspitze wahrgenommen (Fried, 2020).

Erst im Zusammenwirken mit dem wesentlich besser ausgeprägten Geruchssinn sind differenzierte geschmackliche Wahrnehmungen möglich. Außerdem besitzt die Mundschleimhaut Rezeptoren für die Temperatur- Berührungs- und Druckempfindungen, die bei der Geschmacksempfindung ebenfalls eine Rolle spielen. Im Übrigen ist diese individuell sehr unterschiedlich ausgeprägt.

1.5 Speicheldrüsen und Speichel

Unser Speichel wird von zahllosen kleinen Drüsen innerhalb der Mundschleimhaut und von drei großen, paarig angelegten Speicheldrüsen, die sich in der Nähe der Mundhöhle befinden, gebildet. Nach ihrer Lage unterscheidet man:

- Ohrspeicheldrüse (Glandula parotidea, kurz als Parotis bezeichnet)
- Unterzungenspeicheldrüse (Glandula sublingualis)
- Unterkieferspeicheldrüse (Glandula submandibularis)

Das Sekret der drei großen paarigen und zahlreichen kleinen Speicheldrüsen (Speichel) besitzt einen von der Fließrate abhängigen durchschnittlichen pH-Wert von 6,7. Die Zusammensetzung des von diesen Drüsen gebildeten Sekrets ist sehr unterschiedlich. Einige Drüsen produzieren wässrigen (serösen), andere überwiegend schleimhaltigen (mukösen) Speichel. Die Ohrspeicheldrüse ist rein serös, die Unterkieferspeicheldrüse überwiegend serös und die Unterzungendrüse überwiegend mukös. Rein muköse Drüsen befinden sich am Gaumen (Zimmer, Seemann & Stößer, 2001).

Speichel bildet den Hauptbestandteil der Mundflüssigkeit, die sich weiterhin aus Sulkusflüssigkeit, Mikroorganismen, abgeschilferten Epithelzellen und Nahrungsmittelresten zusammensetzt.

Speichel besteht zu 99,5 % aus Wasser. Weitere wichtige Bestandteile sind: Mineralstoffe (Natrium, Kalium, Kalzium, Phosphat, Bicarbonat, Fluorid), Enzyme (z. B. Amylase), Antikörper und Muzin. Muzin ist ein Schleimstoff, der dem Speichel eine gewisse zähe Konsistenz verleiht, damit er sich besser an Mundschleimhaut und Zähnen anhaften kann. Der Speichel schützt somit den Mund vor Austrocknung und erleichtert das Kauen und Sprechen, indem er die Schleimhäute gleitfähig macht. Auch für die Zähne hat er eine wichtige Schutzfunktion. Weiterhin ermöglicht Speichel die Geschmackswahrnehmung, durchfeuchtet die Nahrung, quellt sie auf und macht sie damit formbar und gleitfähig, was für das Schlucken von Bedeutung ist. Der Speichelfluss unterstützt die natürliche Mundhygiene, indem er lockere Speisereste von den Zähnen wegspült. Der Speichel bildet somit das wichtigste Schutzsystem im menschlichen Mund.

Im Mund sind ständig etwa 1 bis 1,5 ml Speichel enthalten. Diese Menge reicht aus, um die etwa 200 cm^2 große Oberfläche mit einem dünnen Speichelfilm zu überziehen.

Die Gesamtmenge des innerhalb eines Tages produzierten Speichels wird in der Literatur mit 500 ml bis 1,5 l angegeben. Die Angaben schwanken beträchtlich, was wohl daran liegt, dass die tatsächliche Menge nur schwer ermittelt werden kann und auch individuell unterschiedlich ist.

Stimulierter und unstimulierter Speichel

Zur Diagnostik des Mundgesundheitsstatus gehört die Ermittlung des Speichelflusses als unstimulierter (Ruhespeichel) oder stimulierter Speichel. Der unstimulierte Speichel ist die Gesamtmenge des ohne äußere Stimulation sezernierten Speichels.

Unter stimuliertem Speichel versteht man die Speichelmenge, die nach Stimulation der Drüsentätigkeit sezerniert wird. Die Stimula-

Tabelle 1-1: Speichelfunktionen (Eigendarstellung nach Grötz, 2004)

Antikariogene Wirkung durch:	mechanische Reinigung der Zahnoberflächen (Spüleffekt) Remineralisation des Zahnschmelzes (Wiedereinlagerung von Kalzium, Phosphat, Fluorid) Stabilisierung des ph-Wertes durch Pufferkapazität (HCO_3- und Phosphat-Gehalt)
Entzündungshemmende und antibakterielle Wirkung durch:	Antikörper (insbesondere Immunglobuline A) Muzin und weitere körpereigene Stoffe (z. B. Lysozym, Laktoferrin, Laktoperoxidase)
Unterstützende Wirkung bei der Nahrungs- und Flüssigkeitsaufnahme durch:	Gleitmittelfunktion bei Kau- und Schluckakt Vorverdauung von Kohlenhydraten mittels Amylase Unterstützung der Geschmackswahrnehmung Unterstützung der Regulation des Wasserhaushalts durch Vermittlung des Durstgefühls
Sonstige wichtige Funktionen:	Mukosalubrifikation für Phonetik und Sprechen Bildung eines Flüssigkeitsfilms zur Prothesenhaftung Ausscheidungsfunktion

tion erfolgt durch Geschmacks- und Geruchsreize oder mechanische Reize. Für die Sekretionsrate des Ruhespeichels wird ein Normalwert von 0,3–0,4 ml/min angegeben, für den Stimulierten Speichel von 1–3 ml/min. Die Variabilität ist jedoch relativ groß.

Die unstimulierte Speichelproduktion hängt von verschiedenen Faktoren ab (Dawes, 1987):

- dem Grad der Hydratation: Bei Dehydratation nimmt die Fließrate ab, bei einem Flüssigkeitsverlust von 8 % tendiert die Speichelproduktion gegen Null (Dawes, 1996).
- der Körperposition: Die Speichelflussrate ist im Stehen am höchsten und in liegender Position am geringsten.
- der Lichtexposition: Die Flussrate verringert sich bei Dunkelheit um 30–40 % (Dawes, 1996).
- dem Tagesrhythmus: Am Nachmittag wird am meisten Speichel produziert, während der Nachtruhe kommt der Speichelfluss nahezu völlig zum Sillstand (Klimek, 2014).

Die Speichelflussrate hängt auch vom Geschlecht ab (bei Frauen ist sie generell geringer als bei Männern), sowie vom Alter (im Alter abnehmend). Die Sekretion wird vornehmlich vom parasympathischen Nervensystem gesteuert. Dessen Stimulation führt zum Anstieg der Sekretion. So wirken der Anblick einer frisch angeschnittenen Zitrone oder die Vorstellung von Lieblingsspeisen stimulierend, psychische Reize wie Angst und Stress wirken hemmend auf die Sekretion. Zu den Mahlzeiten ist der Speichelfluss besonders hoch. Die Stimulation erfolgt hierbei durch mechanische Reize (Abbeißen und Kauen von Speisen) oder chemische Reize (Geschmacks- und Geruchsstoffe) (Klimek, 2014; Schwegler, 2002).

Alle wesentlichen physiologischen Speichelfunktionen sind in **Tabelle 1-1** zusammengefasst (Grötz, 2004).

Wissenstest

1. Nennen Sie fünf Funktionen des Speichels.
2. Nennen Sie die Faktoren, welche die Geschmacksempfindungen beeinflussen.
3. Geben Sie an, welche Faktoren die Speichel-Fließrate beeinflussen.
4. Erklären Sie die Anatomie eines Zahnes.

Literatur

Dawes, C. (1987). Physiological factors affecting salivary flow rate, oral sugar clearance, and the sensation of dry mouth in man. *Journal of Dental Research, 66*(2), 648–653. https://doi.org/10.1177/00220345870660S107

Dawes, C. (1996). Factors influencing salivary flow rate and composition. In W.M. Edgar & D.M. O'Mullane (Eds.)., *Salivary and Oral Health* (2nd ed., pp. 27–41). London: British Dental Association.

Fried, M.P. (2020). *Geruchs- und Geschmacksstörungen*. Verfügbar unter https://www.msdmanuals.com/de-de/profi/

Grötz, K.A. (2004). Xerostomie-Patienten. *PROPHYLAXEdialog,* (2), 9–11.

Klimek, J. (2014). *Speichel und Mundgesundheit*. Verfügbar unter https://fachschaft-zahnmedizin.de/wp-content/uploads/2012/10/StuDent_Skript_Okt_2014-Speichel_Mundgesundheit.pdf

Schwegler, J.S. (2002). *Der Mensch. Anatomie und Physiologie* (3. Aufl.). Stuttgart: Thieme.

Zimmer, S., Seemann, R. & Stößer, L. (2001). Speichel und orale Gesundheit. *Prophylaxe impuls, 5,* 120–128.

2
Ökosystem der Mundhöhle

2.1 Bakterien, Pilze, Viren

Mikroorganismen nutzen den menschlichen Körper als Lebensraum. Da sie untereinander und mit dem Menschen als Wirt im biologischen Gleichgewicht stehen, kann man diesen Lebensraum auch als Biotop bezeichnen. Das Biotop Mundhöhle ist von vielen Bakterienarten besiedelt. In geringem Maße lassen sich auch bei gesunden Menschen Pilze (Candida-Spezies) und Protozoen, seltener jedoch Viren nachweisen. Mikroorganismen finden in der Mundhöhle ideale Lebensbedingungen: Sie ist reich an Nährstoffen, warm und feucht.

Die Besiedelung der Mundhöhle durch Mikroorganismen beginnt bei Kontakt mit der natürlichen Umwelt, also unmittelbar nach der Geburt. Es ist nachgewiesen, dass z. B. der als kariogen bekannte Streptokokkus mutans direkt von den Eltern auf das Kind übertragen werden kann. Durch direkten oder indirekten Kontakt können die Bakterien innerhalb der Familie und auf andere Menschen übertragen werden. Da die Mundhöhle ständig mit der Umwelt in Beziehung steht, kommt es beim Kind ständig zur weiteren Aufnahme von Mikroorganismen. Die Zusammensetzung der oralen Flora wird von vielen Faktoren beeinflusst: dem Alter, der Ernährung, dem Zahnstatus, den Mundhygienegewohnheiten, den Rauchgewohnheiten, einer Schwangerschaft und anderem mehr. Nicht zuletzt scheinen genetische und Immunfaktoren eine Rolle zu spielen (Moore & Moore, 1994).

So tendiert trotz des häufigen Kontaktes und der potenziellen Übertragung der Bakterien zwischen den Menschen jede Person dazu, ihre individuelle Oral-, Haut-, oder Darmflora aufzubauen und zu erhalten. Das Phänomen der stabilen Mikroflora unter sich wechselnden Bedingungen wird auch als „mikrobielle Homöostase“ bezeichnet (Alexander, 1971). Sogar nach einer antibiotischen Behandlung stellt sich die individuelle Flora wieder in ihrer ursprünglichen Form her.

Am Zahnfleischsaum erwachsener Menschen abgenommene Proben ergaben, dass über 500 verschiedene Bakterienarten im Mund existieren können. Darunter sind etliche Bakterienspezies, die bei allen Menschen vorkommen, andere Spezies wiederum kommen nur bei wenigen Individuen vor (Moore & Moore, 1994).

Der Mehrheit der Bakterien ist eine positive, stabilisierende Schutzfunktion zuzuschreiben und nur sehr wenige Spezies sind beispielsweise für Karies und andere pathogene Prozesse verantwortlich zu machen. Die Bakterienflora darf, ähnlich wie auf der Haut oder im Darm, nicht extrem reduziert oder gar völlig zerstört werden. Ihr Gleichgewicht mit seiner Schutzfunktion muss möglichst erhalten werden, nur in begründeten Fällen sollte die Mundflora z. B. durch stark antibakterielle Mundspüllösung oder lokale Antibiotika reduziert werden (Moore & Moore, 1994).

Nicht nur chemische Substanzen können das Gleichgewicht stören, auch durch zu wenig

Speichel oder einem Überangebot von Zucker können Verschiebungen auftreten. Besonders wenn Zucker längere Zeit in der Mundhöhle verweilt, was bei klebrigen Nahrungsmitteln besonders der Fall ist, verschiebt sich das ökologische Gleichgewicht: Nun vermehren sich v. a. die säureresistenten Streptokokkenstämme derartig, dass sie die säureempfindlichen Bakterienarten verdrängen. Diese Bedingungen bilden die Grundlage für die Kariesentstehung (Marsh, 2003).

2.2 Biofilm

Ein besonderer Lebensraum in der Mundhöhle wird durch den Biofilm geschaffen. Als Biofilm bezeichnet man eine geschlossene Schleimschicht, die von Mikroorganismen besiedelt ist. Der Biofilm wird als orale Plaque sichtbar (**Abb. 2-1**). Ein oraler Biofilm bildet sich dort, wo Mundflüssigkeit auf eine feste Oberfläche trifft, d.h. er bildet sich besonders an den Zähnen, aber auch am Zahnfleisch und am Zungenrücken. Ein Biofilm zeichnet sich durch besondere Eigenschaften aus:

- Er weist eine gegen äußere Einflüsse besonders widerstandsfähige Struktur auf
- Er bietet Mikroorganismen einen schützenden Lebensraum
- Im Vergleich zur „freien" Mundflüssigkeit weist er eine ca. tausendfach höhere Bakteriendichte auf
- Äußere Einflüsse wie Änderungen des pH-Wertes, gelöste Medikamente (z. B. Antibiotika) und Desinfektionsmittel werden relativ schadlos überstanden, da sie nur oberflächlich wirken.

Diese Eigenschaften erklären, dass Antiseptika in der Mundhöhle kaum wirksam sind. Um den Biofilm zu beseitigen, sind mechanische Maßnahmen wie das Putzen der Zähne mit einer Zahnbürste am wirksamsten, wobei eine voll-

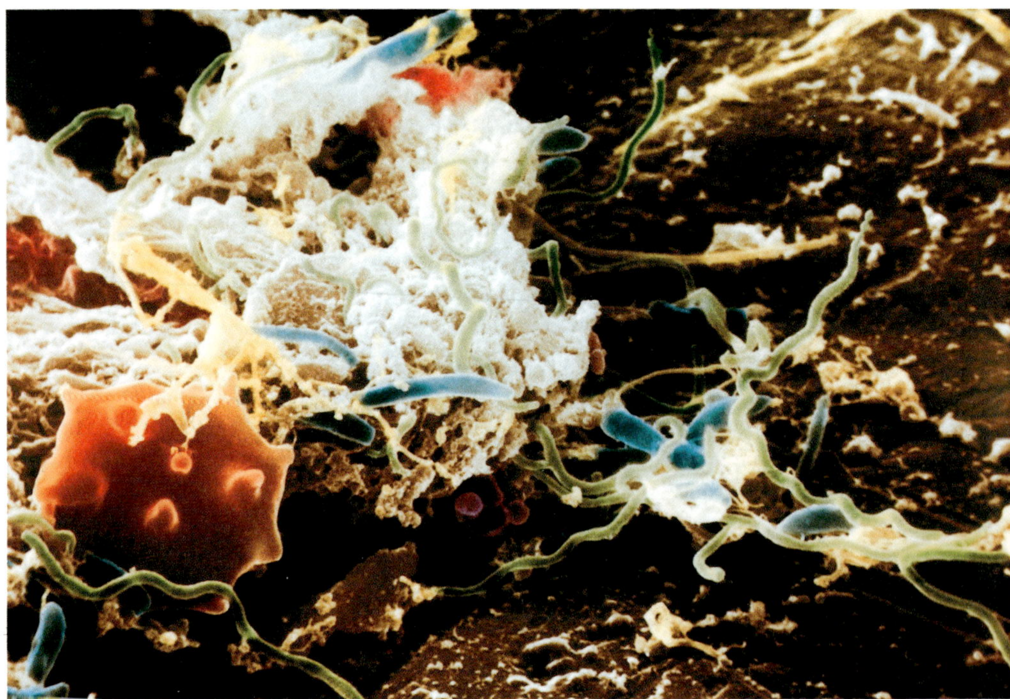

Abbildung 2-1: Bakterielle Plaque unter dem Mikroskop (Quelle: GABA GmbH)

ständige Entfernung kaum gelingt und der ursprüngliche Zustand bald wiederhergestellt ist (Netuschil, 2004).

2.3 Speichel

Wie bereits erwähnt, spielt der Speichel bei der Aufrechterhaltung des ökologischen Gleichgewichts in der Mundhöhle eine wichtige Rolle. In einem Milliliter Speichel befinden sich etwa zehn Millionen Bakterien. Im Speichel enthaltene Faktoren der spezifischen Immunabwehr, die Immunglobuline und andere antibakteriell wirkende Substanzen wie Lysozym, Laktoferrin und Laktoperoxidase halten das Bakterienwachstum innerhalb der Mundhöhle in gewissen Grenzen. Der antibakterielle Effekt wird durch die Spülwirkung des Speichels unterstützt. Je mehr Speichel gebildet wird, desto schneller können Bakterien aus der Mundhöhle entfernt werden. Zur Neutralisation von Säuren, die mit der Nahrung zugeführt oder im Bakterienstoffwechsel gebildet werden, enthält der Speichel verschiedene Puffersysteme. Diese halten den pH-Wert in einen annähernd neutralen Bereich und verhindern so ein übermäßiges Wachstum azidophiler (kariogener) Mikroorganismen.

Wissenstest

1. Erklären Sie, warum man die Bedingungen in der Mundhöhle als Ökosystem bezeichnen kann.
2. Nennen Sie die Arten von Mikroorganismen, die in der Mundhöhle vorkommen.
3. Erklären Sie den Begriff „Biofilm“ und seine Bedeutung für die Mundgesundheit.

Literatur

Alexander, M. (1971). Biochemical ecology of microorganisms. *Annual Review of Microorganisms, 25*, 361–392. https://doi.org/10.1146/annurev.mi.25.100171.002045

Marsh, P.D. (2003). Are dental diseases examples of ecological catastrophes? *Microbiology, 149*(2), 279–294. https://doi.org/10.1099/mic.0.26082-0

Moore, W.E.C. & Moore, L.V.H. (1994). The bacteria of periodontal diseases. *Periodontology 2000, 5*(1), 66–77. https://doi.org/10.1111/j.1600-0757.1994.tb00019.x

Netuschil, L. (2004). Biofilm als Organisationsform der Plaque. *PROPHYLAXEdialog, 2*, 7–8.

3 Die Bedeutung der Mundgesundheit

3.1 Merkmale eines gesunden Mundes

Einen gesunden und gepflegten Mund zu haben ist eine Voraussetzung für das Wohlbefinden eines Menschen und damit ein grundlegendes menschliches Bedürfnis, welches auch im Alter, bei Krankheit oder Behinderung nicht eingeschränkt ist.

Mundgesundheit ist ein wichtiger Bestandteil der allgemeinen Gesundheit. Der gesunde Mund ist frei von Schmerzen, Entzündungen und anderen Beschwerden. Die Zähne sind fest im Zahnhalteapparat (Kieferknochen und Zahnfleisch) verankert. Das Gebiss des Erwachsenen hat 32 Zähne. Verloren gegangene Zähne sind ersetzt. Von den Zähnen sind nur die Kronen sichtbar. Sie sind von weißlicher Farbe und ohne sichtbaren Zahnbelag oder Zahnstein (**Abb. 3-1**).

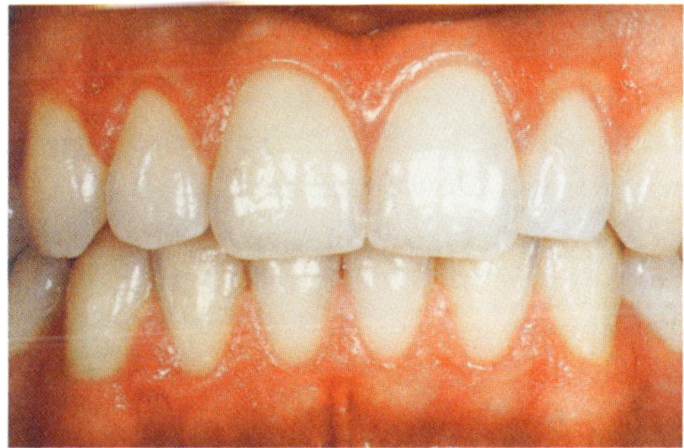

Abbildung 3-1: Gesunde Zähne und gesundes Zahnfleisch (Quelle: Prof. Dr. S. Zimmer, Uni Witten-Herdecke)

Das Zahnfleisch ist feucht, blassrosa gefärbt, zeigt keine Schwellung, blutet nicht bei Berührung und liegt fest und straff am Zahn an. Die Speicheldrüsen produzieren ausreichend Speichel, der die Mundschleimhaut mit einem Speichelfilm überzieht, der eine schützende Wirkung ausübt.

Die Mundhöhle ist nahezu geruchlos. Funktionen wie Sprechen, Schmecken, Kauen und Schlucken können problemlos erfüllt werden. Die Mundgesundheit zu erhalten, ist ein lohnenswertes Ziel, welches relativ einfach und mit wenig Aufwand zu erreichen ist.

Eine gute zahnärztliche Versorgung, das steigende Gesundheitsbewusstsein in der Bevölkerung mit häufigerer Inanspruchnahme zahnärztlicher Prophylaxemaßnahmen sowie die Sorge um eine mundgesunde Ernährung haben zu einem eindeutigen Rückgang der Karieserfahrungen bei Kindern und Erwachsenen geführt. Ebenso sind die Zahlen der schweren und mittelschweren Parodontitis-Erkrankungen bei jüngeren Erwachsenen und Senior*innen deutlich zurückgegangen. Auch Zahnverlust und Zahnlosigkeit sind rückläufig (KZBV, 2016).

Literatur

KZBV (Kassenzahnärztliche Bundesvereinigung). (Hrsg.). (2016). *Fünfte Deutsche Mundgesundheitsstudie (DMS V) – Kurzfassung* (1. Aufl.). Berlin, Köln: BZÄK/KZBV. Verfügbar unter https://www.bzaek.de/fileadmin/PDFs/dms/Zusammenfassung_DMS_V.pdf

Empfohlene Webseiten

Mediathek der Bundeszahnärztekammer. Verfügbar unter https://www.bzaek.de/presse/mediathek.html

- Mundgesundheit bringt Lebensqualität, Sprechen, Lachen, Essen und Schmecken

3.2 Mundgesundheit und allgemeine Gesundheit

Zwischen der Mundgesundheit und der Gesundheit des Gesamtorganismus bestehen enge Wechselbeziehungen. Wissenschaftliche Studien zeigen, dass Erkrankungen im Mund weitere Erkrankungen an anderen Organen bzw. Organsystemen hervorrufen oder bestehende Erkrankungen verstärken können. So können Speisereste und Bakterien von unzureichend gepflegten Zähnen oder Zahnersatz infolge Aspiration in die Atemwege gelangen und das Risiko einer Lungenentzündung erhöhen. Auch können Bakterien, Bakteriengifte oder Botenstoffe aus Entzündungsherden des Mundes von kariösen Zähnen, rissiger, entzündeter Schleimhaut und Zahnfleischtaschen in die Blutbahn gelangen und die Entstehung systemischer Erkrankungen begünstigen. Umgekehrt kann die erfolgreiche Behandlung von Allgemeinerkrankungen den Verlauf oraler Erkrankungen positiv beeinflussen.

Manchmal können schwere Allgemeinerkrankungen, die mit veränderter Abwehrlage einhergehen, zuerst in Form einer schweren und aggressiven Parodontitis in Erscheinung treten. So sind z. B. Diabetes oder hämatologische Erkrankungen manchmal zuerst an oralen Problemen erkennbar.

3.2.1 Diabetes mellitus

Die Zahl der weltweit an Diabetes Erkrankten hat stark zugenommen. In Deutschland sind heute etwa zehn Prozent der Bevölkerung von dieser „Volkskrankheit" betroffen und die Anzahl der Erkrankten wird sich vermutlich weiter erhöhen.

Ein schlecht eingestellter Diabetes mit dauerhaft erhöhten Blutzuckerwerten kann die Mundgesundheit negativ beeinflussen und steht in engem Zusammenhang mit Entzündungen des Zahnhalteapparates. Bei Diabetikern besteht im Vergleich zu Gesunden ein bis zu drei Mal höheres Risiko, an einer Parodontitis zu erkranken. Nahezu jeder schlecht eingestellte Diabetiker leidet heute an einer Parodontitis und die Parodontitis kann stärker ausgeprägt sein und auch schneller voranschreiten.

Dabei besteht folgender Zusammenhang: Der chronisch erhöhte Blutzuckerwert führt zu einer vermehrten Ansammlung von entzündungsauslösenden Stoffen im Zahnhalteapparat und kann so Infektionen fördern. Außerdem erhöht eine durch Gefäßveränderungen (diabetische Angiopathie) bedingte mangelnde Durchblutung und damit einhergehende geringere Sauerstoffversorgung das Entzündungsrisiko in der Mundhöhle. Problemzonen sind besonders Druck- und Scheuerstellen durch Zahnersatz. Aufgrund der diabetischen Mikroangiopathie kann es bei Diabetikern außerdem zu Wundheilungsstörungen, beispielsweise nach einem zahnärztlichen Eingriff kommen.

Durch das zusätzlich herabgesetzte Schmerzempfinden bei bestehender Nervenschädigung (Polyneuropathie) spürt der Patient geringfügige Verletzungen kaum, z. B. auch solche nicht, die durch zu heiße Speisen und Getränke ausgelöst wurden. Diese können dann Ausgangspunkt für schwerere Erkrankungen wie Ulzerationen sein. Die Polyneuropathie kann außerdem zu reduziertem Speichelfluss und Mundtrockenheit führen.

Eine weitere Wechselbeziehung besteht darin, dass eine schwere Entzündung des Zahnhalteapparates die Insulinresistenz der Gewebe erhöht und damit die Blutzuckereinstellung erschwert (Mayo Foundation for Medical Education and Research, 2005; Taylor, Loesche & Terpenning, 2000). Ein gut eingestellter Blutzuckerspiegel hingegen erhöht die Regenerationsfähigkeit des Zahnhalteapparates und verringert die Risiken für eine Parodontitis und deren Folgeerkrankungen deutlich. Die Erkenntnisse über diese folgenschweren Wechselwirkungen haben dazu geführt, dass die Vorbeugung und Behandlung von Entzündungen des Zahnhalteapparates innerhalb des Behandlungskonzeptes des Diabetes heute einen höheren Stellenwert haben.

Aus zahnmedizinischer Sicht gilt: Sorgfältige Mundhygiene, die das Reinigen der Zahnzwischenräume einschließt, das Achten auf Zeichen einer Parodontitis, wie über mehrere Tage dauerndes Zahnfleischbluten, eine ausgewogene Ernährung und der Verzicht auf das Rauchen sind eine gute Basis für Mundgesundheit und der Kontrolle des Diabetes. Darüber hinaus sind regelmäßige Kontrolluntersuchungen und die regelmäßige, professionelle Zahnreinigung (PZR), am besten zweimal jährlich, weitere wichtige Prophylaxemaßnahmen. Diabetespatienten, die regelmäßig eine PZR durchführen lassen, können ihr Parodontitisrisiko deutlich verringern.

3.2.2 Herz-Kreislauf-Erkrankungen und Schlaganfall

Bei Herz-Kreislauf-Erkrankungen wird selten daran gedacht, dass eine vernachlässigte Mundpflege die Ursache dafür sein könnte. Es ist jedoch bewiesen, dass eine schwere und chronische Parodontitis ein Risikofaktor für Erkrankungen der Blutgefäße einschließlich der koronaren Herzkrankheit und Schlaganfall darstellt. Bakterien können über kariöse bzw. zerstörte Zähne, tiefe Zahnfleischtaschen oder rissige Mundschleimhaut vermehrt in den Blutkreislauf gelangen und dort Schäden verursachen.

Andererseits kann die Parodontitis als entzündliche Erkrankung Entzündungsbotenstoffe freisetzen, die an anderen Stellen im Organismus Entzündungsreaktionen hervorrufen (Zittlau, 2011). Diese führen dann zu Gefäßveränderungen und zu einer erhöhten Gerinnungsneigung (Zahn.de, 2018). Die Arteriosklerose der Herzkranzgefäße ist somit eine, wenn auch indirekte Folge der Zahnfleischentzündung. Diese Zusammenhänge erklären auch, dass eine schwere Parodontitis das Risiko einer zerebralen Ischämie erhöht. Ein positiver Zusammenhang zwischen ischämischem Schlaganfall und Parodontitis ist somit wahrscheinlich (Leira et al., 2017), v.a. bei Männern unter 60 Jahren (Zahn.de, 2018).

Menschen, bei denen ohnehin ein erhöhtes Risiko für Gefäßerkrankungen besteht, wie etwa bei Diabetikern und Rauchern, sollten daher auf eine gute Mundhygiene achten und regelmäßig zahnärztliche Prophylaxemaßnahmen in Anspruch nehmen.

3.2.3 Atemwegserkrankungen

Lungenentzündungen treten bei älteren Menschen häufig auf und stellen eine große Bedrohung dar. In Senioreneinrichtungen lebende Menschen sind von dieser Komplikation häufiger betroffen als zu Hause lebende (Janssens & Krause, 2004). In Pflegeheimen ist die Pneumonie mit einer Häufigkeit von 13 bis 48 Prozent die häufigste Infektion und gleichzeitig die häufigste Todesursache durch Infektionen im Alter von 65 Jahren und älter (El-Solh, 2011). Allerdings müssen bei der hohen Sterblichkeit die im Alter meist zusätzlich bestehenden Begleiterkrankungen berücksichtigt werden (Welte, Torres & Nathwani, 2012). Auslöser der Pneumonie ist eine Aspiration von Fremdstoffen, die über die Bronchien in die Lungen geraten. Meist sind es der mit pathogenen Keimen belastete Speichel, aus dem Biofilm (Plaque) gelöste Keime oder Nahrungsbestandteile. Keimquelle kann auch der Zungenbelag sein, der ebenfalls als Risikoindikator für eine Aspirationspneumonie angesehen werden muss.

Auch bei gesunden Erwachsenen kann während des Schlafes mit Keimen belasteter Speichel in die Atemwege gelangen (silent aspiration). Jedoch sind die Atemwege beim Gesunden durch eine gesunde Immunabwehr, den Hustenreflex und ein intaktes Flimmerepithel weitgehend geschützt. Diese Schutzmechanismen lassen jedoch mit dem Alter und zusätzlich bestehender Multimorbidität nach, was die Anfälligkeit für eine Lungenentzündung erhöht. Weitere Risikofaktoren für eine Aspirationspneumonie sind kognitive Einschränkungen, z. B. bei Demenzerkrankungen oder andere Erkrankungen, die das Schlucken beeinträchtigen wie bei einem Schlaganfall.

Auch beatmete Patient*innen gehören zur Risikogruppe für Pneumonien, unabhängig von ihrem Alter. Weiterhin sind parodontale Erkrankungen in Form von Parodontitis und Zahnfleischtaschen mit einem signifikant erhöhten Pneumonierisiko verbunden (Awano et al., 2008).

Neben den genannten Faktoren wird eine schlechte Mundpflege als einer der häufigsten Risikofaktoren für eine Aspirationspneumonie bei Pflegeheimbewohner*innen angesehen.

Eine gute Mundhygiene kann helfen, das Pneumonierisiko zu vermindern. Dies wurde bereits in älteren Studien nachgewiesen.

In einer japanischen Studie mit 417 Bewohner*innen in elf Pflegeheimen konnte nachgewiesen werden, dass bei wöchentlicher professioneller Mundpflege weniger Lungenentzündungen als in der Kontrollgruppe auftraten. In weiteren Studien konnten die Ergebnisse weitgehend bestätigt werden (El-Solh, 2011; Yoneyama, Yoshida, Matsui & Sasaki, 1999; Yoneyama et al., 2002).

3.2.4 Mund und Psyche

Die psychosoziale Dimension (Psychosomatik) spielt auch bei der Mundgesundheit eine Rolle. Bei vielen Störungen sind neben organischen Faktoren psychische Faktoren zumindest mitbeteiligt. Die psychische Komponente kann sich in vielfältigen Formen äußern. Jedem bekannt sind wohl die psychogenen Störungen der Speichelsekretion (Hyper- oder Hypofunktion). Weitere Probleme können in Form einer Prothesenintoleranz bzw. einer Prothesenunverträglichkeit auftreten. Diese, vom Zahnarzt als Adaptationsprobleme bezeichnet, kommen v. a. bei herausnehmbarem, seltener bei festsitzendem Zahnersatz vor. Auch die überwiegenden Fälle von chronischen orofazialen Schmerzzuständen und vom Burning-Mouth-Syndrom, dem Synonym für Zungen- und Schleimhautbrennen, sind den psychosomatischen Störungen zumindest teilweise zuzurechnen. Schließlich sind noch die sog. „orofazialen Parafunktionen" zu erwähnen. Dabei handelt es sich um Störungen wie Zähnepressen, Zähneknirschen, Zungenpressen, Lippenbeißen und dergleichen mehr. Einige Störungen werden nachfolgend näher beschrieben.

3.2.4.1 Zungen- und Schleimhautbrennen

Für das Phänomen Zungen- und Mundschleimhautbrennen gibt es eine Vielzahl von Bezeichnungen, z. B. Glossopyrose, Glossalgie, Stomatopyrosis oder Hot-Tongue-Syndrom (DGZMK, 2016). Die Prävalenz ist hoch.

Symptomatik

Die Betroffenen klagen über Missempfindungen, die als brennender oder stechender Schmerz oder als wundes Gefühl mit Kribbeln oder Jucken wahrgenommen werden. Von dem Brennen können alle Bereiche der Mundschleimhaut und der Lippen betroffen sein. Als häufigste Lokalisation werden von den Betroffenen die Zungenspitze bzw. die vorderen zwei Drittel der Zunge beschrieben, wobei das Brennen ein- und beidseitig auftreten kann. Weiterhin kann es zu Störungen der Geschmackswahrnehmung sowie der Speichelbildung kommen. So klagen zwei Drittel der Betroffenen über Mundtrockenheit (DGZMK, 2016).

Die Beschwerden sind mehr oder weniger intensiv und können im Verlauf des Tages und auch im Verlauf von Wochen und Monaten unterschiedlich stark sein. Abends verstärken sie sich oft. Die Symptome können über Monate bis Jahre andauern und auch spontan verschwinden. Überwiegend sind Frauen im mittleren und höheren Alter betroffen, wobei ein Zusammenhang mit der Menopause hergestellt wird. Die Betroffenen sind sehr häufig Prothesenträger.

Formen des Syndroms

Zum einen kann es Begleiterscheinung einer anderen Erkrankung sein: als „sekundäres Mundschleimhaut-Brennen". Diesem liegt eine feststellbare Ursache zugrunde. In diesen Fällen kann häufig eine Beziehung zu verschiedenen Bluterkrankungen wie Eisenmangelanämie oder perniziöse Anämie, zu Diabetes mellitus, Durchblutungsstörungen oder Vitaminmangel hergestellt werden. Jedoch ist ein Schleimhaut- und Zungenbrennen infolge eines Vitaminmangels eher selten.

Weiterhin können beim sekundären Mundschleimhaut-Brennen auch zahnmedizinische Ursachen, mögliche Neben- und Wechselwirkungen von Medikamenten sowie seelische Belastungssituationen und Beeinträchtigungen durch Stimmungsänderungen eine Rolle spielen (z. B. Angstzustände oder Depressionen im Sinne von Verlust von Freude, auffällig herabgesetzte Leistungsfähigkeit, Traurigkeit usw. (DGZMK, 2016).

Zudem kann das Zungen- und Schleimhautbrennen als Begleitsymptom bei Mund- oder Zungenschleimhautveränderungen oder extremer Mundtrockenheit auftreten. In diesen Fällen sind fast immer organische Veranderungen an der Schleimhaut zu erkennen.

Diagnostik

Da bei den zuerst genannten Formen eine Heilung oder zumindest Linderung der Beschwerden möglich ist, sollten die Ursachen abgeklärt werden. Einer gründlichen Anamnese folgt eine zahnmedizinische Untersuchung hinsichtlich Mundschleimerkrankungen bzw. -veränderungen. Im Labor werden Blutzucker, der Eisenanteil im Serum sowie der Gehalt an Vitamin D und Folsäure ermittelt.

Therapie

Sofern eine Ursache diagnostiziert wird, muss das Syndrom in jedem Fall behandelt werden. Die Betroffenen sollten darüber informiert sein, dass auch nach einer Therapie keine Garantie auf Beschwerdefreiheit besteht (DGZMK, 2016).

3.2.4.2 Burning-Mouth-Syndrom

Das Syndrom wird als eigenständige Erkrankung anerkannt – in der Fachliteratur als „Burning-Mouth-Syndrom" (BMS) bezeichnet – wenn, trotz intensiver Diagnostik alle infrage kommenden Ursachen systematisch ausgeschlossen wurden.

Neben der bereits beschriebenen Symptomatik fühlen sich die Betroffenen durch die lästigen, aufdringlichen und dauerhaften Beschwerden sehr belastet und hilflos. Sie beeinflussen den gesamten Alltag in Beruf und Freizeit und führen mitunter zum sozialen Rückzug. Zunehmend glauben die Betroffenen nicht mehr an Heilung oder Besserung der Beschwerden. Sie drängen auf eine Therapie und haben oft schon mehrfache erfolglose Behandlungen durch Ärzte und Ärztinnen verschiedener Fachrichtungen hinter sich. Mitunter werden schon über Jahre Mundspüllösungen und Medikamente genommen.

Häufig stellt der Patient einen Zusammenhang mit einer zahnmedizinischen Behandlung her, oft zwischen der Neuanpassung einer Zahnprothese und dem Auftreten der Beschwerden. Er vermutet Fehler in der Prothesenherstellung oder in allergischen Reaktionen auf den Prothesenkunststoff.

Es gelingt nur schwer, die Patienten von diesen Fehlinterpretationen abzubringen. Entsprechend schwierig gestaltet sich die Lösung des Problems. Das Ziel ist zu lernen, trotz der Beschwerden eine akzeptable Lebensqualität zu erhalten bzw. wieder herzustellen. Unterstützungsmöglichkeiten sollten mit den behandelnden Zahnärzten und Hausärzten besprochen werden. Infrage kommen verhaltenstherapeutische Ansätze: Die Betroffenen müssen lernen, die Beschwerden objektiv einzuschätzen und herausfinden, unter welchen Bedingungen sie sich verstärken oder nachlassen. Die Behandlung kann durch Antidepressiva und Antikonvulsiva unterstützt werden. Schlaf, Ablenkung und kalte Getränke können die Symptomatik lindern, Stressfaktoren wirken verstärkend. Bei einem Drittel bis zur Hälfte der Betroffenen tritt mit der Zeit eine Besserung ein. Sehr häufig bleiben jedoch alle Bemühungen erfolglos und der Betroffene muss mit den Symptomen leben (Davies & Finlay, 2005).

3.2.4.3 Psychosomatisch bedingte Prothesenintoleranz

Die Zahl der Menschen mit Prothesenunverträglichkeit und anderen Beschwerden im Mund-Kiefer und Gesichtsbereich ist hoch.

Unter „Psychosomatisch bedingte Prothesenintoleranz“ versteht man das von einer Prothese ausgelöste Krankheitsgefühl, obwohl die Prothese korrekt angefertigt wurde und gut passt. Die Patient*innen geben Beschwerden wie Mundbrennen, Druckschmerz, Parästhesien und Geschmacksirritationen an. Betroffene leiden auch unter Befindlichkeitsstörungen wie Abgeschlagenheit und Leistungsabfall, Konzentrationsschwäche, Gereiztheit und Schlaflosigkeit. Die Beschwerden werden dabei im Zusammenhang mit zahnärztlichen Behandlungen gebracht. Die Patienten*innen vermuten oft allergische Reaktionen gegen den Prothesenkunststoff oder andere im Zusammenhang mit der Prothesenherstellung verwendeten Materialien. Dies ist aber sehr selten. Ein erklärender somatischer Befund kann jedoch vom Zahnarzt nicht ermittelt werden. Das legt die Vermutung eines psychosomatischen Geschehens nahe (DGZMK, 1993). Dabei kann die Nichtakzeptanz der Prothese eine Rolle spielen. Durch die Prothese fühlen sich die Betroffenen nun zu den „Alten“ gehörig.

Ein psychosomatischer Zusammenhang kann hergestellt werden, wenn die folgenden Kriterien zutreffen:

- auffällige Diskrepanz zwischen Befund und Befinden
- Fluktuation der Beschwerden
- Unbeeinflussbarkeit der Beschwerden durch ansonsten verlässlich wirksame Maßnahmen
- ungewöhnlich affektive Mitbeteiligung der Persönlichkeit des/der Patient*in
- Zusammenhang der Beschwerden mit biografisch-situativen Ereignissen im Leben des Patienten (DGZMK, 1993).

Das Zungen- und Schleimhautbrennen und die psychosomatisch bedingte Prothesenintoleranz ähneln sich in ihrem Erscheinungsbild sehr.

Psychogene Prothesen-Verträglichkeit

Genau im Gegensatz kommt die „psychogene Prothesen-Verträglichkeit“ vor. Obwohl aus zahnärztlicher Sicht der Zahnersatz als nicht akzeptabel zu bezeichnen ist und schwere Schädigungen (z. B. Ulzerationen) im Mundbereich hervorruft, wird er mitunter jahrelang toleriert (Kreyer, 2005).

3.2.4.4 Zähneknirschen und Zähnepressen

Ein vernachlässigtes, jedoch nicht unbedeutendes Problem unserer Zeit ist das Zähneknirschen (Bruxismus). Dieses Phänomen ist wahrscheinlich auf die Urzeit zurückzuführen und hatte die Funktion der Warnung und Abwehr von Feinden. Heute dient das Zähneknirschen und Zähnepressen dem Stress- und Aggressionsabbau und der Verarbeitung belastender, schwieriger Lebenssituationen, die mit Anspannung und Stress verbunden sind. Es kommt bereits bei Kindern vor und tritt in noch stärkerem Ausmaß bei Erwachsenen auf. Redewendungen wie „Beiß die Zähne zusammen ...“ oder „Ich habe alle meine Probleme noch einmal durchgekaut" kennt jeder und sind bildhafter Ausdruck dieser stereotypen Verhaltensweisen, die vom Zahnarzt als orale Parafunktionen bezeichnet werden.

Bruxismus – Definition

Eine neue Definition von 2018 von Bruxismus unterscheidet Schlaf- und Wachbruxismus (Lobbezoo et al., 2018):

- *Schlafbruxismus* ist eine Aktivität der Kaumuskulatur während des Schlafs. Er wird charakterisiert als rhythmisch (phasisch) oder nicht-rhythmisch (tonisch).
- *Wachbruxismus* ist eine Aktivität der Kaumuskulatur während des Wachzustands. Wachbruxismus wird charakterisiert als wiederholter oder dauerhafter Zahnkontakt und/oder als Anspannen oder Verschieben des Unterkiefers ohne Zahnkontakt.

Weiterhin wird zwischen primärem und sekundärem Bruxismus unterschieden. Der *sekundäre* Bruxismus ist Folge anderer Störungen wie Schlafstörungen, Bewegungsstörungen (Restless-legs-Syndrom) oder Nebenwirkungen von Medikamenten, Drogen oder Genussmittel. Gegenüber dem *primären* Bruxismus sind hier die Behandlungsmöglichkeiten sehr viel besser.

Häufigkeit

Prävalenz schwankt in Abhängigkeit vom diagnostischen Verfahren. Bei Kindern ist der Schlafbruxismus sehr häufig (Prävalenz ca. 50 Prozent) (Manfredini, Winocur, Guarda-Nardini, Paesani & Lobbezoo, 2013), bei Erwachsenen ist der Wachbruxismus häufiger (bis ca. 30%) als der Schlafbruxismus (ca. 16%) (Manfredini et al., 2013). Bruxismus tritt in der gesamten Lebensspanne ab dem Durchtritt der Zähne bis ins hohe Alter auf (Castrillon et al., 2016). Die Prävalenz ist im zweiten und im dritten Lebensjahrzehnt am höchsten, mit dem Alter nimmt die Häufigkeit ab (Shetty, Pitti, Satish Babu, Surendra Kumar & Deepthi, 2010).

Ursachen

Bruxismus gilt als multifaktoriell bedingt. Beim Schlafbruxismus werden eher zentralnervöse Ursachen genannt, beim Wachbruxismus gilt eher emotionaler Stress, z. B. infolge von Angststörungen als möglicher Auslöser.

Weitere ätiologische Faktoren sind Schlafstörungen (z. B. Insomnie, Schlafapnoe), oder exogene Faktoren wie Nikotin-, Alkohol- oder Drogenkonsum (Manfredini, Bracci & Djukic, 2016). Auch die Einnahme bestimmter Medikamente kann Bruxismus auslösen.

Diagnostik

Neben der Anamnese werden klinische Zeichen, wie ein abnormer Abrieb der Zahnhartsubstanz und/oder der Verlust von Restaurationsmaterialien beurteilt. Weitere Hinweise können Schmerz in der Kaumuskulatur und Kieferöffnungsbehinderungen beim Aufwachen sein. Außerdem kann eine Hypertrophie des M. masseter, hervorgerufen durch kräftiges Kieferpressen vorliegen.

Zur Darstellung nächtlicher Bruxismusaktivitäten können eingefärbte Schienen genutzt werden (Ommerborn, 2015). Sie zeigen das Abriebmuster. Schlafbruxismus in Form von Pressen ist durch den Einsatz von Schienen jedoch nicht erkennbar. Wachbruxismus lässt sich auch durch Selbstbeobachtung diagnostizieren.

Folgen

Die typischen Bewegungsabläufe können ohne Unterbrechung bis zu 45 Minuten andauern wobei ein vielfach höherer (300–400 kg) Kaudruck als beim normalen Kauen gemessen werden kann. Die Folgen des intensiven Zahnkontaktes sind Defekte der Zahnhartsubstanz wie Abrasionen oder Risse im Zahn, Zahnlockerung, Schäden und der Verlust von Restaurationsmaterialien, eine Hypertrophie der Kaumuskulatur oder gar eine mitunter schmerzhafte Dauerspannung der Kau- und Gesichtsmuskulatur (Craniomandibuläre Dysfunktionen, CMD). Diese kann wiederum die Ursache für Gesichts- und Kopfschmerzen sein. Das durch Zähneknirschen hervorgerufene Missbehagen führt oft zu weiteren psychischen Spannungen und Gereiztheit, wodurch sich der Muskeltonus weiter erhöht und das Knirschen verstärkt.

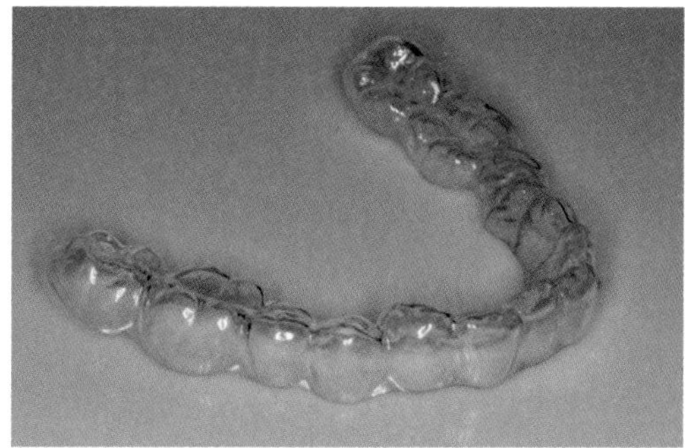

Abbildung 3-2: Knirscherschiene (Quelle: Dr. Elmar Ludwig, Ulm)

Therapie

Das rechtzeitige Erkennen von Bruxismus hilft, die Folgen zu reduzieren oder prophylaktisch vorzugehen. Ist das Phänomen einmal erkannt, sind Informationen über mögliche verursachende Faktoren, eventuell zu erwartende Schädigungen, Therapiemöglichkeiten einschließlich der Kosten und der Prognose ein wichtiger erster Schritt.

Durch Selbstbeobachtung im Wachzustand können die Aktivitäten der Kaumuskulatur den Betroffenen bewusst werden: in welchen Situationen ist die Kaumuskulatur angespannt bzw. sind die Zähne in Kontakt? Sind die Umstände erkannt, können die Betroffenen daran arbeiten. Die auslösenden Faktoren können jedoch nur sehr schwer beseitigt werden.

Weiterhin kann eine Okklusionsschiene, eine so genannte „Knirscher-Schiene" vom Zahnarzt/der Zahnärztin angepasst werden. Es gibt sie in verschiedenen Ausführungen, aus metallverstärktem oder aus einem weichen Kunststoff (**Abb. 3-2**). Die Schiene wird nachts eingesetzt und sitzt wie eine Schutzkappe auf den Zähnen. Sie verhindert die nächtliche Abrasion der Zähne, wirkt jedoch wenig Druck entlastend am Muskel und Kiefergelenk.

Zur Minderung der Folgen von CMD-Symptomen, die möglicherweise durch Bruxismus ausgelöst oder verstärkt werden, kann eine manuelle Therapie in Kombination mit Kälte- oder Wärmeanwendung (Gomes et al., 2015) und Massagen zur Entspannung der verhärteten Muskulatur hilfreich sein.

Entspannungstechniken wie Autogenes Training oder Progressive Muskelrelaxation nach Jacobson (PMR) können zum Stressabbau unterstützend eingesetzt werden.

Eine weitere Möglichkeit ist die Biofeedback-Behandlung. Dabei werden dem Patienten kleine Elektroden über dem Kaumuskel auf die Wange geklebt, welche die Muskelanspannung an einen Computer übertragen. Die jeweilige Anspannung wird dem Patienten akustisch, per Vibration, elektrische Reizung oder optisch zurückgemeldet. Er kann dann lernen, diese gezielt zu beeinflussen (DGZMK, 2005). Diese Wirkung ist allerdings nur vorübergehend, während der aktiven Phase der Biofeedback-Anwendung (Manfredini, Ahlberg, Winocur & Lobbezoo, 2015).

3.2.4.5 Psychogene Amalgamintoleranz

Patient*innen, die sich als amalgamgeschädigt fühlen, geben sehr unspezifische Beschwerden an. Einer Studie zufolge handelt es sich überwiegend um Frauen jenseits der Lebensmitte bei welchen sich als Auslöser in vielen Fällen ein „Live-event" nachwiesen ließ. Bei vielen Betroffenen korreliere das Beschwerdebild mit bestimmten Persönlichkeitseigenschaften, etwa einer hohen allgemeinen Angstbereitschaft. Fälle echter Amalgamallergie scheinen eher selten zu sein. In den Medien wurde viel Hysterie über Amalgam verbreitet. Amalgamunverträglichkeiten scheinen daher eher ein psychologisches Problem zu sein.

Bei Amalgam handelt es sich um eine Legierung, die zu rund 50 Prozent aus Quecksilber (Hg) besteht. Seit rund zweihundert Jahren wird es in der Zahnmedizin verwendet und ist als ein wissenschaftlich gut untersuchtes Füllungsmaterial anerkannt (zm-online, 2018).

In Studien konnte kein Zusammenhang zwischen Amalgamfüllungen und schweren Gesundheitsrisiken nachgewiesen werden (zm-online, 2018).

Insgesamt ist die Amalgamnutzung in der Versorgung rückläufig (zm-online, 2018). Trotzdem bestehen, auch aus Gründen der Umweltbelastung, Bedenken gegen die Verwendung von Amalgam. Seit dem 1. Juli 2018 darf Dentalamalgam gemäß der EU-Quecksilber-Verordnung grundsätzlich nicht mehr für zahnärztliche Behandlungen von Milchzähnen, von Kindern unter 15 Jahren und von schwangeren oder stillenden Patientinnen verwendet werden.

Darüber hinaus hat jeder Zahnarzt/jede Zahnärztin seinen Patienten gegenüber eine Aufklärungspflicht. Dabei sollte er eine notwendige Füllungstherapie unter medizinischen, biologischen und allergologischen Gesichtspunkten betrachten und mit dem Patienten eine einvernehmliche Entscheidung treffen.

3.2.5 Parodontitis und Demenzerkrankungen

Gegenwärtig sind noch längst nicht alle Ursachen von Morbus Alzheimer und anderen Demenzformen geklärt. Vieles deutet auf ein multifaktorielles Geschehen hin. Neueste Erkenntnisse aus weltweiten Studien belegen, dass schlechte Mundhygiene und chronische Parodontitis Risikofaktoren für Alzheimer- und andere Demenz-Erkrankungen darstellen (Chen, Wu & Chang, 2017; Ide et al., 2016; Syrjälä, 2012; Yamamoto, 2012; Lee, 2016).

Wissenstest

1. Welche Ursachen können zum Zähneknirschen führen, welche Folgen entstehen und welche Hilfe-Möglichkeiten sind Ihnen bekannt?
2. Beschreiben Sie die Risiken des Entstehens einer Pneumonie bei alten Menschen.
3. Beschreiben Sie mögliche Wechselwirkungen zwischen Diabetes mellitus Typ II und der Mundgesundheit.
4. Erklären Sie, in welcher Weise sich die Psyche auf die Mundgesundheit auswirken kann.
5. Warum erhöht eine schwere Parodontitis das Risiko für Herz-Kreislauf-Erkrankungen?

Literatur

Awano, S., Ansai, T., Takata, Y., Soh, I., Akifusa, S. & Hamasaki, T. (2008). Oral healthand mortality riskfrom pneumonia in the elderly. *Journal of Dental Research, 87*(4), 334–339. https://doi.org/10.1177/154405910808700418

Castrillon, E.E., Ou, K.L., Wang, K., Zhang, J., Zhou, X. & Svensson, P. (2016). Sleep bruxism: an updated review of an old problem. *Acta Odontologica Scandinavica, 74*(5), 328–334. https://doi.org/10.3109/00016357.2015.1125943

Chen, C.K., Wu, Y.T. & Chang, Y.T. (2017). Association between chronic periodontitis and the risk of Alzheimer's disease: a retrospective, population-based, matched-cohort study. *Alzheimer's Research and Therapy, 9*(1), 56. https://doi.org/10.1186/s13195-017-0282-6

Davies, A. & Finlay, I. (Eds.). (2005). *Miscellaneous oral problems. Oral care in advanced disease.* Oxford: Oxford University Press.

DGZMK (Deutsche Gesellschaft für Zahn-, Mund- und Kieferheilkunde e.V.). (2016). *Zungen- und Schleimhautbrennen.* Verfügbar unter www.dgzmk.de_Zungen-und_Schleimhautbrennen-Patienteninformation

DGZMK (Deutsche Gesellschaft für Zahn-, Mund- und Kieferheilkunde e.V.). (2005). *Patienteninformationen zu oralen Parafunktionen.* Verfügbar unter https://www.dgzmk.de/patinfo

DGZMK (Deutsche Gesellschaft für Zahn-, Mund- und Kieferheilkunde e.V.). (1993). *Psychosoma-*

tisch bedingte Prothesenintoleranz und Beschwerden im Mund-Kiefer-Gesichtsbereich. Stellungnahme der DGZMK 4/93 V 2,0. Verfügbar unter www.dgzmk.de_wissenschaft-forschung_leitlinien_details_dokument

El-Solh, A.A. (2011). Association between pneumoniaand oral care in nursing homes residents. *Lung, 189*(3), 173–180. https://doi.org/10.1007/s00408-011-9297-0

Gomes, C.A., El-Hage, Y., Amaral, A.P., Herpich, C.M., Politti, F., Bussadori, S.K., Gonzales, T.O. & Biasotto-Gonzales, D.A. (2015). Effects of massage therapy and occlusal splint usage on quality of life and pain in individuals with sleep bruxism: A randomized controlled trial. *Journal of the Japanese Physical Therapy Asssociation, 18*(1), 1–6.

Ide, M., Harris, M., Stevens, A., Sussans, R., Hopkins, V., Culliford, D., ... Holmes, C. (2016). Periodontitis and cognitive decline in Alzheimer's disease. *PLOS One, 11*(3), e0151081. https://doi.org/10.1371/journal.pone.0151081

Janssens, J.P. & Krause, K.H. (2004). Pneumonia. *Lancet Infectious Diseases, 4*(2), 112–124. https://doi.org/10.1016/S1473-3099(04)00931-4

Kreyer, G. (2005). Das Orofazialsystem als Schnittstelle zwischen Psyche und Soma. *zm online, 10*, 38–43.

Lee, Y.-T., Lee, H.-C., Hu, C.-J., Huang, L.-K., Chao, S.-P., Lin, C.-P., ... Chen, C.-C. (2016). Periodontitis as a Modifiable Risk Factor for Dementia: A Nationwide Population-Based Cohort Study. *Journal of the American Geriatrics Society, 65*(2), 301–305. https://doi.org/10.1111/jgs.14449

Leira, Y., Seoane, J., Blanco, M., Rodriguez-Yanez, M., Takkouche, B., Blanco, J. & Castillo, J. (2017). Association between periodontitis and ischemic stroke: a systematic review and meta-analysis. *European Journal of Epidemiology, 32*(1), 43–53. https://doi.org/10.1007/s10654-016-0170-6

Lobbezoo, F., Ahlberg, J., Raphael, K.G., Wetselaar, P., Glaros, A.G., Kato, T., ... Manfredini, D. (2018). International consensus on the assessment of bruxism: Report of a work in progress. *Journal of Oral Rehabilitation, 45*(11), 1–8. https://doi.org/10.1111/joor.12663

Manfredini, D., Ahlberg, J., Winocur, E. & Lobbezoo, F. (2015). Management of sleep bruxism in adults: a qualitative systematic literature review. *Journal Oral Rehabilitation, 42*(11), 862–874. https://doi.org/10.1111/joor.12322

Manfredini, D., Bracci, A. & Djukic, G. (2016). BruxApp: the ecological momentary assessment of awake bruxism. *Minerva Stomatologica, 65*(4), 252–255.

Manfredini, D., Winocur, E., Guarda-Nardini, L., Paesani, D. & Lobbezoo, F. (2013). Epidemiology of bruxism in adults: a systematic review of the literature. *The Journal of Oral & Facial Pain and Headache, 27*(2), 99–110. https://doi.org/10.11607/jop.921

Mayo Foundation for Medical Education and Research (MFMER). (2005). *Oral health and overall health: Why a healthy mouth is good for your body.* Verfügbar unter www.mayoclinic.com

Ommerborn, M.A., Giraki, M., Schneider, C., Schäfer, R., Gotter, A., Franz, M. & Raab, W.H.-M. (2015). Diagnosis and quantification of sleep bruxism: New analysis method for the Bruxcore Bruxism. *Journal of Craniomandibolar Function, 7*(2), 135–150.

Shetty, S., Pitti, V., Satish Babu, C.L., Surendra Kumar, G.P. & Deepthi, B.C. (2010). Bruxism: a literature review. *Journal Indian Prosthodont Society, 10*(3), 141–148. https://doi.org/10.1007/s13191-011-0041-5

Syrjälä, A.M.H., Ylöstalo, P., Ruoppi, P., Komulainen, K., Hartikainen, S., Sulkava, R. & Knuuttila, M. (2012). Dementia and oral health among subjects aged 75 years or older. *Gerodotology, 29*(1), 36–42. https://doi.org/10.1111/j.1741-2358.2010.00396.x

Taylor, G.W., Loesche, W.J. & Terpenning, M.S. (2000). Impact of oral diseases on systemic health in the elderly: Diabetes mellitus and aspiration pneunonia. *Journal of Public Health Dentistry, 60*(4), 313–320. https://doi.org/10.1111/j.1752-7325.2000.tb03341.x

Welte, T., Torres, A. & Nathwani, D. (2012). Klinische und wirtschaftliche Belastung der ambulant erworbenen Lungenentzündung bei Erwachsenen in Europa. *Thorax, 67*(1), 71–79. https://doi.org/10.1136/thx.2009.129502

Yamamoto, T., Kondo, K., Hirai, H., Nakade, M., Aida, J. & Hirata, Y. (2012). Association between self-reported dental health status and onset of dementia: a 4-year prospective cohort study of older Japanese adults from the Aichi Gerontological Evaluation Study (AGES) Project. *Psychosomatic Medicine, 74*(3), 241–248. https://doi.org/10.1097/PSY.0b013e318246dffb

Yoneyama, T., Yoshida, M., Matsui, T. & Sasaki, H. (1999). Oral care and pneumonia. Oral Care Working Group. *Lancet, 354*(9177), 515. https://doi.org/10.1016/S0140-6736(05)75550-1

Yoneyama, T., Yoshida, M., Ohrui, T., Mukaiyama, H., Okamoto, H., Hoshiba, K., ... Sasaki, H. (2002). Oral care reduces pneumonia in older patients in nursing homes. *Journal of the American Geriatrics Society, 50*(3), 430–433. https://doi.org/10.1046/j.1532-5415.2002.50106.x

Zahn.de. (2018, 14. Oktober). *Herz-Kreislauf-Erkrankungen und Parodontitis.* Verfügbar unter https://www.zahn.de/zahn/web.nsf/id/pa_herz_kreislauf_schlaganfall_parodontitis.html

Zittlau, J. (2011, 24. November). Der Herzinfarkt kann im Mund beginnen. *Die Welt.* https://www.welt.de/gesundheit/article13731670/Der-Herzinfarkt-kann-im-Mund-beginnen.html

zm-online. (2018, 25. Juli). *Folgen der Amalgamnutzung in der Zahnmedizin auf Mensch und Umwelt.* Verfügbar unter https://www.zm-online.de/news/politik/folgen-der-amalgamnutzung-in-der-zahnmedizin-auf-mensch-und-umwelt/

4
Mundgesundheit: Risiken und Folgen

Die Mundgesundheit wird durch zahlreiche Faktoren beeinflusst. Einige dieser Faktoren werden im Folgenden beschrieben.

4.1 Mangelndes Wissen über Mundpflege

Menschen, die über Wissensdefizite bezüglich einer guten Mundpflege oder einer ihren individuellen Bedürfnissen angepasste Mundpflege aufweisen, können diese nicht anwenden oder wenden ungeeignete Maßnahmen an (z. B. das starke horizontale „Schrubben" der Zähne mit einer stark abrasiven Zahnpasta).

4.2 Mundversorgungsdefizite durch fehlende Motivation

Bei starken anderen Beschwerden, wie z. B. eine Krebserkrankung, können zahnmedizinische Belange in den Hintergrund treten; auch finanzielle Belange können eine Rolle spielen. Zahnärztliche Hilfe wird erst aufgesucht, wenn (starke) Beschwerden auftreten. Versorgungsdefizite bergen jedoch stets weitere Risiken für die Mundgesundheit.

4.3 Fehlende Inanspruchnahme zahnärztlicher Leistungen

Alten, pflegebedürftigen, demenzkranken oder behinderten Menschen fehlt wegen körperlicher oder geistiger Schwäche oder Bettlägerigkeit oft der Zugang zu zahnmedizinischer Versorgung. Fahr- oder Transportmöglichkeiten durch Familienangehörige sind nicht immer vorhanden, ein Transport mit einem professionellen Fahrdienst kann die hilfebedürftige Person selbst nicht immer organisieren. Oft fehlt auch das Wissen über die Möglichkeiten der Kostenübernahme durch die Versicherer. Mitunter wird Unterstützung von den Betroffenen auch abgelehnt. Die Folgen mangelnder Zahnpflege und zahnärztlicher Versorgung können schwerwiegend sein: Zahnschmerzen, Notfallbehandlungen unter Vollnarkose mit entsprechenden Belastungen und häufigere, gerade bei alten Menschen besonders gefährliche Infektionen. Teurer Zahnersatz muss wegen fehlender Pflege oft schon nach kurzer Zeit ausgetauscht werden.

4.4 Zahnbehandlungsangst

Die Zahnbehandlungsangst (Dentalphobie) ist abzugrenzen von dem „mulmigen" Gefühl, das die meisten Menschen vor einem Zahnarztbesuch haben, denn der Mund ist ein sensibler, schmerzempfindlicher Bereich, an den man nicht jeden gerne lässt. Außerdem weiß man nie genau, was einen erwartet.

Definition Zahnbehandlungsangst

„Zahnbehandlungsangst wird in den klinischen Klassifikationssystemen den spezifischen Phobien zugeordnet (ICD F40.2, Angst vor spezifischen Situationen, hier: medizinische Kontexte). Deren Kennzeichen sind intensive Furcht während der Behandlung oder deren Vermeidung, verbunden mit deutlichem Leidensdruck und dem Auftreten von mindestens zwei der bekannten Angstsymptome (zm-online, 2019):

- vegetative Symptome (wie Herzklopfen, Schweißausbrüche)
- Thorax- und Abdomen bezogene Symptome (z. B. Atembeschwerden, Nausea)
- psychische Symptome (z. B. Derealisation, Depersonalisation)
- allgemeine Symptome (beispielsweise Hitzewallungen, Kribbelgefühle).

Die Angst vor oder bei einem Zahnarztbesuch ist ein relativ häufiges Problem und betrifft knapp zwei Drittel der Deutschen. Bei etwa fünf bis zehn Prozent ist die Angst so stark ausgeprägt, dass sie Krankheitswert besitzt (zm-online, 2019). Die Übergänge sind fließend.

Die Ursachen können traumatische Zahnarzt-Erlebnisse oder andere traumatische Erlebnisse in der Kindheit sein, ebenso wie negative Bilder und Vorstellungen von der Behandlung, teilweise über die Eltern oder Geschwister vermittelt. Weiterhin ist Zahnbehandlungsangst eine häufige Begleiterkrankung bei verschiedenen psychischen Störungen.

Stark ausgeprägte Zahnbehandlungsangst kann dazu führen, dass eine zahnmedizinische Betreuung hinausgezögert wird bis der Leidensdruck durch akute Schmerzen zu hoch wird. Folge ist, dass dann umfangreichere, oft invasive Behandlungen notwendig werden. Diese sind aufgrund der Ängste, wenn überhaupt, dann nur unter erhöhtem Aufwand durchführbar.

Erkennt der/die Zahnarzt*in die Angst und bekennt sich der/die Betroffene dazu, kann eine geeignete Strategie für die Bewältigung gefunden werden.

Für die Behandlung ist eine Differenzierung zwischen hoher Ängstlichkeit und dem Verdacht auf eine Zahnbehandlungsangst mit Krankheitswert wichtig (zm-online, 2019).

Zahnbehandlungsangst ohne Krankheitswert erfordert in der Regel keine spezifische Therapie. Je nach Präferenz des Patienten können unterstützende oder Stress reduzierende Verfahren wie Musik, Entspannung und Lokalanästhesie angewandt werden (zm-online, 2019). Progressive Muskelentspannung sowie das Autogene Training unterstützen die Selbstregulierung des Herz- und Kreislauf-Systems, um die Angst-Symptome besser kontrollieren zu können.

Bei krankheitswertiger Zahnbehandlungsangst ist die Hinzuziehung eines/einer Psychotherapeut*in sinnvoll, um langfristig die Angst zu beseitigen oder zu reduzieren. Um eine Behandlung erst einmal zu ermöglichen, können eine Vollnarkose oder der Dämmerschlaf nicht nur eine schmerz-, sondern auch angstfreie Zahnbehandlung ermöglichen. Der Dämmerschlaf (Analgosedation) ist eine Methode, bei der der Zahnarzt dem Patienten ein Medikamentencocktail aus Beruhigungsmitteln und Schmerzmitteln sowie Psychopharmaka verabreicht. Im Gegensatz zur Vollnarkose kann der/die Patient*in selbständig atmen und auf äußere Reize reagieren.

Da die Angst dazu führt, dass Zahnarztbesuche lange herausgezögert werden und der Praxisbesuch auch zu präventiven Maßnahmen gemieden wird, stellt sie eine Gefahr nicht nur für die Zähne, sondern für die gesamten oralen Strukturen dar. Auch gefährliche Komplikationen wie die einer Sepsis sind möglich.

4.5 Hohes Alter und Pflegebedürftigkeit

Das steigende Lebensalter ist meistens mit körperlichen Einbußen und Erkrankungen verbunden. Das Risiko pflegebedürftig zu werden, nimmt zu. Damit erhöhen sich auch die Risiken für die Mundgesundheit. Etwa ein Fünftel der älteren Senior*innen sind aus verschiedensten Gründen, z. B. wegen dementieller Erkrankungen, nur noch sehr gering belastbar und somit zahnärztlich nur gering oder nicht mehr therapiefähig (Nitschke, 2016).

4.6 Kognitive Einbußen und psychiatrische Erkrankungen

Depressionen und depressive Stimmungslagen führen dazu, sich nicht dazu überwinden zu können, zur Prophylaxe oder Behandlung den Zahnarzt aufzusuchen. Ebenso wird die Durchführung der täglichen Mundpflege vernachlässigt.

Kognitive Einschränkungen oder geistige Behinderungen sind oft mit mangelnder Einsicht zu einer gründlichen, eigenverantwortlichen Zahn-, Mund- und Zahnersatzpflege verbunden. Auch können Hinweise zur Mundpflege nicht immer umgesetzt werden

4.7 Körperliche Erkrankungen und Behinderungen

Rheumatische Erkrankungen, Lähmungen, Sehschwäche sowie Symptome wie Tremor, ein eingeschränktes Koordinationsvermögen und Kraftlosigkeit können beispielsweise die Fähigkeiten zur Mundpflege einschränken.

Weiterhin sind Unfälle mit Schädigung der oralen Integrität, Erkrankungen der Kaumuskulatur und der Kiefergelenke, Stellungsanomalien (Fehlstellungen) der Kiefer und der Zähne mit Risiken für die Mundgesundheit verbunden (Brauckhoff et al., 2009). Menschen mit Down-Syndrom leiden schon frühzeitig unter einem fortschreitenden Abbau des Kieferknochens (BZÄK, 2017).

4.8 Einnahme bestimmter Medikamente und Mehrfachmedikation

Viele Arzneimittel haben das Potenzial, Mundtrockenheit zu verursachen. Die Gabe von Analgetika wegen anderer Beschwerden überlagern oft das orale Schmerzempfinden. Dann können Schäden an den Zähnen und der Schleimhaut nicht wahrgenommen werden und sich unbemerkt weiter verschlechtern. Bei der Einnahme von Antikoagulantien können Zahnfleischblutungen auftreten.

Bisphosphonate, die bei der Therapie von Krebserkrankungen und zur Prophylaxe und Therapie der Osteoporose verordnet werden, können nach Zahnentfernung und bei Prothesendruckstellen zu schweren und langwierigen Wundheilungsstörungen führen (BZÄK, 2017). Einige Medikamente gegen Epilepsie (Phenytoinpräparate), oder Hypertonie (Amlodipin) können Zahnfleischwucherungen verursachen. Die Mundpflege lässt sich dann weniger gut durchführen (BZÄK, 2017).

4.9 Fehl- und Mangelernährung, Flüssigkeitsdefizit, Essstörungen

Nicht wenige Menschen kompensieren ihren Zahnverlust ohne Zahnersatz. Gehen mehrere Zähne verloren oder bestehen dauerhaft Probleme mit den Zähnen, mit dem Zahnersatz ändern sich oft die Essgewohnheiten. Kauintensive Lebensmittel werden dann gemieden. Die Ernährung wird einseitig, es tritt ein Mangel an Ballaststoffen, Vitaminen und Mineralstoffen auf. Darüber hinaus übt wenig kauintensive Kost nur wenig Reize auf die Mundstrukturen aus und beschleunigt degenerative Prozesse insbesondere der Kiefergelenke und der Kaumuskulatur. Auch Zahnbelag, Zahnstein und Zahnfleischentzündungen treten bei derartiger Ernährungsform häufiger auf.

Weitere Informationen über Fehl- und Mangelernährung enthält **Kapitel 11.1**.

Flüssigkeitsdefizit

Zu geringe Trinkmengen können die Speichelbildung herabsetzen und zu Mundtrockenheit führen. Ursachen können ein herabgesetztes Durstgefühl, Flüssigkeitsverluste z. B. durch chronische Diarrhoe oder verstärkte (nächtliche) Mundatmung sein. Ein Flüssigkeitsmangel führt weiterhin zu verstärkter Belagsbildung bis hin zur Borkenbildung auf der Zunge.

Essstörungen

Einige Essstörungen sind mit Erbrechen verbunden. Die im Erbrochenen enthaltene Magensäure kann auf die Dauer den Zahnschmelz stark schädigen.

4.10 Übergewicht

Die Adipositasrate ist in den letzten Jahren kontinuierlich gestiegen. Etwa 15 Prozent der Kinder zwischen drei und 17 Jahren in Deutschland sind übergewichtig, über sechs Prozent sogar adipös (zm-online, 2010). Es besteht ein deutlicher Zusammenhang zwischen Zahngesundheit und Übergewicht: im Vergleich zu untergewichtigen und normalgewichtigen Kindern sind adipöse Kinder signifikant häufiger von Karies betroffen (Moschos, Willershausen, Blettner & Azrak, 2006). Außerdem beeinflusst Fettgewebe im Körper über eine Steigerung der Hormonproduktion das Immunsystem und die Heilungsvorgänge. Entzündungen im Mund können daher bei adipösen Kindern schlechter ausheilen. In Betrachtung dieser Zusammenhänge sollten bei der Prävention von Übergewicht nicht nur die Relevanz der Ernährung in Hinblick auf Allgemeinerkrankungen, sondern auch in Bezug zur Mundgesundheit berücksichtigt werden.

4.11 Immunsuppression, Immunschwäche

Ein geschwächtes Immunsystem ist mit erhöhter Anfälligkeit zu oralen Erkrankungen verbunden. Auch besteht gegenüber einigen Erkrankungen (z. B. Parodontitis) eine genetische Disposition.

4.12 Widrige Lebensumstände

Das Gesundheitsverhalten des Menschen ist eng verknüpft mit sozioökonomischen Faktoren. Ein niedriger Sozialstatus mit geringem Einkommen, niedrigem Bildungsgrad, Obdachlosigkeit, sozialer Isolation oder Suchterkrankungen ist mit einem erhöhten Risiko für Munderkrankungen verbunden.

4.13 Rauchen

Rauchen ist ein bedeutender Risikofaktor für Erkrankungen des Zahnhalteapparates. Es fördert die Entstehung der Parodontitis, kann zu Zahnausfall führen und Krebs im Mund- und Rachenraum verursachen.

Rauchen und Parodontitis

Beim Rauchen gelangen zahllose giftige und krebserzeugende Substanzen über die Mundhöhle in den Organismus. Diese besitzen das Potenzial, viele Organe zu schädigen, auch in der Mundhöhle in Form einer Parodontitis. Das Nikotin führt zur Verengung der Blutgefäße und unterdrückt das Zahnfleischbluten. Dieses gilt jedoch als ein typisches Zeichen einer Parodontitis. Die Betroffenen merken dadurch lange Zeit nichts von der Erkrankung. Ein wichtiges Warnsignal wird somit unterdrückt. Durch die verschlechterte Durchblutung der Mundschleimhaut werden auch die Abwehrkräfte herabgesetzt, was zusätzlich die Entstehung der Parodontitis begünstigt und weiterhin zu Wundheilungsstörungen, z. B. nach einer Zahnextraktion führt.

Raucher haben gegenüber Nichtrauchern ein etwa fünf- bis sechsfach höheres Risiko, an einer Parodontitis zu erkranken (**Abb. 4-1**). Somit sind mehr als 70 Prozent der von dieser chronisch verlaufenden Parodontalerkrankung betroffenen Raucher. Bei starken Rauchern kann das Erkrankungsrisiko auf das 20- fache ansteigen (Bergström, 2003; Hyman & Reid, 2003). Weiterhin haben Raucher im Vergleich zu Nichtrauchern deutlich mehr entzündete und tiefere Zahnfleischtaschen. Hinzu kommt ein größerer Knochen- und Bindegewebsverlust am Zahnhalteapparat, was wiederum dazu führt, dass Raucher ihre Zähne früher und häufiger verlieren als Nichtraucher (Heasman et al., 2006) (**Abb. 4-2**). Die Parodontitis verläuft umso schwerer, je mehr und je länger der Patient bereits raucht (Bergström, 2003). Das Rauchen verschlechtert zudem den Behandlungserfolg einer zahnärztlichen Parodontitistherapie (Bergström, 2006; Heasman et al., 2006). Auch Zahnimplantate heilen bei Rauchern schlechter ein und ein Frühverlust der Implantate ist wahrscheinlicher.

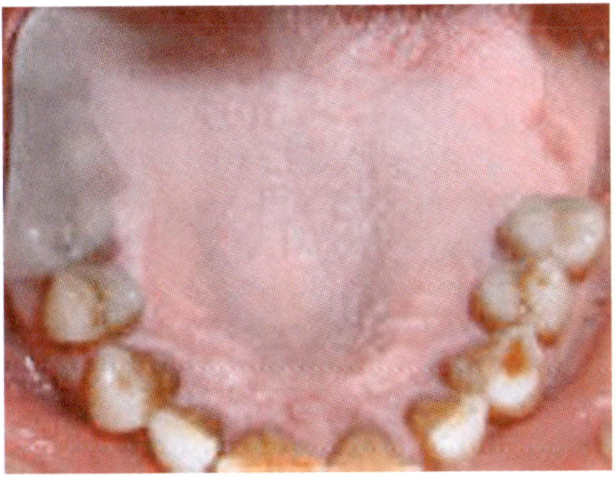

Abbildung 4-1: Nicotinic stomatitis (Quelle: Dr. Klaus de Cassan, Murg/Hochrhein)

Rauchen und bösartige Tumore

Rauchen führt zu einem deutlich erhöhten Risiko, an Krebs zu erkranken (**Abb. 4-3**). Dieses Risiko ist wiederum abhängig vom Rauchverhalten: je mehr Zigaretten geraucht werden, je tiefer inhaliert wird, je früher mit dem Rauchen begonnen wurde und wie viele Jahre geraucht wird. Die meisten Tumore entstehen dabei an den Organen, die direkt mit dem Tabakrauch in Verbindung, kommen (Drings, 2004). So haben Raucher ein deutlich höheres Risiko für Krebs der Mundhöhle, des Kehlkopfes, des Rachens und der Speiseröhre (Drings, 2004; International Agency for Research on Cancer, 2004). Der gleichzeitige Konsum von Tabak und Alkohol erhöht das Krebsrisiko noch stärker, besonders für Kehlkopfkrebs. Krebserkrankungen der Mundhöhle und des Rachens haben eine hohe Sterblichkeit. Neben den Krebserkrankungen vermindert das Rauchen auch den Geschmacks- und Geruchssinn. Außerdem führt das Rauchen zu bräunlichen Verfärbungen der Zähne. Ein Rauchstopp wirkt sich langfristig

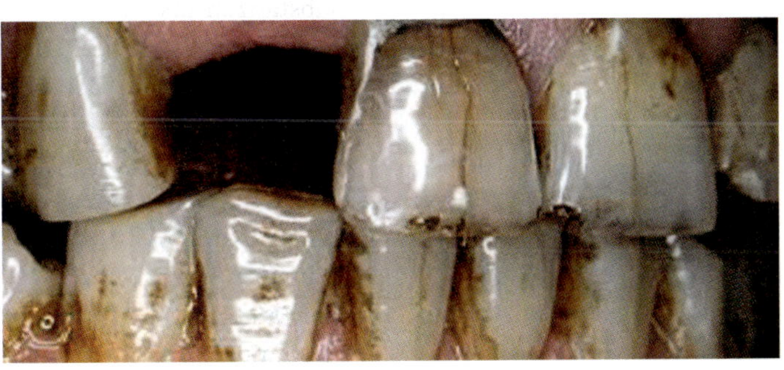

Abbildung 4-2: Rauchergebiss (Quelle: Warnhinweis auf Zigarettenschachtel)

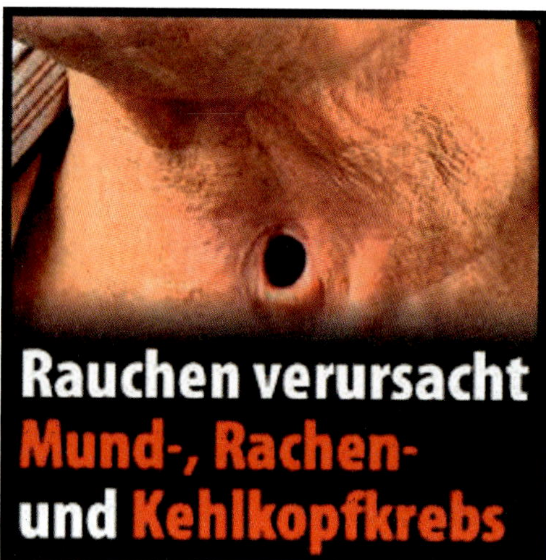

Abbildung 4-3: Erhöhtes Risiko, durch Rauchen an Krebs zu erkranken (Quelle: Warnhinweis auf Zigarettenschachtel

positiv auf die Mundgesundheit aus. Der Verzicht verbessert die Mundgesundheit und reduziert das Risiko für alle oben erwähnten krankhaften Veränderungen. Das Risiko eines Mundhöhlenkrebses verringert sich dabei deutlich innerhalb weniger Jahre nach einem Rauchstopp (Hyman & Reid, 2003).

4.14 Alkoholkonsum

Die Mundflora spielt, ähnlich wie die Darmflora, eine wichtige Rolle für die körpereigene Abwehr des Menschen. Häufiger Alkoholkonsum kann das gesunde Gleichgewicht der Bakterienpopulationen im Mund stören. Lokale Infektionen wie Karies und Parodontitis, aber auch Krebserkrankungen des Verdauungstraktes sowie Herz- und Gefäßkrankheiten werden begünstigt.

Die Wiederherstellung dieses Gleichgewichts durch Zurückhaltung beim Alkoholgenuss in Verbindung mit einer ausgewogenen Ernährung kann möglicherweise einige Gesundheitsprobleme beheben oder verhindern (Fan et al., 2018).

4.15 Stresssituationen

Häufige Stresssituationen oder Dauerstress können die Entstehung von Mundproblemen begünstigen, bestehende Probleme verstärken und auch die Heilung verzögern. Zähnepressen und -knirschen können Formen der Stressverarbeitung sein.

4.16 Illegaler Drogenkonsum: Crystal Meth

Bis vor wenigen Jahren waren vor allem Cannabis, Kokain und Ecstasy die am meisten konsumierten Drogen. Seit dem letzten Jahnzehnt aber wandelt sich das Bild in der Drogenszene zusehends. Synthetische Drogen sind massiv auf dem Vormarsch, allen voran „Crystal Meth“ (Methylamphetamin).

Am Beispiel von Crystal Meth wird nachfolgend beschrieben, welche Auswirkungen Drogenkonsum auf die Mundgesundheit haben kann.

Die Droge, erstmals 1893 in Japan synthetisiert, wurde im ersten Weltkrieg wegen ihrer enthemmenden und vor allem stimulierenden Wirkung großzügig von den Soldaten konsumiert. Wegen schwerer gesundheitlicher Auswirkungen wurde bereits 1941 Methamphetamin in Deutschland als Betäubungsmittel eingestuft. Der regelmäßige Konsum der Droge führt zu einer Vielzahl körperlicher und psychischer Schäden, beispielsweise Herz-Kreislauf-Erkrankungen sowie Hirnschädigungen mit Persönlichkeitsveränderungen (Hamamoto & Rhodus, 2009). Außerdem werden schwerwiegende Auswirkungen auf die Zahn-, Mund- und Kieferregion beschrieben: Massive fortschreitende Karies, Gingivitis, Parodontitis, Xerostomie, Bruximus und Trismus (Hamamoto & Rhodus, 2009; Rhodus & Little, 2008) (**Abb. 4-4, Abb. 4-5**)

Die Entzündungen führen zu vermehrtem Zahnfleischbluten und Schädigung des Zahn-

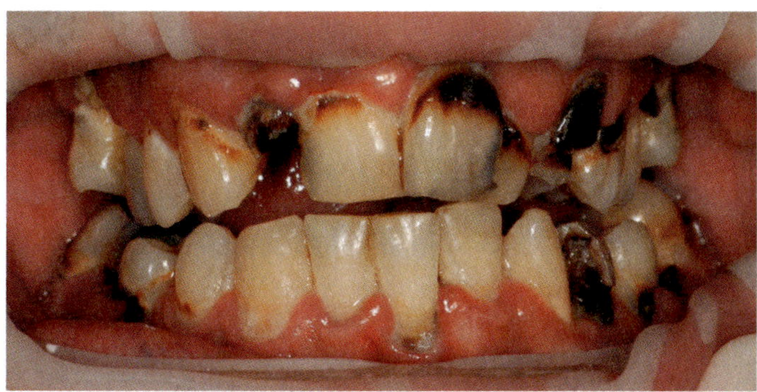

Abbildung 4-4: Zahnschäden nach Konsum von Crystal Meth (Quelle: dentalpictures24)

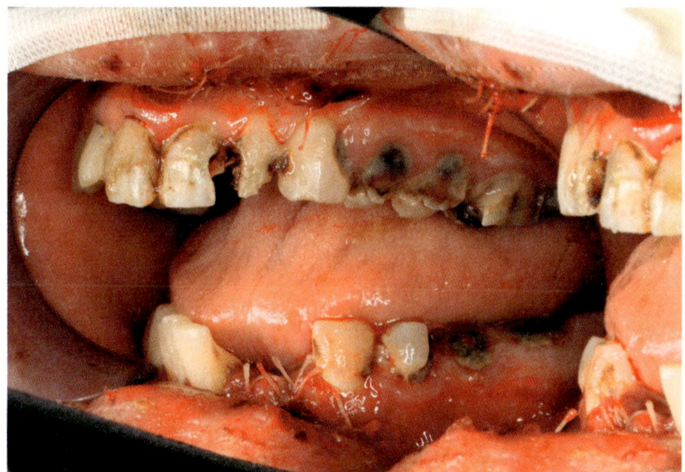

Abbildung 4-5: Folgen von Crystal Meth-Konsum (Quelle: Dr. A. Pabst, Koblenz)

halteapparats mit nachfolgendem Knochenabbau (Tipton, Legan & Dabbous, 2010).

Weitere Risikofaktoren für die Mundgesundheit bei Drogenkonsumenten sind der oft gleichzeitige Konsum anderer Suchtmittel, eine vernachlässigte Mundhygiene und mangelnde zahnärztliche Betreuung. Die Betroffenen sollten über die Auswirkungen und Folgen ihres Konsums auf die Zahn-, Mund- und Kieferregion und die prophylaktischen und therapeutischen Möglichkeiten aufgeklärt werden. Falls sie für eine medizinische Beratung empfänglich sind, ist die Konsultation eines Suchttherapeuten und eine spezifische Therapie in einer Entzugsklinik anzustreben.

4.17 Lippen- und Zungenpiercing

Das Durchstechen von Körperteilen zum Anbringen von Schmuck ist ein aus alten Kulturen bekannter und wieder in Mode gekommener Brauch (**Abb. 4-6**). Bevorzugte Körperstellen sind die Mamillen, das Genitale, die Ohrmuscheln sowie die Lippen und die Zunge. Beim Piercen selbst können durch unsachgemäßes Arbeiten und Verstoß gegen die Hygieneregeln Verletzungen und Infektionen auftreten. Das dauerhafte Tragen von Piercings an den Lippen oder in der Mundhöhle ist mit einigen weiteren Risiken verbunden. Beim Essen, beim Kauen

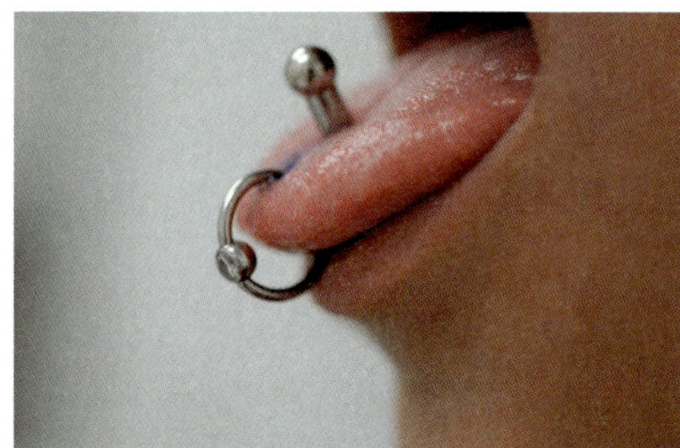

Abbildung 4-6: Zungenpiecing (Quelle: Creative Commons, CCBY-SA 3,0)

und beim Schlucken kann der Schmuck durch Anschlagen an die Zähne oder an Zahnersatz aus Keramik (Kronen) Schädigungen in Form von Rissen und Absplitterungen verursachen. Das Piercen der Lippe oder des Lippenbändchens führt zu Zugbelastungen am Zahnfleisch. Verletzungen oder Zahnfleischrückgang können die Folgen sein. Neben den Verletzungen können Gewebereizungen und Infektionen auftreten. Abhängig vom Material sind auch allergische Reaktionen möglich.

Wenn Patienten mit derartigem Körperschmuck eine Elektrotherapie oder eine Kernspintomografie erhalten, müssen alle Metallteile vorsichtshalber entfernt werden.

Für Träger von Mundpiercings sollte eine gute Mundhygiene selbstverständlich sein. Der Schmuck selbst sollte regelmäßig entfernt und gereinigt werden, da sich vermehrt Plaque darauf anlagern kann. Zahnärzte empfehlen weiterhin eine regelmäßige zahnärztliche Kontrolle, um Schäden rechtzeitig erkennen und behandeln zu können.

Das **Kapitel 4** schließt ab mit einer zusammenfassenden Darstellung pflegerelevanter Mundprobleme, Einflussfaktoren und deren Folgen (**Abb. 4-7**).

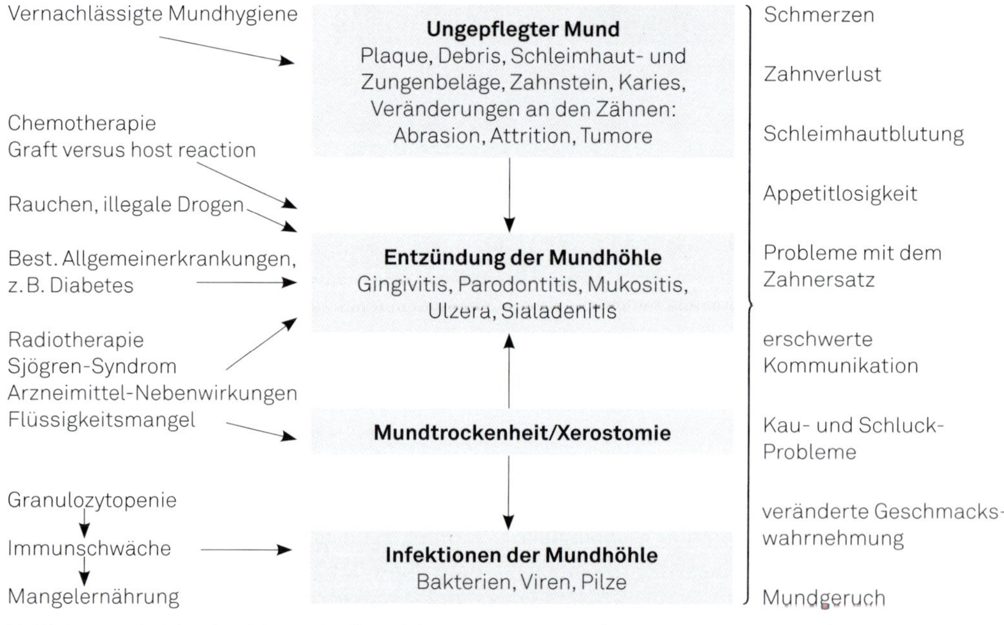

Abbildung 4-7: Mundprobleme, Einflussfaktoren und Folgen (Quelle: Th. Gottschalck)

Wissenstest

1. Nennen Sie Gründe, die zum Nachlassen der Motivation zur Durchführung der täglichen Mundpflege führen können.
2. Nennen Sie Gründe, die alten und pflegebedürftigen Menschen die Inanspruchnahme zahnärztlicher Leistungen erschweren.
3. Welche Folgen hat eine (dauerhafte) pürierte Kost auf die Mundstrukturen und welche Folgen auf das Ernährungsverhalten können entstehen?
4. Begründen Sie, warum das Rauchen mit einem höheren Parodontitisrisiko verbunden ist.
5. Welche Risiken für die Mundgesundheit bestehen beim Tragen eines Lippen- oder Zungenpiercings?

Fallbeispiel – Zahnarztangst

Herr F. sitzt im Warteraum. Er schwitzt, ihm wird heiß und kalt und er spürt sein Herz klopfen. Die Finger beider Hände umklammern die Sitzfläche des Stuhles so dass die Fingerknöchel weiß erscheinen. Sein Blick schweift ängstlich im Warteraum hin und her. Als er nebenan den Bohrer surren hört, möchte er am liebsten aufspringen und nach Hause eilen. Die Zahnschmerzen, die ihn seit einigen Tagen quälen, spürt er jetzt kaum noch. *Aber dieses Mal muss ich bleiben. Lange genug habe ich diesen Tag hinausgeschoben.* Nun sitzt er im Behandlungsstuhl. Die Zahnärztin stellt fest, dass mehrere Zähne einer dringenden und aufwändigen Sanierung bedürfen.

Wie kann Herr F. seine Zahnarztangst bekämpfen?

Literatur

Bergström, J. (2003). Tobacco smoking and risk for periodontal disease. *Journal of Clinical Periodontology, 30*(2), 107–113. https://doi.org/10.1034/j.1600-051X.2003.00272.x

Bergström, J. (2006). Periodontitis and smoking: an evidence-based appraisal. *Journal of Evidence-Based Dental Practice, 6*(1), 33–41. https://doi.org/10.1016/j.jebdp.2005.12.018

Brauckhoff, G., Kocher, T., Holtfreter, B., Bernhardt, O., Splieth, C., Biffar, R., Saß, A.-C. & Robert Koch-Institut. (Hrsg.). (2009). *Gesundheitsberichterstattung des Bundes. Heft 47. Mundgesundheit.* Berlin: Robert Koch-Institut. Verfügbar unter https://www.gbe-bund.de/pdf/mundgesundheit.pdf

BZÄK (Bundeszahnärztekammer). (2017). *Handbuch Mundhygiene.* Verfügbar unter https://www.bzaek.de/fileadmin/PDFs/p/Handbuch_Mundhygiene.pdf

Drings, P. (2004). Rauchen und Krebs. *Onkologe, 10*(2), 156–165. https://doi.org/10.1007/s00761-003-0621-z

Fan, X., Peters, B.A., Jakobs, E.J., Gapstur, S.M., Pardue, M.P., Freedman, N.D., ... Ahn, J. (2018). Drinking alcohol is associated with variation in the human oral microbiome in a large study of American adults. *Microbiome, 6*(1), 59. https://doi.org/10.1186/s40168-018-0448-x

Hamamoto, D.T. & Rhodus, N.L. (2009). Methamphetamine abuse and dentistry. *Oral diseases, 15*(1), 27–37. https://doi.org/10.1111/j.1601-0825.2008.01459.x

Heasman, L., Stacey, F., Preshaw, P.M., Mc Cracken, G.I., Hepburn, S. & Haesman, P.A. (2006). The effect of smoking on periodontal treatment response: a review of clinical evidence. *Journal of Clinical Periodontology, 33*(4), 241–253. https://doi.org/10.1111/j.1600-051X.2006.00902.x

Hyman, J.J. & Reid, B.C. (2003). Epidemiologic risk factors for periodontal attachment loss among adults in the United States. *Journal of Clinincal Periodontology, 30*(3), 230–237. https://doi.org/10.1034/j.1600-051X.2003.00157.x

International Agency for Research on Cancer. (2004). *IARC Monographs on the evaluation of the carcinogenic risks to humans. Vol. 83. Tobacco smoke and involuntary smoking.* Lyon: International Agency for Research on Cancer, World Health Organization.

Moschos, D., Willershausen, B., Blettner, M. & Azrak, B. (2006). Korrelation zwischen Mundgesundheit und Body Mass Index (BMI) bei Grundschülern. *Deutsche Zahnärztliche Zeitschrift, 61*(11), 627–631.

Nitschke, I. (2016). 15. Krankheits- und Versorgungsprävalenzen bei Älteren Senioren (75- bis

100-Jährige). 15.5 Zahnmedizinische funktionelle Kapazität. In C. Cholmakow-Bodechtel, E. Füßl-Grünig, S. Geyer, K. Hertrampf, T. Hoffmann, B. Holtfreter, ... S. Zimmer (Hrsg.), *Fünfte Deutsche Mundgesundheitsstudie (DMS V)* (Bd. 35, S. 549–555.). Köln: Deutscher Zahnärzte Verlag DÄV.

Rhodus, N.L. & Little, J.W. (2008). Methamphetamine abuse and "meth mouth". *Pennsylvania dental journal, 75*(1), 19–29.

Tipton, D.A., Legan, Z.T. & Dabbous, M. (2010). Methamphetamine cytotoxicity and effect on LPS-stimulated IL-1beta production by human monocytes. *Toxicology in Vitro, 24*(3), 921–927. https://doi.org/10.1016/j.tiv.2009.11.015

zm-online. (2010, 16. Mai). *Gesundheitslehre: mangelhaft.* Verfügbar unter https://www.zm-online.de/archiv/2010/10/gesellschaft/gesundheitslehre-mangelhaft/

zm-online. (2019, 11. Dezember). *Zahnbehandlungsangst beim Erwachsenen.* Verfügbar unter https://www.zm-online.de/news/zahnmedizin/s3-leitlinie-zahnbehandlungsangst-beim-erwachsenen-veroeffentlicht/

Empfohlene Webseiten

Mediathek der Bundeszahnärztekammer. Verfügbar unter https://www.bzaek.de/presse/mediathek.html

- Risikofaktoren für die Mundgesundheit

5 Auswirkungen schlechter Mundpflege

Diese lassen sich zusammenfassen:

- Bildung von Zahnbelag und Zahnstein, Karies, Gingivitis und Parodontitis mit Blutungen, Mundgeruch, Zahnlockerung und Zahnverlust (**Abb. 5-1**)
- Periimplantäre Entzündungen und Implantatverlust (**Abb. 5-2**)
- Beläge an Mundschleimhaut und Zunge beeinträchtigen die Wahrnehmung des Schmeckens
- Plaqueansammlungen an der Prothese, Druckgeschwüre durch schlecht sitzenden Zahnersatz, Prothesenstomatitis und -Candidiasis
- Zahnverlust, welcher unbehandelt zu Störungen der Kaufunktion mit verändertem Ernährungsverhalten führt
- trockene, rissige Lippen, Rhagaden (**Abb. 5-3**)
- Zahnschmerzen und (eitrige) Entzündungen, die belastende und risikobehaftete Notfallbehandlungen erforderlich machen, bei schweren Infektionen muss mitunter aufwändig angefertigter Zahnersatz entfernt werden
- gestörte verbale Kommunikation durch fehlende Zähne/nicht fest sitzende Zahnprothese, eine trockene Zunge erschwert das Sprechen

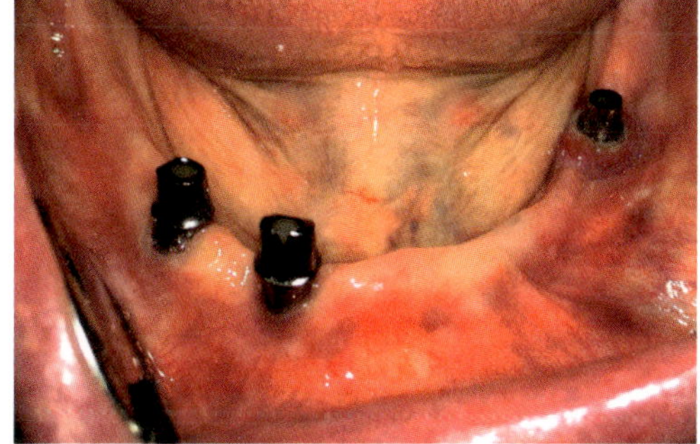

Abbildung 5-2: Periimplantäre Entzündung (Quelle: Dr. Elmar Ludwig, Ulm)

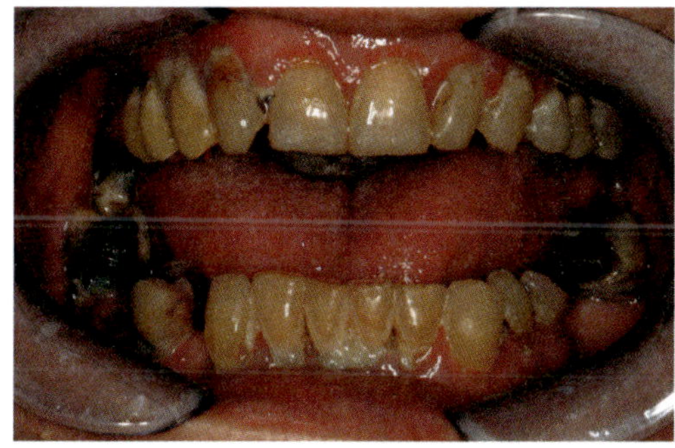

Abbildung 5-1: Ungepflegter Mund (Quelle: Dr. Elmar Ludwig, Ulm)

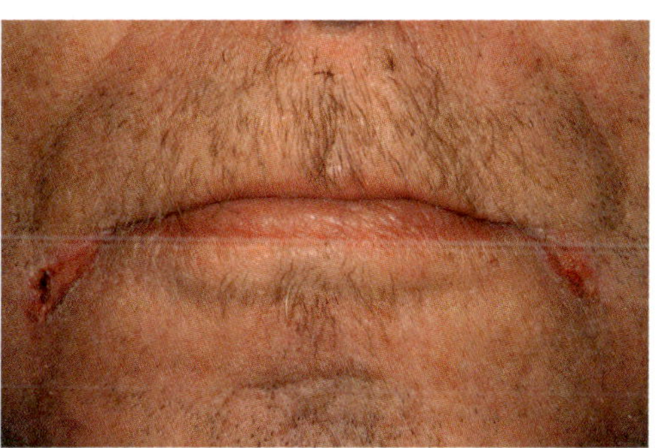

Abbildung 5-3: Mundwinkelrhagaden (Quelle: Dr. Elmar Ludwig, Ulm)

- beeinträchtigtes Selbstwertgefühl: sich gehemmt fühlen, um z. B. mit fehlenden Zähnen oder einer lockeren Prothese an sozialen Aktivitäten teilzunehmen und die Mahlzeiten in Gemeinschaft einzunehmen, kosmetische Beeinträchtigung
- beeinträchtigte soziale Akzeptanz und Teilhabe: Personen mit starkem Mundgeruch, fehlenden Zähnen, fehlendem oder nicht gut sitzendem Zahnersatz oder unkontrolliertem Speichelfluss werden von Mitmenschen oftmals gemieden.

Nicht zuletzt erhöht sich bei schlechter Mundpflege das Risiko für die Allgemeingesundheit.

6 Notwendige Kompetenzen der Pflege

6.1 Fachwissen

Pflegende sollten Kenntnisse über die Bedeutung der Mundgesundheit haben. Sie sollten pathologische Veränderungen innerhalb der Mundhöhle erkennen können. Zu ihren Aufgaben gehört es weiterhin, geeignete Screening- und Assessmentinstrumente/Checklisten zur Beurteilung der oralen Situation zielgruppenspezifisch einzusetzen, geeignete Pflegemittel und -Maßnahmen auszuwählen und anzuwenden sowie ärztliche Verordnungen fachgerecht durchzuführen. Weiterhin gehört die Beurteilung der Wirkung der pflegerischen Maßnahmen und ggf. ihre Anpassung zu ihren Aufgaben. Sie müssen entscheiden können, bei welchen Problemen die Expertise anderer Berufsgruppen hinzuzuziehen ist.

6.2 Soziale Kompetenzen

Der Eingriff in die Intimsphäre Mund ist mit Hemmschwellen auf beiden Seiten verbunden. Einerseits lässt man andere Personen nicht ohne weiteres an seinen Mund, andererseits hat die Pflegeperson ebenfalls gewisse Hemmungen, in die Intimsphäre anderer einzugreifen. Notwendig ist daher ein hoher Grad an Einfühlungsvermögen. Die Mundpflege bei Menschen mit geistigen Einschränkungen gestaltet sich mitunter schwierig. Alte und pflegebedürftige Menschen besitzen ausgeprägte individuelle Eigenschaften. Alte Gewohnheiten bei der Mundpflege werden nicht so schnell aufgegeben. Pflegende müssen sich darauf einstellen können. Weiterhin müssen Pflegende mit schwierigen Situationen wie „herausfordernden" und ablehnenden Verhalten umgehen können.

Zu den sozialen Kompetenzen gehört es weiterhin, die Zusammenarbeit mit anderen Berufsgruppen planen und koordinieren zu können.

6.3 Fertigkeiten

Es sind ausgeprägte Fertigkeiten im Sinne von manuellem Geschick notwendig, um bei anderen Personen die Mundpflege durchzuführen zu können.

6.4 Beratungskompetenz

Pflegende sollten Beratungsbedarfe bei den ihr anvertrauten Pflegebedürftigen erkennen. Sie sollten Setting-spezifische und auf den individuellen Bedarf zugeschnittene Beratungen zur Mundpflege bei Pflegebedürftigen und ihren Angehörigen durchführen können.

Die genannten Kompetenzen sind bei Pflegenden unterschiedlich stark ausgeprägt. Die Ausbildung in der Mundpflege ist Bestandteil des Komplexes „Körperpflege". Die Ausbildungsstätten haben einen relativ großen Spielraum in der Vermittlung des Lernstoffs. So hängen Inhalt und Umfang des Themenfelds „Mundpflege" oft von den Interessen der jeweiligen Lehrkraft ab. Der Sachverständigenrat zur Begutachtung der Entwicklung des Gesundheitswesens empfahl bereits 2009 die Rahmenlehrpläne für den Pflegeberuf zu überprüfen, da sie nicht nur wegen Zeitmangel, sondern auch aufgrund eines Wissensdefizits Mundhygiene-Maßnahmen häufig vernachlässigt werden (SVR Gesundheit, 2018).

Auch werden zu wenige Fortbildungen auf diesem Gebiet angeboten. Pflegende erledigen die Mundpflege oft ungern, hinzu kommt Zeitdruck, v.a. in der ambulanten Pflege. Oft werden andere Prioritäten gesetzt und die Mundpflege gerät in den Hintergrund. Außerdem bestehen Unsicherheiten bezüglich des Umgangs mit verschiedenen Formen von Zahnersatz. Von Pflegefachkräften wird ein eigenverantwortliches Handeln erwartet. Sind beschriebene Kompetenzen unzureichend ausgeprägt, kann die Mundpflege zu einer unnötigen und daher Zeit verschwendenden und belastenden Prozedur für die pflegebedürftige Person werden.

Literatur

SVR Gesundheit (Sachverständigenrat zur Begutachtung der Entwicklung im Gesundheitswesen). (2018). *Kurzfassung des Gutachtens*. Verfügbar unter https://www.svr-gesundheit.de/Gutachten/Uebersicht/Langfassung09.pdf

7 Mundpflegemaßnahmen

7.1 Allgemeines

Die natürliche Selbstreinigung der Mundhöhle reicht für den Menschen nicht aus. Um das Wohlbefinden zu fördern und Krankheiten vorzubeugen, müssen zusätzlich geeignete Maßnahmen ergriffen werden. Der in seinen Lebensaktivitäten nicht eingeschränkte Mensch führt seine Mundpflege selbständig durch. Kranke und behinderte Menschen benötigen häufig Unterstützung. Prinzipiell unterscheiden sich die Anforderungen an die Mundpflege bei gesunden und kranken Menschen nicht voneinander. Aufgrund eines erhöhten Risikos oraler Komplikationen bedürfen Kranke jedoch oft einer besonders gründlichen Mundpflege. Schleimhautbeläge und -Verkrustungen sind ein deutliches Zeichen vernachlässigter Mundpflege (**Abb. 7-1** und **Abb. 7-2**).

Als Voraussetzungen zur Erhaltung einer gesunden Mundhöhle gelten heute:

- gute Mundpflege
- gesunde Ernährung
- Fluoride gegen Karies
- regelmäßige zahnärztliche Kontrollen und individuelle Prophylaxemaßnahmen

Wer sorgt sich um die Mundgesundheit bei Pflegebedürftigen?

Aus der Art der bestehenden Betreuungsformen ergibt sich, dass Mundpflege bei Pflegebedürftigen neben gezielten Aktionen von Zahnärzten überwiegend von pflegenden Angehörigen und Pflegekräften ambulanter und stationärer Pflegeeinrichtungen sowie von Pflegenden im Krankenhaus ausgeführt wird. Pflegende Angehörige sind oft ebenfalls betagte Ehepartner oder Angehörige, die im Berufs-

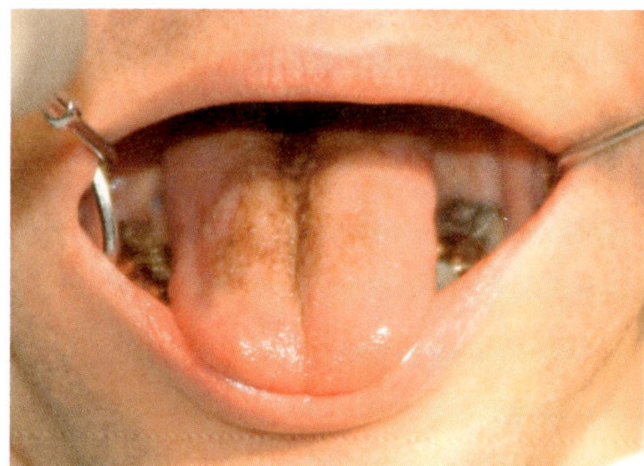

Abbildung 7-1: Zungenbeläge (Quelle: Prof. S. Zimmer, Uni Witten-Herdecke)

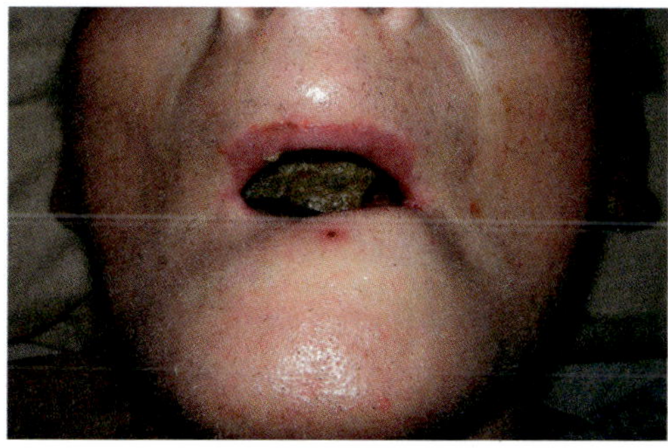

Abbildung 7-2: Borkenbildung an der Zunge (Quelle: Dr. Elmar Ludwig, Ulm)

leben stehen und wenig Zeit haben. Ärzte im Krankenhaus fühlen sich für orale Probleme nicht zuständig und sind auch nicht ausgebildet, bei Mundproblemen zu helfen.

Grundlagen unterstützender Tätigkeit

- Stets sind vorgesehene Maßnahmen/Interventionen mit dem unterstützungsbedürftigen Menschen abzusprechen (was, wie, wann, wie oft). Der gesetzliche Betreuer ist einzubeziehen, wenn ein Betreuungsverhältnis über die Gesundheitsfürsorge besteht.
- Die vorhandene Selbständigkeit zu erhalten bzw. wiederherzustellen muss eine hohe Priorität haben (**Kap. 12**).
- Die Angehörigen nehmen eine wichtige Rolle ein. Sie können wertvolle Informationen über Vorlieben und Abneigungen geben. Sie sorgen für die Bereitstellung der benötigten Pflegemittel, mitunter beteiligen sie sich an der Finanzierung von zahnärztlichen Therapiemaßnahmen oder pflegerischen Leistungen.
- Die physische und psychische Belastbarkeit des Menschen mit Unterstützungsbedarf ist zu berücksichtigen, der Zeitpunkt der Mundpflege sollte sich nach der aktuellen Belastbarkeit richten („Tagesform"), sie kann im Laufe des Tages und ggf. in „Etappen" durchgeführt werden.
- Führen die Menschen ihre Mundpflege selbständig aus, ist darauf zu achten, dass die Pflegemittel möglichst einfach anzuwenden sind.
- Die Privatsphäre und der Umstand, dass der Mund zu den intimsten Körperzonen gehört, ist stets zu beachten.
- Hygienische Grundregeln sind einzuhalten, z. B. das Tragen von Einmalhandschuhen bei Maßnahmen in der Mundhöhle und bei der Reinigung von herausnehmbarem Zahnersatz außerhalb der Mundhöhle. Alle verwendeten Hilfsmittel sollten sauber und intakt sein, bakterielle- (z. B. MRSA) und Virusinfektionen sind zu beachten. Bei hohem Infektionsrisiko muss ein Mund- und Nasenschutz getragen werden. Gegebenenfalls sind isolierende Maßnahmen erforderlich.

7.2 Mundschleimhaut einschließlich Zunge und Lippen

7.2.1 Mundschleimhaut

Die Mundschleimhäute einschließlich der Wangentaschen können mit einer weichen Zahnbürste gesäubert werden. Danach wird der Mund gespült. Leicht zu entfernende Beläge und Essensreste können so beseitigt werden.

7.2.2 Mundschleimhaut bei Menschen mit Unterstützungsbedarf

Selbstverständlich muss herausnehmbarer Zahnersatz vor der Mundpflege entfernt werden. Zur Reinigung der Schleimhäute bei Menschen ohne natürliche Zähne eignen sich Glycerin-Zitrone-Stäbchen, Wattestäbchen oder Schaumstoffapplikatoren. Auch eine Klemme mit Tupfer kann verwendet werden. Dabei sollten die mit der Schleimhaut in Kontakt kommenden Metallteile der Klemme zum Schutz vor Verletzungen mit einem Gummischlauch (z. B. ein abgeschnittener Katheterschlauch) überzogen werden. Die Mundpflege kann durch häufiges Spülen, z. B. mit einer milden (physiologischen) NaCl-Lösung unterstützt werden. Dies hat mehrere positive Wirkungen (**Kap. 11.3**).

7.2.3 Zunge

Nach heutigem Erkenntnisstand sollte die Zungenhygiene in die tägliche Mundpflege einbezogen werden. Zur dauerhaften häuslichen Zungenpflege stehen Zungenreiniger als Bürsten oder Schaber (**Abb. 7-3, Abb. 7-4**) oder als Zahnbürsten, die zusätzlich mit Lamellen zur mechanischen Zungenreinigung auf der Rück-

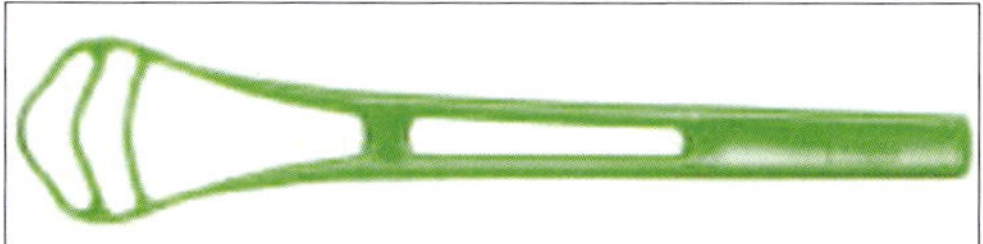

Abbildung 7-3: Zungenreiniger (Copyright TePe)

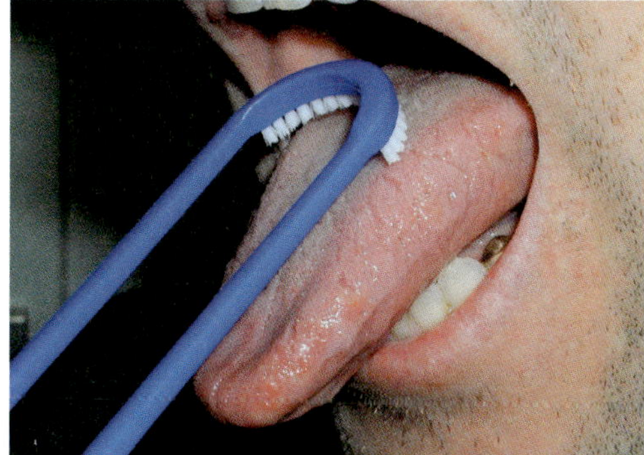

Abbildung 7-4: Zungenreiniger (Quelle: Prof. S. Zimmer, Uni Witten-Herdecke)

seite des Borstenkopfes ausgestattet sind (**Abb. 7-5**), zur Verfügung. Die Zunge sollte grundsätzlich von dorsal nach ventral gereinigt werden (**Abb. 7-6, Abb. 7-7**). Da auf dem hinteren Teil der Zunge die meisten Bakterien leben, sollte die Reinigung möglichst weit hinten ansetzen. Die Zungenpflege sollte vorsichtig vorgenommen werden, um keine Verletzungen zu provozieren. Ein Problem ist der bei vielen Menschen während der Zungenreinigung auftretende Würgereiz. Bei regelmäßiger Durchführung der Maßnahme lässt der Würgereiz meistens nach. Er ist geringer, wenn man die Zungenreinigung selber durchführt. Meist ist die mechanische Reinigung ausreichend, nur wenn von der Zunge ein hartnäckiger Mundgeruch ausgeht, sollten antibakteriell wirkende Mundspüllösungen verwendet werden.

Die Reinigung der Mundhöhle einschließlich der Zunge trägt zu Erhaltung einer physiologischen Mundflora bei. Sie beugt nicht nur Entzündungen vor, sondern vermindert auch den für Pflegepersonal und Angehörige sehr unangenehmen Mundgeruch. Außerdem verbessert die Säuberung der Zunge die Geschmackswahrnehmung.

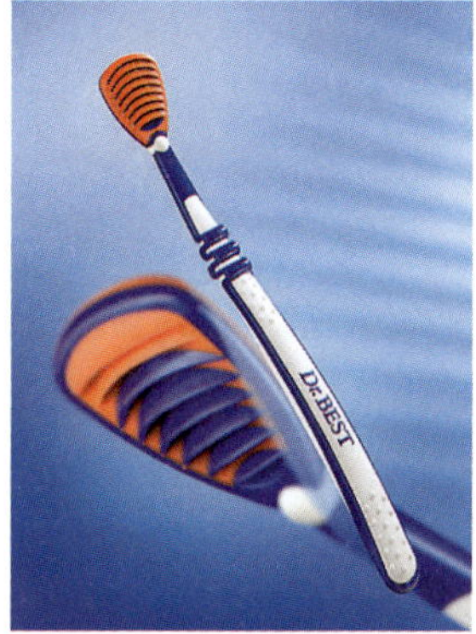

Abbildung 7-5: Zungenreiniger (Quelle: Dr. Best)

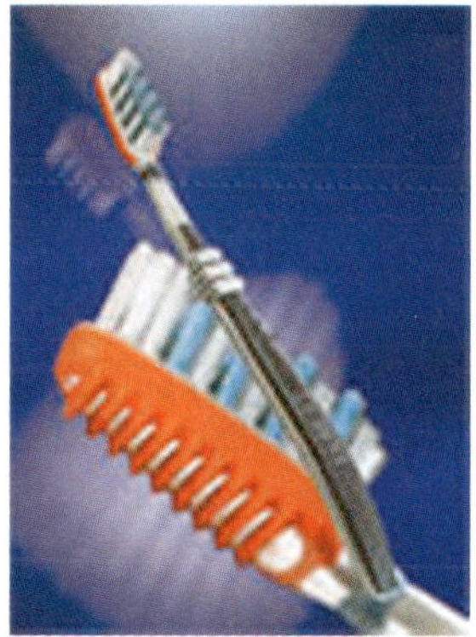

Abbildung 7-6: Technik der Zungenreinigung (Quelle: Dr. Best)

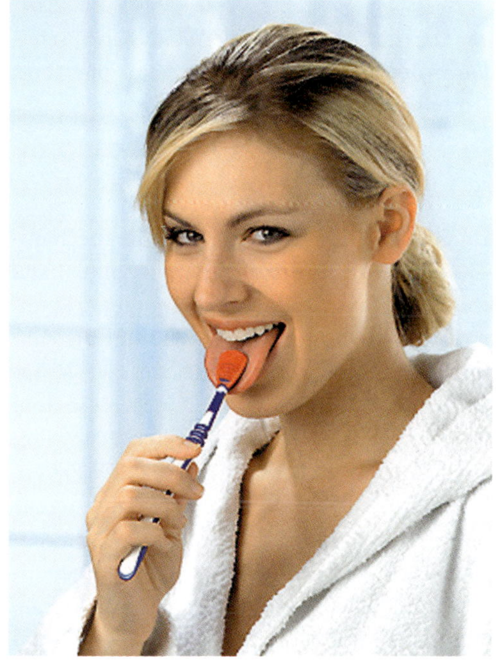

Abbildung 7-7: Technik der Zungenreinigung (Quelle: Dr. Best)

7.2.4 Lippen

Die Haut der Lippen ist eine der dünnsten am gesamten Körper und wird ständig beansprucht: beim Essen, Sprechen, Lächeln und auch beim Küssen. Dazu kommen intensive Umwelteinflüsse. Kalte und trockene Luft lassen die Lippen trocken und spröde werden sodass die Mundwinkel einreißen können. Intensiver Sonnenschein mit seinen UV-Strahlen kann die empfindliche Haut der Lippen schädigen. Auch ein Mangel an Flüssigkeit und an Vitamin E kann zu spröden Lippen führen. Durch die kleinen Risse sind die Lippen anfälliger für das Eindringen von Bakterien oder Viren. Aus diesem Gründen sollte man sie gut pflegen. Geeignet sind Lippenpflegestifte und -Balsam auf der Basis von Vaseline. Zusätzen von Bienenwachs oder Olivenöl wird eine regenerierende Wirkung zugeschrieben. Im Sommer sind Lippenpflegestifte mit Lichtschutzfaktor empfehlenswert.

7.3 Pflege der Zähne

Der Sinn der Zahnhygiene besteht darin, Schäden an den Zähnen wie Karies, Abrasionen und Erosionen zu vermeiden.

7.3.1 Mechanische Reinigung

Am effektivsten ist nach wie vor die mechanische Zahnreinigung mit Hilfe einer Zahnbürste. Unabhängig von der Art der verwendeten Zahnbürste (manuell oder elektrisch) sollten die Zähne zweimal täglich für je mindestens zwei Minuten (Rosema, Slot, Van Palenstein Heldermann, Wiggelinkhuizen & Van der Weijden, 2016; Slot, Wiggelinkhuizen, Rosema & Van der Weijden, 2012) geputzt werden. Das erste Mal morgens nach dem Frühstück, das zweite Mal unmittelbar vor der Nachtruhe. Besonders das abendliche Zähneputzen sollte sehr gründlich sein. Eine zu kurze Putzdauer wird als Hauptgrund für eine unzureichende Reinigung beschrieben (Slot, Wiggelinkhuizen, Rosema & Van der Weijden, 2012). Längere Putzzeiten, häufigeres Putzen, und/oder höherer Kraftaufwand entfernt vorhandenen Zahnbelag nicht besser.

7.3.2 Herkömmliche Handzahnbürsten

Standard sind heute Zahnbürsten mit weichen bis mittelharten Filamenten (Borsten) aus Kunststoff. Jedoch soll die Borstenhärte bedarfsorientiert gewählt werden. Der/die Zahnarzt*in kann dabei beratend zur Seite stehen.

Harte Borsten können empfindliches Zahnfleisch verletzen, entfernen Plaque jedoch am besten. Weiche Borsten verursacht am wenigsten Weichgewebsverletzungen, aber die meiste Abrasion, weil sie die Zahnpasta stärker mit der Zahnoberfläche in Kontakt bringt (Zimmer, 2018a). Sie sind für alte Menschen geeignet, um Verletzungen der meist atrophischen Mundschleimhaut zu vermeiden. Sehr weiche Borsten können vorübergehend, z.B. bei Zahnfleischproblemen, zur Anwendung kommen. Die Filamente sollten dünn und an den Enden abgerundet sein, um Verletzungen des Zahnfleisches zu vermeiden. Der Bürstenkopf sollte eher größer sein, wobei das Borstenfeld der Struktur der Zahnoberfläche angepasst sein sollte. Das wird erreicht, wenn es aus längeren und kurzen Borstenbüscheln besteht, die lückig angeordnet sind (Zimmer, 2018a) (**Abb. 7-8**).

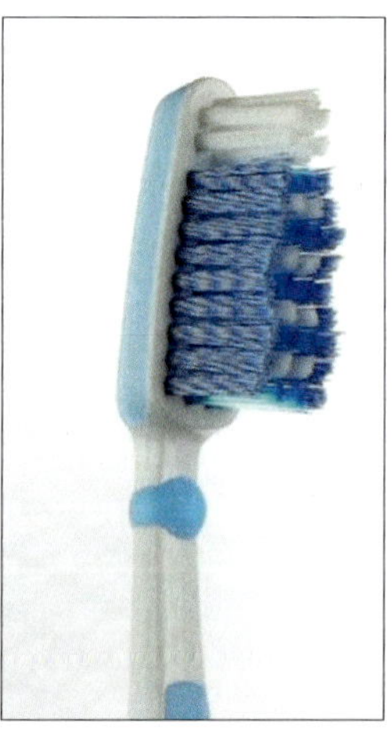

Abbildung 7-8: Zahnbürste mit kurzen und längeren Borstenbüscheln (Quelle: Dr. Best)

Der Griff sollte nicht zu dünn, rutschfest sein und gut in der Hand liegen. Dies trifft besonders für Kinder bis zum Schulalter und für Menschen mit eingeschränkter Geschicklichkeit zu. Einige Modelle verfügen über eine spezielle Federung im Griffbereich, die vor Zahnfleischverletzungen etwas schützt. Für kleinere Kinder ist aufgrund der engen Verhältnisse im Mund und der noch nicht voll entwickelten feinmotorischen Fähigkeiten eine kleine spezielle Kinderzahnbürste von Vorteil (**Abb. 7-9**).

7.3.3 Putztechniken

Wichtig ist es, immer die gleiche Putzreihenfolge einzuhalten, bei der keine Zahnfläche ausgelassen werden darf. Grundsätzlich sollte vom Zahnfleisch in Richtung zur Zahnkrone geputzt werden (von Rot nach Weiß), um die Beläge nicht in das Zahnfleisch zu drücken und das Zahnfleisch nicht vom Zahn weg zu schieben.

Horizontales Hin- und Herschrubben ist daher ebenso ungeeignet wie kreisende Bewegungen mit der Zahnbürste. Auch darf nicht mit viel Kraftaufwand geputzt werden, da dies zu Verletzungen des Zahnfleisches führen kann. Aggressives Zähneputzen fördert außerdem Schäden am Zahnschmelz und an frei liegenden Zahnhälsen in Form von Abrasionen und Erosionen.

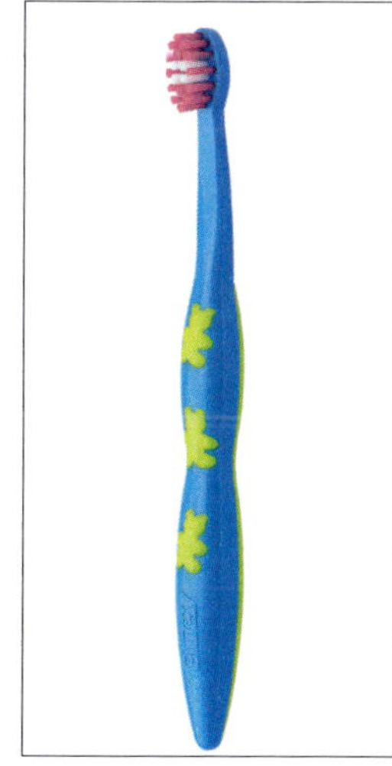

Abbildung 7-9: Gaba-Elmex. KinderLern-Zahnbürste (Quelle: GABA gmbH)

In Ratgebern werden verschiedene Techniken für das richtige Zähneputzen empfohlen. Wenn man eine bestimmte Putzsystematik verwendet und sicherstellt, dass auch alle Zahnflächen gründlich gereinigt werden, sind alle gängigen Techniken gut für die tägliche Zahnpflege geeignet.

Favorisiert wird jedoch die *Bass* Zahnputztechnik, welche im Folgenden beschrieben wird:

- die Zahnbürste im Winkel von 45° am Zahnfleischrand ansetzen
- zuerst an den Außenflächen jeden Zahn einzeln und mit wenig Druck von Rot nach Weiß „rütteln". Dabei gelangen die Borsten auch in den Zahnfleischsaum
- danach die gleiche Putztechnik auf die Zahninnenflächen anwenden, (Zahnbelag auf den Zahnrückseiten ist besonders kritisch, denn man sieht ihn nicht. Hier muss man besonders sorgfältig putzen)
- hinter den Frontzähnen wird der Bürstenkopf senkrecht gestellt
- Zum Schluss werden die Kauflächen aller Zähne im Ober- und Unterkiefer mit horizontalen Bewegungen gereinigt.

Diese Technik ist ab dem Jugendalter empfehlenswert. Sie ist auch für Menschen mit Zahnfleischproblemen geeignet, da der Zahnfleischsaum gut mit einbezogen wird.

Weitere Empfohlene Putztechniken sind

KAI-Technik. Sie ist besonders für Kinder geeignet, weil sie zum einen leicht erlernbar und zum anderen der noch nicht voll ausgebildeten Feinmotorik des Kindes entspricht. Die Zahnbürste wird dabei kreisend über die Zahnflächen nach der Systematik **K**auflächen – **A**ußenflächen – **I**nnenflächen (= KAI) bewegt. Kinder sollten die Zahnpflege grundsätzlich vor dem Spiegel erlernen. Bis die Zahnputztechnik beherrscht wird, in der Regel bis ins Schulalter hinein, sollten Eltern die Zähne nachputzen.

Rot-Weiß-Technik. Wenn Personen die Mundhygiene bei Pflegeabhängigen durchführen, können sie diese Methode anwenden, da sie einfach zu handhaben ist. Die Zahnbürste wird dabei am Zahnfleischsaum angesetzt und von Rot (Zahnfleisch) nach Weiß (Zähne) abgerollt. Pro Abschnitt sollte dies ca. viermal wiederholt werden. Auch bei dieser Methode werden erst die Außenflächen, dann die Innenflächen und zum Schluss die Kauflächen gereinigt.

7.3.4 Pflege der Zahnbürste

Die Zahnbürste ist nach Gebrauch gründlich unter fließendem Wasser zu spülen, damit anhaftende Partikel (Plaque, Speisereste, Zahnpasta) entfernt werden. Danach ist sie aufrecht stehend (den Bürstenkopf oben) aufzubewahren, damit sie trocknen kann. An einer trockenen Zahnbürste lagern sich kaum Mikroorganismen an und bereits anhaftende haben geringere Überlebenschancen. Das Auswechseln der Zahnbürste wird empfohlen, sobald sich die Filamente seitlich abbiegen, nach einer Erkältung oder nach einer Pilzinfektion im Mund, spätestens aber nach zwei bis drei Monaten.

7.3.5 Wahl der Zahnbürste

Elektrische Zahnbürsten/ Schallzahnbürsten

Heute stehen neben der herkömmlichen manuellen Zahnbürste auch elektrische/Schallzahnbürsten zur Verfügung. Bei richtiger Anwendung sind sie alle für eine ausreichende Zahnreinigung geeignet. Je nach Vorliebe und manueller Geschicklichkeit kann für den Einzelnen die Wahl einer bestimmten Zahnbürste jedoch Vorteile bringen.

Bei richtiger Putztechnik und -dauer sind moderne elektrische Zahnbürsten/Schallzahnbürsten (**Abb. 7-10**, **Abb. 7-11**) den Handzahnbürsten überlegen. Das wurde in vielen klinischen Studien bestätigt (Zimmer, 2018b).

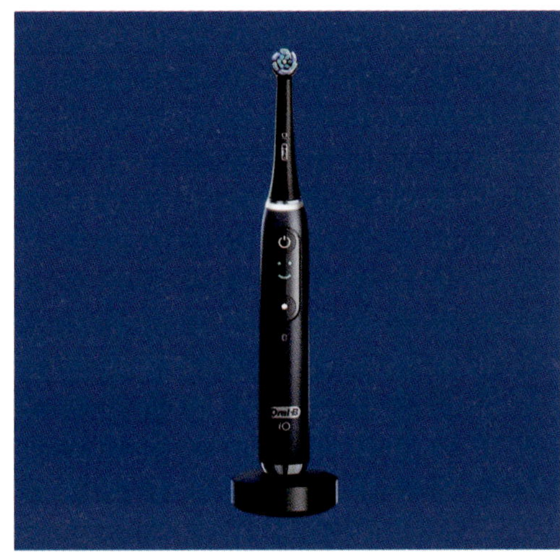

Abbildung 7-10: Elektrische Zahnbürste (Oral B) (Quelle: Oral B)

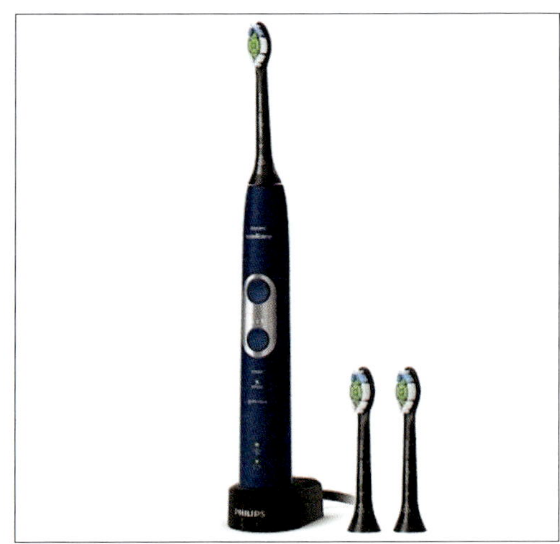

Abbildung 7-11: Schallzahnbürste (Philips) (Quelle: Philips)

Elektrische Zahnbürsten

Verschiedene Modelle stehen zur Auswahl.

Elektrisch angetriebene Zahnbürsten: Sie haben einen kleinen runden Bürstenkopf, der oszillierend-rotierende Bewegungen ausführt. Der Bürstenkopf braucht beim Putzen nur mit leichtem Druck innen und außen entlang der

Zahnreihen sowie über die Kauflächen geführt werden. Weitere Putzbewegungen sind nicht nötig. Viele Geräte sind mit einem Timer für die Anzeige der empfohlenen zweiminütigen Putzzeit sowie mit einer Andruckkontrolle ausgestattet.

Elektrische Zahnbürsten mit zusätzlichen Pulsationen: Die oszillierend-rotierenden Bewegungen werden durch mehrere zehntausend Vor- und Zurückbewegungen ergänzt.

Schallzahnbürsten: Sind elektrische Zahnbürsten mit einem Schallwandler, der Schallwellen erzeugt. Der Kopf mit einer länglich-ovalen Form erinnert an eine Handzahnbürste. Es bewegen sich hierbei ausschließlich die Borsten und nicht der gesamte Bürstenkopf. Schallzahnbürsten werden besonders einfach in der Anwendung empfunden und sind deshalb gut für Senioren und Kinder geeignet.

Ultraschallzahnbürsten: Hierbei handelt es sich um Schallzahnbürsten mit enormer Schwingungszahl bis zu 96 Millionen Schwingungen in der Minute. Diese Modelle kommen überwiegend beim Zahnarzt im Rahmen der PZR zum Einsatz.

Die Entwicklung kennt keinen Stillstand: Seit 2014 sind elektrische Zahnbürste smart: Das Zähneputzen lässt sich per App mit dem Handy überwachen. Mit einer Positionserkennung wird die Position der Zahnbürste im Mund erkannt. Über das Display werden Informationen zur Putzdauer und -qualität geliefert. Die App. kann Tipps zur Optimierung der Putztechnik geben.

Außerdem sind verschiedene Zusatzmodi möglich, z.B. sanfte Reinigung bei sensiblem Zahnfleisch, besonders gründliche Reinigung, Zahnfleischmassage und mehr.

Nachteile elektrischer Zahnbürsten/Schallzahnbürsten sind sowohl der höhere Anschaffungspreis als auch der Preis für die Ersatz-Aufsteckbürstenbürsten.

7.4 Mundpflege bei Pflegebedürftigen

7.4.1 Allgemeines

Für Menschen mit eingeschränkter Feinmotorik kann durch verschiedene individuell angepasste Griffmodifikationen die Selbständigkeit erhalten werden. Griffverdickungen an der Zahnbürste (**Abb. 7-12**), das Umwickeln des Griffs mit einem Waschlappen, Aufstecken von Schaumgummi, eines Gummibällchens, eines Fahrradlenker-Griffes, Griffverlängerung mit individuell angepassten Biegungen, Verwendung einer Universal-Manschette oder eines Klettverschlusses, um das Halten des Griffes zu verbessern sind nur einige Beispiele. Auch die Anwendung einer Doppelkopf- oder Dreikopf-Zahnbürste (**Abb. 7-13, Abb. 7-14**) kann hilfreich sein. Es gibt sie für Kinder und Erwachsene. Die Reinigungsleistung ist jedoch nicht optimal. Vor allem bei langen Zähnen infolge Zahnfleischrückgang wird der Zahnfleischsaum nicht erreicht. Ergotherapeut*innen oder Mitarbeiter*innen des Zahntechnischen Labors können bei der Auswahl oder Anfertigung der Hilfsmittel unterstützend wirken.

Die Anwendung einer elektrischen Zahnbürste, besonders einer Schallzahnbürste, ist bei Menschen mit eingeschränkter Feinmotorik in Erwägung zu ziehen.

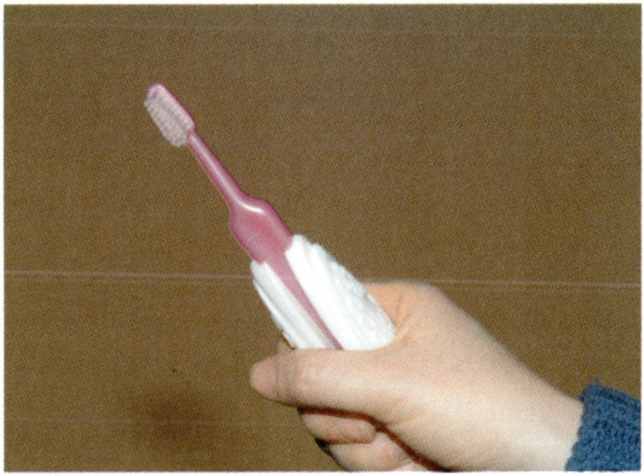

Abbildung 7-12: Zahnbürste mit dickem Griff (Quelle: Prof. S. Zimmer, Uni Witten-Herdecke)

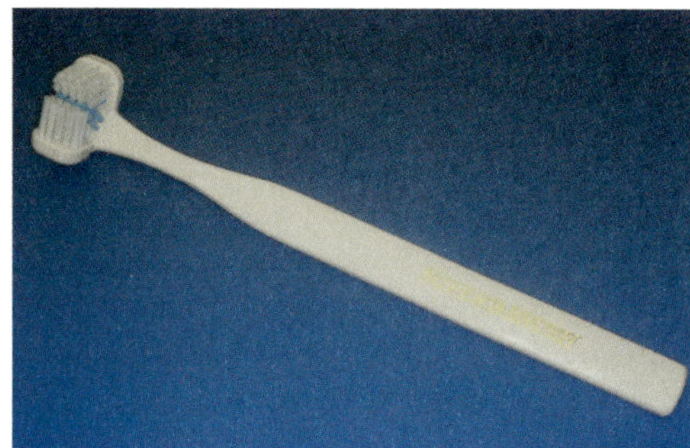

Abbildung 7-13: Superbrush (Quelle: Prof. S. Zimmer, Uni Witten-Herdecke)

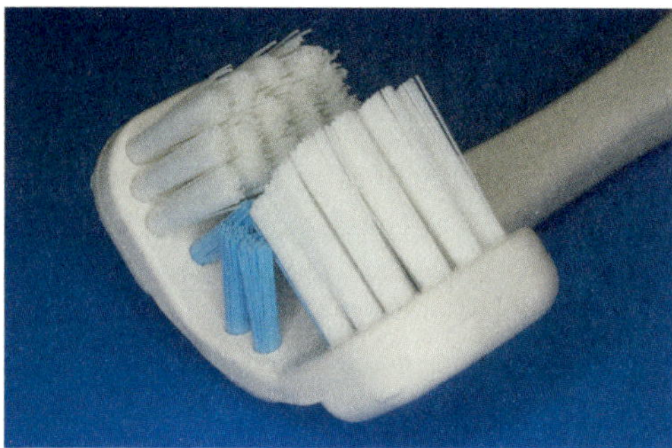

Abbildung 7-14: Superbrush (Quelle: Prof. S. Zimmer, Uni Witten-Herdecke)

Eine Alternative zur Säuberung der Zähne sind Schaumstoffbürsten. Diese sollten bei Menschen mit natürlichen Zähnen aber nur vorübergehend eingesetzt werden, wenn der Gebrauch einer herkömmlichen Zahnbürste kontraindiziert (z. B. bei starkem Zahnfleischbluten) oder schwierig ist, denn sie beseitigen keine Plaque. Alternativ können sie mit einem bakteriell wirkenden Mittel befeuchtet werden. Bei hohem Aspirationsrisiko können Absaugzahnbürsten verwendet werden. Diese werden über einen Schlauch an Absauggeräte angeschlossen. Es gibt sie für den Einmal- und mehrfachen Gebrauch.

Die Übernahme der Mundpflege durch Pflegende kann mit Problemen verbunden sein, da nicht alle Menschen damit einverstanden sind, dass eine andere (fremde) Person in den intimen Mundbereich eingreift. Der Aufbau einer guten Beziehung zwischen dem Patienten und dem Pflegenden kann die Mundpflege erleichtern und in einigen Fällen überhaupt erst ermöglichen. Grundsätzlich hat sich bei den Hilfeleistungen neben einem ritualisierten Vorgehen auch eine personale Kontinuität bewährt. Wenn möglich sollte die Hilfeleistung oder die vollständige Übernahme immer von derselben Pflegeperson vorgenommen werden.

Bei allen Formen der Hilfeleistung können durch gut vorbereitete Materialien unnötige Unterbrechungen vermieden werden.

Bestandteile des Mundpflegesets

- Tuch oder Handtuch zum Vorlegen und zum Abtupfen des Mundes
- Einmalhandschuhe (unsteril)
- Zahnpasta
- Zahnbürste
- Nierenschale
- Mundspülbecher mit Wasser
- Taschenlampe
- Zungenreiniger
- ggf. Mullkompressen, Zahnzwischenraumbürste und Lippenpflegestift.

Reihenfolge bei der Hilfeleistung

- Information über das Vorgehen
- Lagerung in einer geeigneten Position
- Handschuhe anziehen
- Handtuch auflegen
- Anbahnung durch Berührung von Schulter und Mundumgebung
- evtl. vorhandenen herausnehmbaren Zahnersatz entnehmen
- Mundinspektion mit Taschenlampe
- Zähne putzen, Schleimhaut und Zunge reinigen
- ggf. Zahnzwischenräume reinigen
- Mund ausspülen lassen
- Lippenpflege
- evtl. vorhandenen Zahnersatz reinigen und wieder einsetzen
- Hilfeleistung beim Einnehmen einer bequemen (oder verordneten) Lagerung.

7.4.2 Lähmungen der Mundmuskulatur und gestörter Schluckreflex

Kann die pflegebedürftige Person ihre Mundpflege selbst durchführen, ist sie darüber zu instruieren, die gelähmte Seite mit einzubeziehen. Wenn notwendig, sollten Pflegende die Mundhygiene vervollständigen, d.h. die nicht erreichten Stellen nachputzen. Bei dieser Gelegenheit kann die gelähmte Seite mit der Zahnbürste oder dem Tupfer stimuliert werden. Zahnpastenreste können mit einem Tupfer oder Wattestäbchen entfernt werden.

Zu den Aufgaben der Pflegenden gehört die Beaufsichtigung des Pflegebedürftigen bzw. die Kontrolle, ob die Mundhöhle sauber ist und keine Essensreste auf der gelähmten Seite in den Wangentaschen verblieben sind. Nötigenfalls muss die Pflegeperson zur Aspirationsprophylaxe Speisereste nach der Nahrungsaufnahme entfernen.

Verbleiben permanent Essensreste in der Mundhöhle, ist dies ein deutliches Zeichen auf Schluckstörungen und ein HNO- Arzt ist hinzuzuziehen.

Weiterhin kann infolge einer Lähmung der Sitz der Zahnprothese beeinträchtigt sein. Bei akut auftretenden Lähmungen sollte wegen erhöhter Aspirationsgefahr künstlicher Zahnersatz vorübergehend entfernt werden. Dies trifft besonders zu, wenn auch Störungen des Bewusstseinszustandes vorliegen.

Ist im weiteren Verlauf die Lähmung nicht rückläufig, sollte ein Zahnarzt entscheiden, ob die Prothese neu angepasst werden muss. In allen Fällen von Schluckstörungen und Lähmungen im oralen Bereich ist die Zusammenarbeit mit dem Logopäden notwendig.

Hilfeleistungen

Vollständige Übernahme der Mundpflege bei Schluckstörungen durch Pflegende

- Die pflegebedürftige Person in Oberkörperhochlagerung bringen und Oberkörper und Kopf zur Aspirationsprophylaxe leicht nach vorn beugen; ist dies nicht möglich, den Kopf auf die Seite drehen
- Mundinspektion
- mit dem Absauggerät die Mundflüssigkeit absaugen
- mit wenig Zahnpasta die Zähne putzen oder die Zahnbürste nur mit einem Fluoridkonzentrat oder einer CHX-Lösung anfeuchten
- mit feuchten Watteträgern die Zahnpastenreste entfernen, die Wangentaschen auswischen und die Zunge reinigen
- Alternative: eine physiologische Kochsalzlösung in einer Spritze aufziehen, die Mundhöhle vorsichtig spülen bei gleichzeitigem Absaugen der Flüssigkeit, ggf. mit Watteträgern nachwischen
- Mundinspektion
- Lippen eincremen
- Beachte: bei geschwächten Personen sind Unterbrechungen während der Mundpflege einzubauen, da Erschöpfung das Aspirationsrisiko erhöht.

Die Mundpflege bei Menschen mit gestörtem Schluckreflex kann leicht und sicher durchgeführt werden, wenn eine Zahnbürste mit Absaugvorrichtung verwendet wird (**Abb. 7-15, Abb. 7-16**).

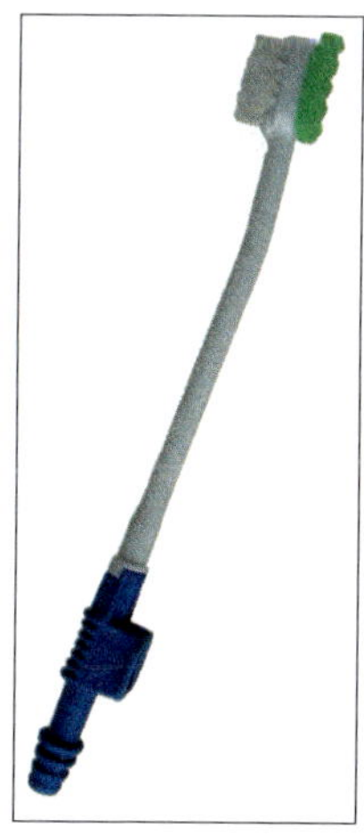

Abbildung 7-15: Zahnbürste mit Absaugansatz plak-vac (Quelle TAP-Med.)

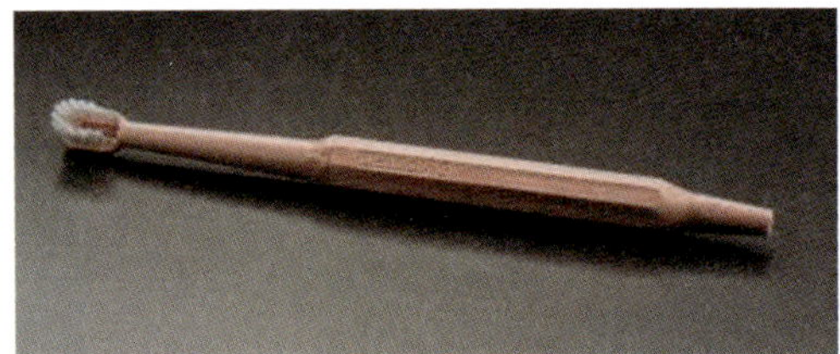

Abbildung 7-16: Absaug-Zahnbürste plak-vac (Quelle: TAP-Med.)

Behandlung der Schluckstörungen

- Schluckübungen durch Logopäden (Einüben von Schlucktechniken)
- Verwendung geeigneter Hilfsmittel (Strohhalm zum Trinken, Auswahl geeigneter Trinkgefäße)
- Anpassen der Konsistenz der Nahrung (Andicken von Getränken)
- Bei starken Schluckstörungen: Ernährung über eine PEG-Sonde (oder nasogastrale Sonde bei voraussehbarer kurzzeitiger Dauer).

Schluckstörungen sind stets mit einem erhöhten Aspirationsrisiko verbunden

Notfallsituation Aspiration:

- Hilfe anfordern
- aufrechte Körperposition, um das Abhusten zu erleichtern
- wenn möglich herausnehmbaren Zahnersatz entfernen
- Person beruhigen und auffordern, ruhig und gleichmäßig zu atmen

Bei deutlicher Atemnot

- Notruf absetzen
- Oberkörper des Betroffenen nach vorn beugen
- mit der flachen Hand mehrmals kräftig zwischen die Schulterblätter schlagen
- Heimlich-Handgriff (Heimlich-Manöver) anwenden und mehrere (ca. 5) Kompressionen des Oberbauches durchführen

Bei Erfolglosigkeit

- Maßnahmen wiederholen, Eintreffen ärztlicher Hilfe abwarten
- Tritt Bewusstlosigkeit und Atemstillstand ein, muss sofort mit Wiederbelebungsmaßnamen begonnen werden.

7.4.3 Eingeschränkte Sehfähigkeit

Menschen mit stark eingeschränkten Sehvermögen erkennen vorhandene Beläge an Zähnen und Prothesen schlecht. Ihnen ist zu empfehlen, bei der Zahn- und Prothesenpflege ihre Lesebrille zu tragen. Darüber hinaus können spezielle Vergrößerungsspiegel (mit Lichtquelle) bei Seheinschränkung helfen, diese zu kompensieren. Gegebenenfalls sollte eine betreuende Person die Qualität der Mund- und Prothesenpflege kontrollieren.

7.4.4 Anwendung einer Mundsperre

Bei Pflegebedürftigen, die den Mund nicht offenhalten können oder ständig unwillkürlich zusammenbeißen, kann eine Mundsperre zwischen die Zahnreihen gesetzt werden. Es gibt sie als Aufbissbänke (Zahnbänkchen) mit seitlichen Flügeln (**Abb. 7-17**) oder Gummiaufbissblöcke (**Abb. 7-18**). Gummiaufbissblöcke haben jedoch den Nachteil, dass sie aufgrund ihrer Elastizität Kaubewegungen provozieren. Behelfsweise können die in den meisten Pflegeeinrichtungen vorhandenen Absaugschläuche verwendet werden. Mundsperrer aus Metall werden heute nicht mehr eingesetzt.

7.4.5 Hilfeleistungen beim Zähneputzen

Körperlich geschwächte unterstützungsbedürftige Personen

Das längere Stehen vor dem Waschbecken zur Mundhygiene fällt vielen Pflegebedürftigen schwer. Sie sollten zur Mundhygiene daher auf einem Stuhl sitzen und in den Spiegel schauen

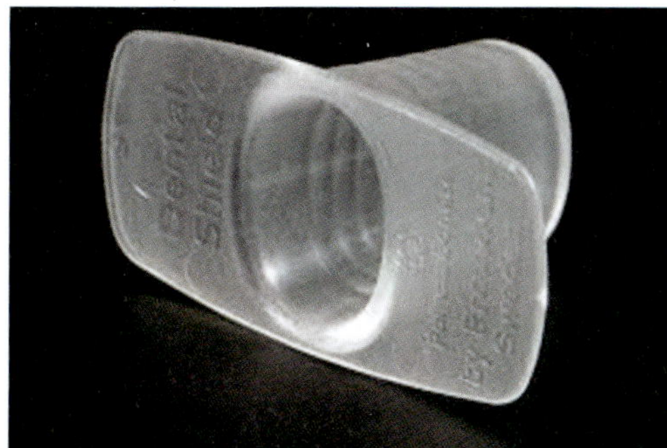

Abbildung 7-17: Zahnbänkchen (Quelle: Prüfrock Reha-Technik)

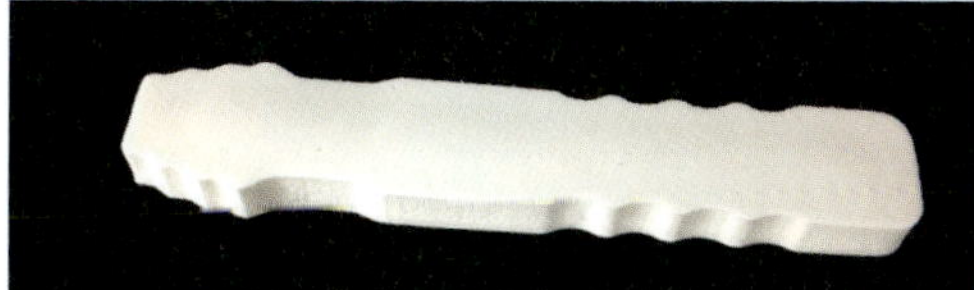

Abbildung 7-18: Gummikeil (Quelle: Open Wide® Mouth Rest)

können. Das Tragen von evtl. vorhandenem Hörgerät, der Lesebrille und eine gute Beleuchtung sind wichtig. Gegebenenfalls sind Anleitung, Motivation und Unterstützung notwendig. Unterstützend kann die Hand des Pflegebedürftigen geführt werden.

Abhängig von der physischen und psychischen Verfassung des Pflegebedürftigen muss entsprechend flexibel vorgegangen werden. Mitunter gelingt eine ausreichende Mundhygiene nur, wenn sie in „Etappen" durchgeführt wird.

7.4.6 Vollständige Übernahme des Zähneputzens durch einen Helfer

Bei nicht bettlägerigen Personen

Der (rechtshändige) Helfer steht rechts hinter dem auf einen Stuhl sitzenden unterstützungsbedürftigen Menschen und legt den Kopf in seinen linken Arm bei gleichzeitiger Abstützung durch seinen Körper. Mit seiner linken Hand unterstützt er den Unterkiefer und bewegt Lippen und Wangen so, dass die Zähne gut sichtbar sind. Nun überträgt der Helfer mit seiner rechten Hand seine eigene Putztechnik auf die unterstützungsbedürftige Person. Zu bedenken ist, dass beide Personen keinen Blickkontakt zueinander haben. Der Helfer kann nicht erkennen, welche Empfindungen der Klient ausdrückt. Eine gute Beziehung ist Voraussetzung für diese Vorgehensweise, trotzdem kann dieses Vorgehen mit Unbehagen bei der pflegebedürftigen Person verbunden sein. Die Situation wird erleichtert, wenn sie während der Durchführung in einen Spiegel schauen kann (**Abb. 7-19**).

Bei einer bettlägerigen unterstützungsbedürftigen Person

Die pflegebedürftige Person wird gut aufgesetzt. Der (rechtshändige) Helfer steht oder sitzt am rechten Kopfende des Bettes. Mit seiner linken Hand hält und steuert der Helfer den Kopf der unterstützungsbedürftigen Person, unterstützt den Unterkiefer und bewegt Lippen und Wangen so, dass die Zähne gut sichtbar sind. Der Helfer überträgt nun mit seiner rechten Hand seine eigene Putztechnik auf die unterstützungsbedürftige Person. Diese hält vor ihrem Mund eine Nierenschale, Bett und Kleidung sind mit einer Unterlage geschützt.

Bei unruhigen Menschen kann jeweils ein zweiter Helfer notwendig sein. Zeitdruck ist zu vermeiden, bei Bedarf werden Ruhepausen eingelegt. Kann die pflegebedürftige Person nur wenig aufgerichtet werden, eignet sich zum Ausspülen in halbliegender Position ein Becher mit einer Nasenaussparung (**Abb. 7-20**). Stets ist auf eine ergonomische, d.h. rückenschonende Arbeitsweise zu achten.

7.5 Pflege der Zahnzwischenräume (Interdentalräume)

Zirka 40 % der Zahnoberflächen sind Zahnzwischenräume. Hier siedeln sich besonders viele Bakterien an. Da sich mit der Zahnbürste die

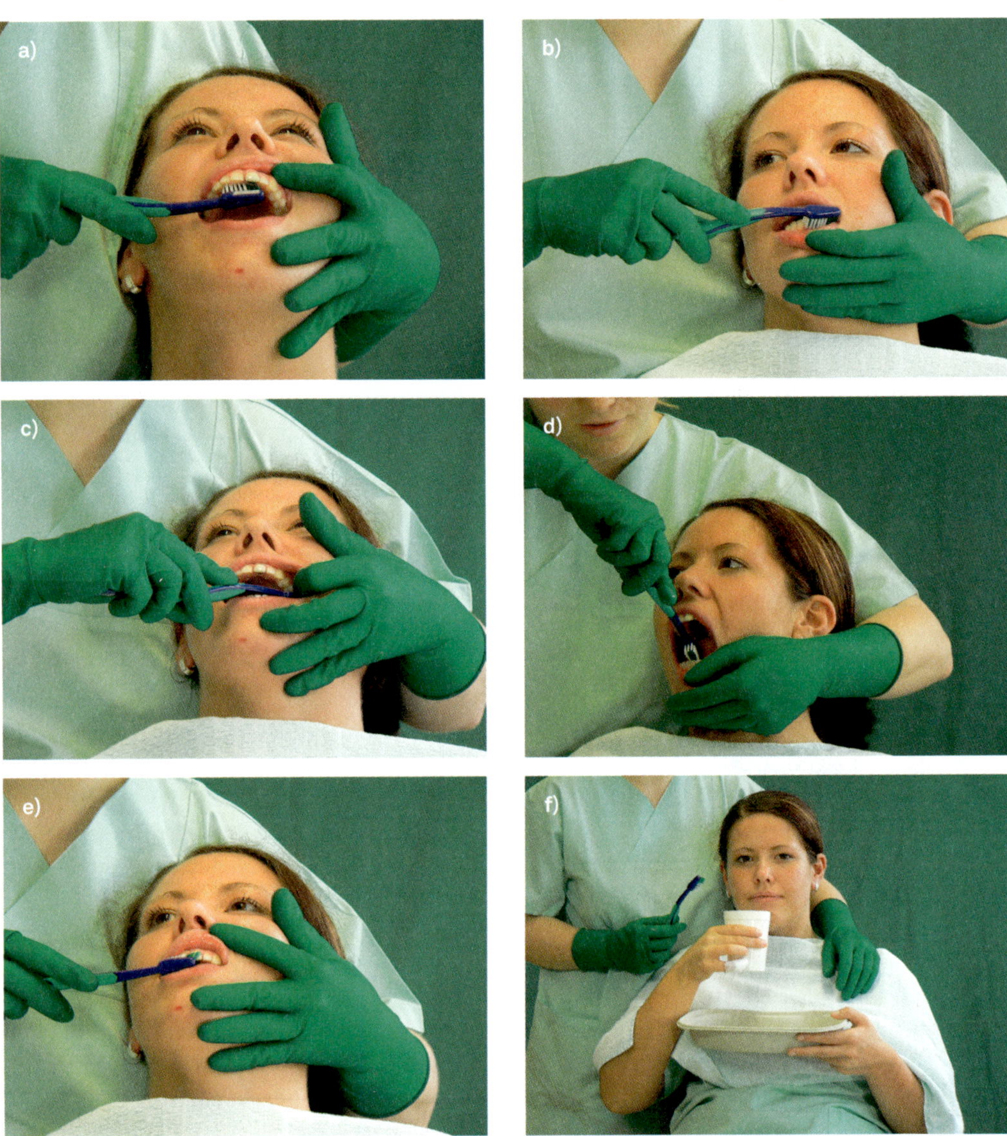

Abbildung 7-19: Hilfeleistung bei einer pflegeabhängigen Person (Quelle: nachgestellte Eigendarstellung)

Zahnzwischenräume kaum erreichen lassen, ist die ihre zusätzliche Reinigung erforderlich. Die Reinigung der Zahnzwischenräume wird einmal täglich empfohlen und am besten abends vor dem Zähneputzen durchgeführt. Dafür stehen verschiedene Hilfsmittel zur Verfügung.

7.5.1 Zahnhölzchen

Zahnhölzchen (**Abb. 7-21**) können verwendet werden, wenn die Anwendung von Zahnseide und Zahnzwischenraumbürsten aufgrund unzureichender manueller Geschicklichkeit oder eingeschränkter Beweglichkeit nicht möglich ist. Sie erreichen jedoch nur einen sehr kleinen Teil der Zahnzwischenräume und sind daher nur bedingt geeignet.

7.5.2 Zahnseide

Es gibt sie als gewachste (fluoridierte) oder ungewachste Zahnseide (**Abb. 7-22**, **Abb. 7-23**). Der Gebrauch von Zahnseide erfordert einen relativ hohen Zeitaufwand, der wiederum von der manuellen Geschicklichkeit des Anwenders abhängt. Dies ist sicher ein Grund, warum nur wenige Menschen Zahnseide benutzen. Zudem gelingt die Anwendung vielen alten und pflegebedürftigen Menschen nicht.

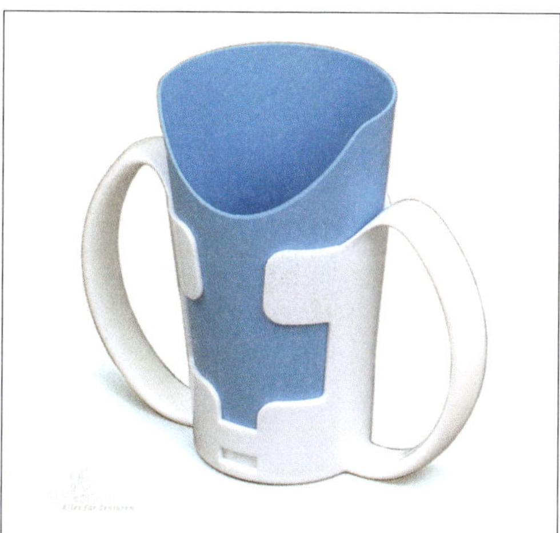

Abbildung 7-20: Becher mit Nasenausschnitt und Haltegriffen (Quelle: SiSenior©)

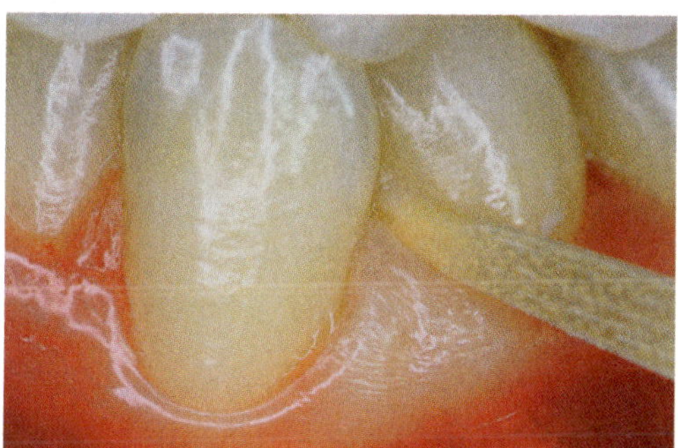

Abbildung 7-21: Zahnhölzchen (Quelle: Prof. S. Zimmer, Uni Witten-Herdecke)

7.5.3 Zahnzwischenraumbürsten (Interdentalbürsten)

Interdentalbürsten (**Abb. 7-24**, **Abb. 7-25**, **Abb. 7-26**) reinigen gründlicher als Zahnseide und zeigen als einziges Hilfsmittel zur Zwischenraumreinigung bessere Ergebnisse bezüglich Plaqueentfernung und Gingivitisreduktion gegenüber der Reinigung allein mit der Zahnbürste (Slot, Dörfer & Van der Weijden, 2008). Sie sind besonders geeignet bei erweiterten Zahnzwischenräumen, was im Alter oft der Fall ist. Die Größe der Zwischenraumbürsten sind dabei den anatomischen Verhältnissen anzupassen (Graetz, El-Sayed, Sälzer &

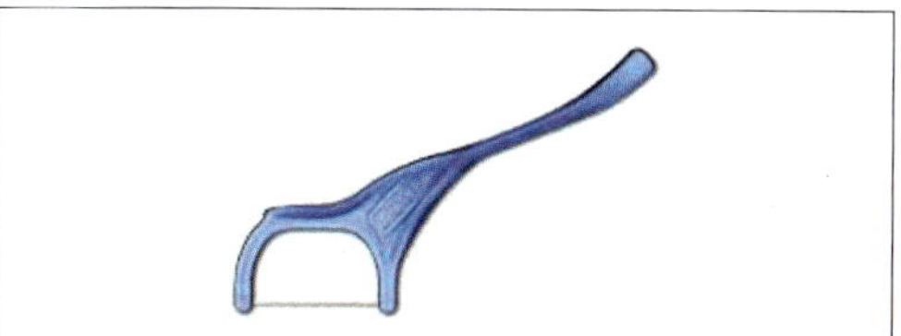

Abbildung 7-22: Zahnseide-Halter (Quelle: Copyright TePe)

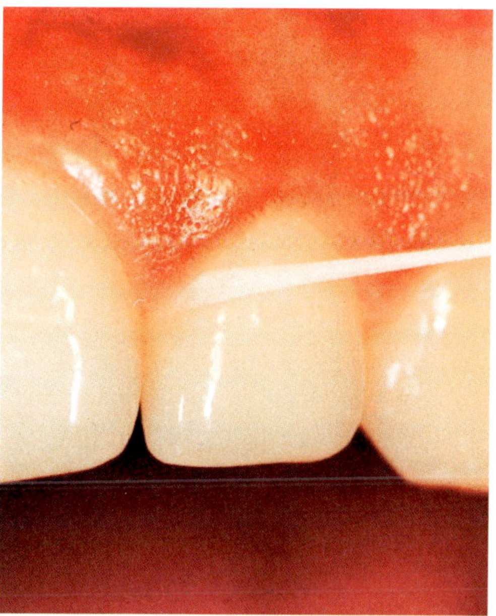

Abbildung 7-23: Zahnseide Anwendung (Quelle: GABA gmbH)

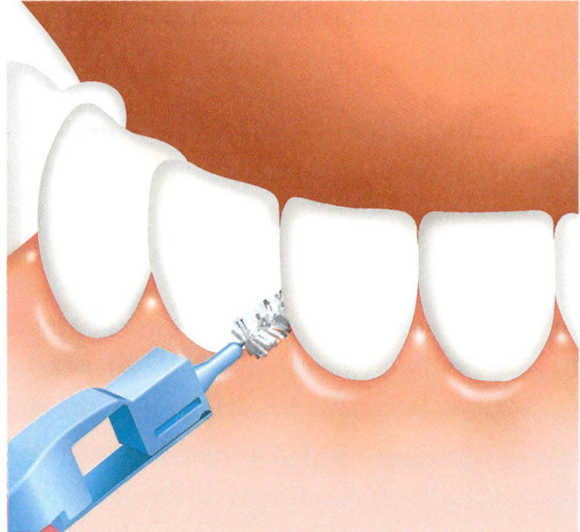

Abbildung 7-24: Interdental Bürste gerade (Quelle: JOHN O. BUTLER GmbH)

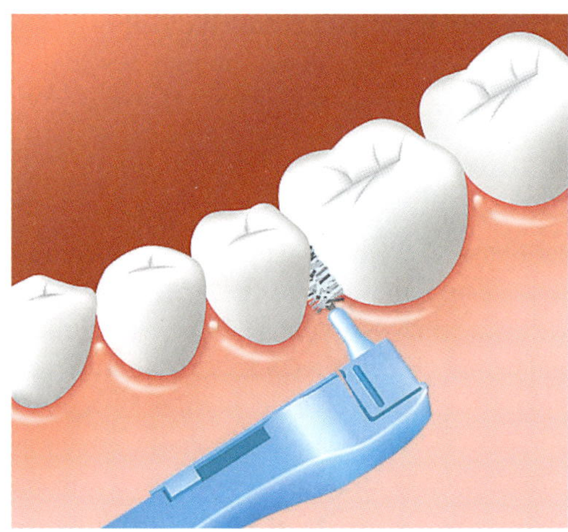

Abbildung 7-25: Interdental Bürste gewinkelt (Quelle: JOHN O. BUTLER GmbH)

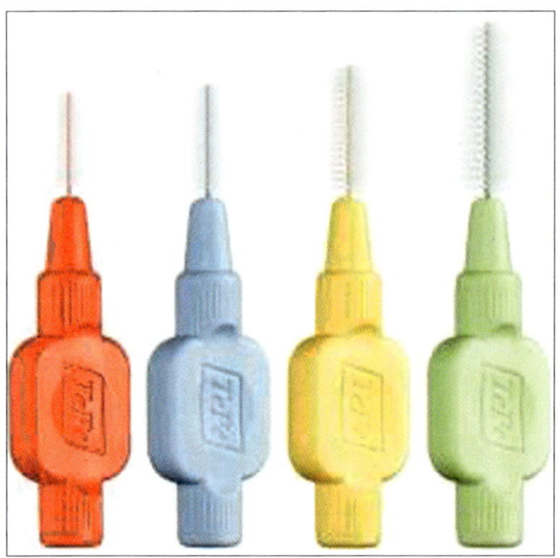

Abbildung 7-26: Interdentalbürsten verschiedener Größen (Copyright TePe)

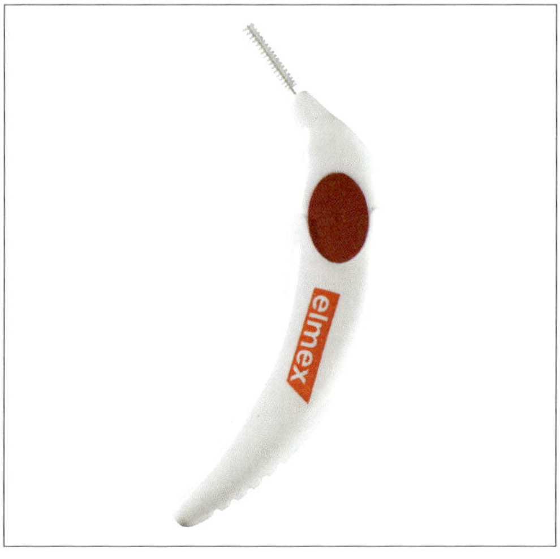

Abbildung 7-27: Interdentalbürste (Quelle: Elmex®)

Dörfer, 2018). Sie sind passend, wenn sie mit leichtem Widerstand in den Zahnzwischenraum eingeführt werden können. Verfügbar sind heute Zahnzwischenraumbürsten in verschiedenen Varianten, u.a. mit festem Griff (ähnlich wie der einer Zahnbürste), deren Anwendung relativ einfach zu erlernen ist (**Abb. 7-27**).

Trotzdem bleibt kritisch anzumerken, dass auch durch die ergänzende Anwendung der Interdentalraumbürsten nur eine eingeschränkte Entfernung des Biofilms im Vergleich zum alleinigen Zähneputzen zu erwarten ist (Sälzer, Slot, Van der Weijden & Dörfer, 2015).

Die Reinigung der Zahnzwischenräume bei Pflegebedürftigen kann durch eine helfende Person übernommen werden. Gut geeignet, auch um Verletzungen durch Zubeißen zu vermeiden, ist dazu eine Zahnzwischenraumbürste mit langem Griff (z.B. Abb. 7-16).

7.5.4 Mundduschen – Nutzen und Risiken

Die Munddusche kann bei Menschen mit festsitzenden kieferorthopädischen Apparaturen und bei Menschen, bei denen sich aus verschiedenen Gründen die Reinigung des Mundes mit der Zahnbürste als schwierig erweist, von Nutzen sein. Auch zur täglichen Interdentalraumreinigung wird in neueren Studien die Anwendung empfohlen. Ein erhöhtes Verletzungsrisiko im Mundraum durch den Spülvorgang liegt nicht vor (Claydon, 2008; Jolkovsky, 2015).

Jedoch bestehen einige Bedenken:

- Die Munddusche nach dem Zähneputzen vermindert die kariesprophylaktische Wirkung von Fluorid-Zahnpasten. Fluoridzahnpasten sind umso wirksamer, je weniger nach der Anwendung der Mund ausgespült wird.
- Beim Vorhandensein akuter oder chronischer Zahnfleischentzündungen oder Zahnfleischtaschen sowie bei Patienten mit immunologischen Defekten sollten Mundduschen nicht verwendet werden. Die Anwendung fördert das Eindringen von Bakterien der Mundhöhle in die Blutbahn und damit das Risiko nachfolgender Komplikationen.
- Bei Patienten die nicht kontrolliert ausspucken können oder unter Schluckstörungen leiden besteht eine Kontraindikation (alternativ ist das Absaugen der Spülflüssigkeit in Erwägung zu ziehen). Außerdem besteht die Gefahr, einen Würgereiz zu provozieren, wenn der Wasserstrahl auf den weichen Gaumen trifft.
- Zur Plaqueentfernung ist die Munddusche ohnehin ungeeignet.

Bei einer Munddusche darf kein Restwasser im Gerät oder Schlauch zurückbleiben, da sich sonst ein idealer Nährboden für pathogene Erreger entwickelt (Kokta, 2005).

7.6 Mundspüllösungen/ Mundwasser

Mundspüllösungen sind gebrauchsfertige Lösungen. Sie können eine sinnvolle Ergänzung zur täglichen Mundpflege sein. Das Angebot ist mit verschiedenen Inhaltsstoffen recht vielfältig.

Produkte mit antibakteriellen Eigenschaften können das Wachstum und den Stoffwechsel entzündungsauslösender Bakterien in der Plaque unterdrücken. Die Wirkstoffe sollten jedoch nicht die positive und schützende Mikroflora in der Mundhöhle zerstören, denn das würde die Ausbreitung z. B. von Hefepilzen oder anderen opportunistischen Erregern fördern mit entsprechenden Auswirkungen auf das Biotop Mundhöhle. Die antibakteriellen Eigenschaften machen Mundspüllösungen als ergänzende Maßnahme u. a. geeignet für Personen, die kieferorthopädische Apparaturen (z. B. Zahnspangen) tragen.

Als traditionelles Produkt soll an dieser Stelle Listerine® genannt werden. Inspiriert durch die Arbeit von Joseph Lister entwickelte Joseph Lawrence bereits 1879 die Rezeptur für Listerine®. Als Mundspüllösung wurde Listerine® 1895 auf den Markt gebracht, seitdem weiterentwickelt und ist derzeit in mehreren Varianten verfügbar. Auf der Grundlage ätherischer Öle hergestellt (Thymol, Eucalyptol, Methylsalicylat und Mentholalternativ), besitzt Listerine® ausgezeichnete, in Studien nachgewiesene antiseptische und entzündungshemmende Eigenschaften (Sorkalla, 2012).

Daneben werden Mundspüllösungen mit Zusätzen von Fluorid zur Unterstützung der Kariesprophylaxe angeboten. Zur Anwendung kommen Aminfluorid, Zinnfluorid oder deren Kombination. Ihre Anwendung ist besonders bei erhöhtem Kariesrisiko gerechtfertigt, z. B. für Schulkinder mit erhöhtem Kariesrisiko, für Jugendliche, die kieferorthopädisch behandelt werden sowie für Menschen mit freiliegenden, überempfindlichen Zahnhälsen. Die Produkte für letztere Personengruppe können mit weiteren Inhaltsstoffen versetzt werden, die desensibilisierend auf die empfindlichen Zähne wirken.

Gute Produkte sollten eine gewisse Substantivität aufweisen, d.h. möglichst lange an der Schleimhaut haften, um dadurch länger wirksam zu sein. Mundspüllösungen sollten prinzipiell nach dem Zähneputzen angewendet werden. Zu bedenken ist, dass sie nicht die Wirkung einer gründlichen mechanischen Zahnreinigung erreichen.

Zu bedenken ist weiterhin, dass Mundspüllösungen nur bei verordneter Spülhäufigkeit, vorgeschriebener Konzentration, ausreichender Menge (i.d.R. 10 ml) und ausreichender Spüldauer (i.d.R. eine Minute die Lösung im Mund hin und her bewegen) ihre volle Wirksamkeit erreichen. Sie dürfen nur angewendet werden, wenn ein kontrolliertes Ausspucken möglich ist.

Mundwasser

Mundspüllösungen sollten nicht mit Mundwasser verwechselt werden. Letztere sind konzentrierte Lösungen, die vor der Anwendung mit Wasser verdünnt werden. Ihre Inhaltsstoffe (u.a. ätherische Öle) in stark verdünnter Form bewirken lediglich eine Erfrischung und eine spülende Wirkung. Sie können Mundgeruch kurzzeitig überdecken.

7.7 Chemische Mittel zur Plaquereduktion

Neben den im Handel verfügbaren Marken gibt es verschreibungspflichtige hoch wirksame antibakterielle Mundspüllösungen. Diese sind speziellen Anwendungen im Sinne einer chemischen Plaquekontrolle vorbehalten. Das Angebot ist unübersichtlich, jedoch ist die Anzahl von Wirkstoffen begrenzt. Überwiegend werden Chlorhexidin, die Kombination Aminfluorid/Zinnfluorid, Cetylpyridiniumchlorid und Octenidin eingesetzt.

Die chemischen Mittel sollten spezifisch gegen die hauptsächlich mit Karies und Gingivitis assoziierten Keimarten wirksam sein. Doch ist während der Mundspülung die Kontaktzeit zur Plaque relativ kurz und zur besseren Wirkungsentfaltung ist eine längere Verfügbarkeit der Substanzen an die oralen Strukturen wünschenswert (hohe Substantivität). Es wurde nachgewiesen, dass Plaque antibakterielle Substanzen aus Mundspülungen aufnehmen kann. Sogar einige Stunden nach der Anwendung einer antibakteriellen Spülung scheint die Wirkstoffkonzentration in der Plaque hoch genug zu sein, um Bakterien aus neuer Plaque abzutöten (Otten, Busscher, van der Mei, Abbas & Hoogmoed, 2010).

Von den derzeit verfügbaren Substanzen gilt Chlorhexidin (Chlorhexidin-Digluconat) als am wirkungsvollsten. Als therapeutisch wirksame Substanz kann es bei entsprechender Indikation z.B. postoperativ, während kieferorthopädischer Behandlung oder nach Kieferbruch-Schienung, bei umfangreichen Zahn- oder Parodontalsanierungen zur gezielten Plaquereduktion eingesetzt werden. Besonders wirksam ist Chlorhexidin gegen Streptokokkus mutans. Zu beachten ist, dass die Lösung nur bei entsprechender Konzentration (0,2%), ausreichender Spülmenge (10 ml) und täglich zweimaliger Anwendung wirksam ist. Bei Anwendung über einen längeren Zeitraum kann es zu einer veränderten Geschmackswahrnehmung sowie zu Verfärbungen an Zähnen und Zunge kommen (**Abb. 7-28**, **Abb. 7-29**).

Die chemische Plaquereduktion ist nach heutigem Wissensstand als Ergänzung der mechanischen Maßnahmen anzusehen, keinesfalls jedoch als deren Ersatz. Sie sollte nicht routinemäßig und bedenkenlos angewendet werden, da sie in das empfindliche Ökosystem Mund eingreift.

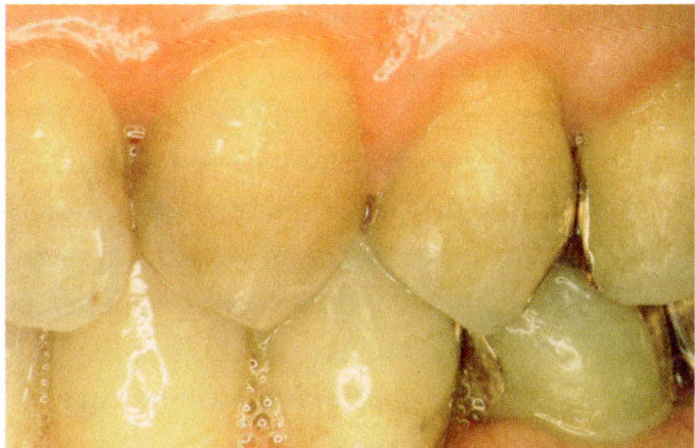

Abbildung 7-28: Zahn-Färbung nach CHX (Quelle: Prof. S. Zimmer, Uni Witten-Herdecke)

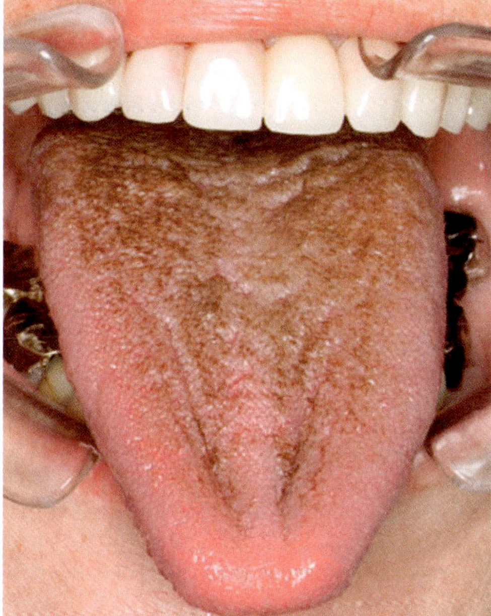

Abbildung 7-29: Zungen-Färbung nach CHX (Quelle: Dr. Klaus de Cassan, Murg/Hochrhein)

Anwendung von Chlorhexidin bei Pflegebedürftigen

Bei akuten oralen Erkrankungen, die die häusliche Mundpflege erschweren, kann eine Chlorhexidin-Mundspülung in hoher Wirkstoff-Konzentration (0,2 Prozent) das Zähneputzen kurzfristig ersetzen. Ist die Mundpflege längerfristig eingeschränkt, wird eine Chlorhexidin-Mundspülung in niedrigerer Konzentration (0,06 Prozent) zur täglichen Anwendung emp-

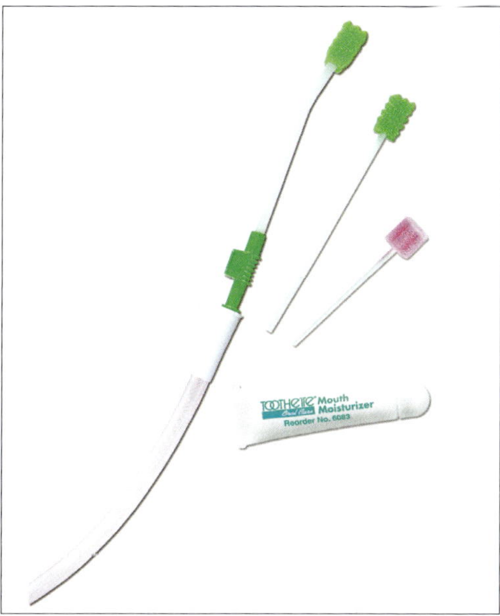

Abbildung 7-30: Schaumstoff-Bürste (Tothette) (Quelle: TapMed)

fohlen. Die Wahl der Konzentration ist somit abhängig vom Risiko und davon, inwieweit die mechanische Reinigung der Zähne mit einer Zahnbürste noch möglich ist. Das Mittel ist in Deutschland apothekenpflichtig, aber frei verkäuflich. Die Verordnung sollte dem Zahnarzt vorbehalten sein.

Ist das Zähneputzen nicht oder nicht mehr möglich, bestehen Schluckstörungen oder besteht die Gefahr des Verschluckens der Spüllösungen, was häufig bei dementen Menschen vorkommt, können alternativ Chlorhexidin-Gel (0,5 – 1 %) oder Chlorhexidin-Spray (0,2 %) angewendet werden. Eine weitere Möglichkeit besteht darin, den Borstenkopf der Zahnbürste mit Mull zu umwickeln, um den Mund zu säubern und die erwähnten Mittel aufzutragen. Alternativ kann eine Schwammbürste (Tothette) (**Abb. 7-30**) zur Reinigung und zum Auftragen von Mundspüllösungen verwendet werden.

Zu beachten ist stets, dass bei Pflegebedürftigen mit natürlichen Zähnen chemische Mittel möglichst nur vorübergehend zur Anwendung kommen sollen, wenn das Zähneputzen kontraindiziert oder schwierig ist.

7.8 Kariesprophylaxe mit Fluoriden

Karies ist eine der wenigen Erkrankungen, der mit einfachen Maßnahmen vorgebeugt werden kann. Die regelmäßige mechanische Reinigung der Zähne und die Anwendung von Fluoridprodukten ist dabei am wirkungsvollsten.

Fluorid ist ein Spurenelement mit einer hohen Bedeutung für die Gesundheit der Knochen und der Zähne. Als mineralischer Bestandteil des Zahnschmelzes trägt es wesentlich zur Widerstandskraft der Zähne bei. Fluorid kommt in vielen Nahrungsmitteln wie Meerestieren, Mineralwasser und schwarzem Tee vor.

Dem Fluorid werden folgende Wirkungen zugeschrieben:

- Es verhindert die Herauslösung (Demineralisation) von Mineralien aus dem Zahnschmelz und fördert deren Wiedereinlagerung (Remineralisation) (KZBV, n.d.).
- Fluoride werden auch selbst in den Zahnschmelz eingelagert und bilden ein lokales Fluorid-Depot. Durch ihre Einlagerung in den Zahnschmelz wird dieser gehärtet und zugleich widerstandsfähiger gegen die Säureangriffe der Bakterien.
- Fluoride dringen auch in die Plaquebakterien ein und hemmen den Stoffwechsel der Bakterien und somit ihre zahnschädigende Säureproduktion (KZBV, n.d.).

Da Fluorid meist nicht in ausreichenden Mengen im Körper vorhanden ist, sollte es zusätzlich von außen zugeführt werden. Bereits im Kindesalter kann über die Blutbahn Fluorid aus der Nahrung (oder aus Tabletten) in den Zahnschmelz eingebaut werden und die Bildung einer stabilen Mikrostruktur im Zahn unterstützen (KZBV, n.d.).

Als Standardmaßnahme der Fluoridzufuhr gilt die Kombination des zweimal täglichen Zähneputzens mit fluoridhaltiger Zahnpasta, der mindestens 1000 ppm Fluorid zugesetzt sind (Hellwig & Schlüter, 2018). Fluoride, die über Zahnpasta oder ein entsprechendes Gel auf die Zähne gelangen, bilden eine Art Schutzfilm aus Kalziumfluorid um die Zähne. Entstehende Säuren werden bereits von dieser Deckschicht neutralisiert, der Zahnschmelz bleibt fest. Diese Anwendung wird für Kinder ab dem Durchbruch der ersten bleibenden Zähne (etwa mit sechs Jahren), Jugendliche und Erwachsene gleichermaßen empfohlen (Hellwig & Schlüter, 2018).

In allen Altersgruppen können neben der lokalen Zufuhr in Form von Mund- und Zahnpflegepräparaten Fluoride auch systemisch über fluoridiertes Speisesalz, Trinkwasser oder Fluorid-Tabletten ergänzt werden. Hierzu sollte jedoch zahnärztlicher Rat eingeholt werden.

Darüber hinaus können zusätzliche Maßnahmen wie z. B. Fissurenversiegelungen sowie fluoridhaltige Lacke und Gele für Personen mit erhöhtem Kariesrisiko Anwendung finden. Zur Prävention der Wurzelkaries kann eine hochkonzentrierte Fluorid-Zahnpasta (5.000 pp F) (Hellwig & Schlüter, 2018), ein hochkonzentriertes fluoridhaltiges Gel (12500 ppm F) einmal wöchentlich oder tägliche Mundspülungen mit fluoridhaltiger Mundspüllösung vom Zahnarzt verordnet werden.

7.8.1 Zahnpasta

Sie unterstützt den Reinigungseffekt der Zahnbürste, hilft bei der Beseitigung von Belägen und poliert die Zahnoberfläche. Putzkörper in „Zahncremes für weiße Zähne“ versprechen, Zahnverfärbungen durch beispielsweise Kaffee und Tee zu entfernen. Jedoch haben Putzkörper immer auch eine abrasive (scheuernde, schmirgelnde), also den Zahnschmelz schädigende Wirkung. Produkte, die besonders weiße Zähne versprechen und auch Zahnpasten, die Rauchern empfohlen werden, besitzen oft eine hohe Abrasivität. Die Abrasivität einer Zahnpasta wird durch den sog. RDA-Wert (RDA = Radioactive Dentive Abrasivity) und dem REA-Wert (Radioactive Enamel Abrasion) zum Ausdruck gebracht. Je höher der RDA/REA-Wert, umso höher ist die Abrasivität der Zahnpasta. Putzkörper, die eine hohe Wirkung gegen Beläge versprechen, haben tendenziell einen hohen Abrieb Sie führen außerdem meist nur dazu, dass die Zähne immer rauer werden und sich schneller neu verfärben. RDA-Werte über 50 gelten als stark abrasiv.

Eine geringe Abrasivität geht jedoch immer mit einer geringeren Reinigungsleistung einher. Beide Effekte – Abrasivität und Reinigungsleistung müssen daher in einem ausgewogenen Verhältnis zueinander stehen und die individuellen Bedürfnisse berücksichtigen. Bei freiliegenden Zahnhälsen und einer Überempfindlichkeit (Hypersensibilität) gegenüber Heiß/Kalt oder Süß/Sauer sollte der RDA-Wert niedrig sein. Leider sind nur wenige Zahnpasten mit dem RDA-Wert gekennzeichnet.

Neben dem Putzkörper enthalten Zahnpasten Feuchthaltemittel, oberflächenaktive Stoffe, Bindemittel, Farbstoffe sowie Geschmacks- und Aromastoffe. Diese vermitteln einen angenehmen und frischen Geschmack, was wiederum zum Zähneputzen motiviert.

Für Anwender mit gereiztem Zahnfleisch bzw. zur Gingivitisprophylaxe stehen Produkte mit antibakteriellen Wirkstoffen zur Verfügung (z. B. Aminfluorid, Zinnfluorid). Außerdem enthalten einige Produkte einen Zusatz von Vitamin A zur Stärkung des Zahnfleisches.

Als weiteren, für die Gesunderhaltung der Zähne sehr wichtigen Bestandteil, sollten alle Zahnpasten grundsätzlich Fluorid enthalten. Eine erbsengroße Menge Zahnpasta ist für die gründliche Reinigung der Zähne ausreichend. Um die Wirkung des Fluorids zu erhohen, sollte die Zahnpasta nach dem Zähneputzen nur ausgespuckt werden, ohne den Mund zu spülen.

Zur Prophylaxe von Karies sind außerdem eine (zahn)gesunde Ernährung sowie regelmäßige zahnärztliche Vorsorgeuntersuchungen wirksam. Eine optimale Prophylaxe der Karies wird erst im Zusammenwirken mehrerer Maßnahmen wirksam.

Es gilt nach wie vor die alte Erkenntnis: ohne Plaque keine Karies. Gute, regelmäßige Pflege kann die Zähne ein Leben lang gesund erhalten (zu Karies siehe **Kap. 10.1.4**).

7.9 Kalzium-Paste

Als weiteres Zahnpflegeprodukt ist eine Kalzium-Paste (Tooth Mousse) auf dem Markt. Die Paste wird in Ergänzung zur gewohnten Zahnpasta angewendet. Sie enthält Milchbestandteile in einer Kombination, die es möglich machen, das De-Remineralisations-Gleichgewicht über die Freisetzung von Kalzium- und Phosphationen positiv zu beeinflussen und die Zähne zu remineralisieren. Das Produkt kann zur Prophylaxe von Schmelzläsionen und Remineralisation kariöser Zahnschädigungen eingesetzt werden (zm-online, 2017; Reich, 2005).

7.10 Kaugummi als Mundpflegeprodukt

Die Mundgesundheit kann von einer regelmäßigen Stimulation des Speichelflusses profitieren. Als Stimulanz hat sich zuckerfreier Kaugummi besonders gut bewährt.

Es ist gut dokumentiert, dass Kaugummikauen nach einer Mahlzeit die Kariogenität der Nahrungsmittel reduziert. In klinischen Studien konnte gezeigt werden, dass durch Kauen von zuckerfreiem Kaugummi nach Mahlzeiten und nach Snacks der Kariesbefall um zehn bis zu 40 % reduziert werden kann (Hellwig, 2018; Klimek, 2014).

7.11 Individualprophylaxe in der Zahnarztpraxis

7.11.1 Zahnärztliche Kontrollen

Auch wenn man schmerzfrei ist und meint, die tägliche Mundhygiene sei gut, sollte man zwei Mal jährlich ein Zahnarzt zur Vorsorgeuntersuchung aufsuchen. Dies dient der Früherkennung von Schäden an Zähnen und Zahnfleisch, aber auch der Früherkennung eines Tumors im Mundbereich. Mundschleimhauterkrankungen können sehr unterschiedlich aussehen.

Nur Professionelle können sie genau beurteilen. Wie bei allen Erkrankungen bestehen auch hier im Anfangsstadium die besten Heilungschancen. Es hat sich gezeigt, dass häufigere, routinemäßige Zahnarztkontrollen im Zusammenhang mit einem verbesserten Gesundheitszustand stehen und zu einem längeren Zahnerhalt führen können (Micheelis & Geyer, 2016; Nitschke & Stark, 2016). Unbedingt notwendig sind regelmäßige zahnärztliche Untersuchung bei Menschen mit einem hohen oralen Erkrankungsrisiko, z. B. bei Menschen im Wachkoma, Menschen mit dementiellen Erkrankungen oder geistiger Behinderung und solche, die über eine Magensonde oder parenteral ernährt werden.

7.11.2 Professionelle Zahnreinigung (PZR)

Bei guter Mundgesundheit sollte ein- bis zweimal jährlich eine Professionelle Zahnreinigung durchgeführt werden, bei eingeschränkter mehrmals. Die professionelle Zahnreinigung dauert etwa eine Stunde. Sie wird in der Regel von speziell dafür ausgebildeten Fachkräften ausgeführt und umfasst folgende Leistungen:

- Entfernung aller weichen und harten sichtbaren Beläge an den Zahnflächen und den Zahnzwischenräumen, besonders an den für den Patienten schwer zu erreichenden Stellen
- Beseitigung von Verfärbungen wie durch Kaffee, Tee oder Nikotin
- Säuberung evtl. vorhandener Zahnfleischtaschen, um die Ausbreitung einer Entzündung zu verhindern
- Reinigung evtl. vorhandener Brückenglieder und Kronenränder
- Glättung und Polierung der Zähne mit Polierpaste und einem schnell rotierenden Gummikelch, da sich Bakterien besonders an rauen Stellen und Vertiefungen festsetzen
- Auftragen eines Fluoridlacks auf die gereinigten Zahnoberflächen, welcher einen Zusatzschutz gegen Karies von bis zu sechs Monaten bewirkt
- Beratung zur häuslichen Mundhygiene mit individuellen Instruktionen zur Zahn- und Prothesenpflege. Hierbei wird besonders die Anwendung von Hilfsmitteln zur Reinigung der Zahnzwischenräume erklärt.

Damit ist die PZR eine wertvolle Prophylaxemaßnahme, besonders für Menschen mit einem hohen Risiko für die Mundgesundheit, z. B. Diabetiker, Raucher, Pflegebedürftige und Menschen mit Behinderungen. Sie ist eine der effektivsten Maßnahmen bei der Bekämpfung der Parodontitis und daher aus der modernen Zahnmedizin nicht mehr wegzudenken.

Wissenstest

1. Nennen Sie Maßnahmen zur Karies-Prophylaxe.
2. Beschreiben Sie Möglichkeiten der Fluoridanwendung für Personen mit erhöhtem Kariesrisiko.
3. Nennen Sie Eigenschaften, die eine gute Zahnbürste aufweisen sollte.
4. Nennen Sie Vor- und Nachteile einer Zahnpasta mit hoher Abrasivität.
5. Welchen Nutzen hat die Zungenreinigung bei der täglichen Mundpflege?
6. Wie führen Sie die Mundpflege bei einem Patienten mit Schluckstörungen durch?

Literatur

Claydon, N.C. (2008). Current concepts in toothbrushing and interdental cleaning. *Periodontology 2000, 48*(1), 10–22. https://doi.org/10.1111/j.1600-0757.2008.00273.x

Graetz, C., El-Sayed, K.F., Sälzer, S. & Dörfer, C.E. (2018). *S3-Leitlinie Häusliches mechanisches Biofilmmanagement in der Prävention und Therapie der Gingivitis.* Verfügbar unter https://www.awmf.org/uploads/tx_szleilinien/083-022l_S3_Haeusliches-mechanisches-Biofilmmanagement-preavention-Therapie-Gingivitis_2018-11.pdf

Hellwig, E. & Schlüter, N. (2018). *Die Kariesprophylaxe-Leitlinie und ihre Empfehlungen.* Verfügbar unter https://www.zm-online.de/archiv/2018/

06/zahnmedizin/die-kariesprophylaxe-leitlinie-und-ihre-empfehlungen/

Hellwig, E. (2018). *Die Kariesprophylaxe-Leitlinie und ihre Empfehlungen*. Verfügbar unter https//www.zm-online.de/archiv/2018/06/zahnmedizin/die-kariesprophylaxe-leitlinie-und-ihre-empfehlungen/

Jolkovsky, D. L. (2015). WaterPik: Water Flosser Unequivocally Proven Save in Clinical Studies Over 5 Decades. *Compendium of Continuing Education in Dentistry, 36*(2), 2–5.

Klimek, J. (2014). *Speichel und Mundgesundheit. Ein Skript für Studenten zur Examensvorbereitung*. Verfügbar unter https://fachschaft-zahnmedizin.de/wp-content/uploads/2012/10/StuDent_Skript_Okt_2014-Speichel_Mundgesundheit.pdf

Kokta, D. (2005). Mundduschen – Nutzen und Risiken. *Prophylaxe dialog, 10*(1), 11.

KZBV (Kassenzahnärztliche Bundesvereinigung). (n. d.). *Zahnschutz durch Fluoride*. Verfügbar unter https://www.kzbv.de/zahnschutz-durch-fluoride.63.de.html

Micheelis, W. & Geyer, S. (2016). Prävalenzen und Strukturen mundgesundheitlicher Risikofaktoren in den vier untersuchten Altersgruppen. In C. Cholmakow-Bodechtel, E. Füßl-Grünig, S. Geyer, K. Hertrampf, T. Hoffmann, B. Holtfreter, ... S. Zimmer (Hrsg.), *Fünfte Deutsche Mundgesundheitsstudie (DMS V)* (Bd. 35, S. 196–212). Köln: Deutscher Zahnärzte Verlag DÄV.

Nitschke, I. & Stark, H. (2016). 15 Krankheits- und Versorgungsprävalenzen bei Älteren Senioren (75- bis 100-Jährige). 15.4 Zahnverlust und prothetische Versorgung. In C. Cholmakow-Bodechtel, E. Füßl-Grünig, S. Geyer, K. Hertrampf, T. Hoffmann, B. Holtfreter, ... S. Zimmer (Hrsg.), *Fünfte Deutsche Mundgesundheitsstudie (DMS V)* (Bd. 35, S. 517–548). Köln: Deutscher Zahnärzte Verlag DÄV.

Otten, M. P. T., Busscher, H. J., van der Mei, H. C., Abbas, F. & Hoogmoed, C. G. (2010). Retention of antimicrobial activity in plaque and saliva following mouthrinse use in vivo. *Caries Research, 44*(5), 459–464. https://doi.org/10.1159/000320267

Reich, E. (2005, 16. November). Das kleine gewisse Etwas zur Remineralisation. *zm-online, 22*, 52–59. Verfügbar unter https://www.zm-online.de/archiv/2005/22/zahnmedizin/das-kleine-gewisse-etwas-zur-remineralisation/

Rosema, N., Slot, D. E., Van Palenstein Heldermann, W. H., Wiggelinkhuizen, L. & Van der Weijden, G. A. (2016). The efficacy of powered toothbrushes following a brushing exercise: a systematic review. *International Journal of Dental Hygiene, 14*(1), 29–41. https://doi.org/10.1111/idh.12115

Sälzer, S., Slot, D. E., Van der Weijden, F. A. & Dörfer, C. E. (2015). Efficacy of inter-dental mechanical plaque control in managing gingivitis – a meta-review. *Journal of Clinical Peridontology, 42*(16), 92–105. https://doi.org/10.1111/jcpe.12363

Slot, D. E., Dörfer, C. E. & Van der Weijden, G. A. (2008). The efficacy of interdental brushes on plaque and parameters of periodontal inflammation: a systematic review. *International Journal of Dental Hygiene, 6*(4), 253–264. https://doi.org/10.1111/j.1601-5037.2008.00330.x

Slot, D. E., Wiggelinkhuizen, L., Rosema, N. A. M. & Van der Weijden, G. A. (2012). The efficacy of manual toothbrushes following a brushing exercise: a systematic review. *International Journal of Dental Hygiene, 10*(3), 187–197. https://doi.org/10.1111/j.1601-5037.2012.00557.x

Sorkalla, S. (2012). *Optimale Mundhygiene mit LISTERINE®-Mundspülungen: Evidenz-basierte Wirksamkeit in 8 verschiedenen Varianten*. Verfügbar unter https://www.zmk-aktuell.de/fachgebiete/hygiene/story/optimale-mundhygiene-mit-listerine-mundspuelungen-evidenz-basierte-wirksamkeit-in-8-verschiedenen-varianten-_767.html

Zimmer, S. (2018a). *Handzahnbürsten*. Verfügbar unter https://www.zm-online.de/archiv/2018/08/gesellschaft/80-jahre-zahnbuerste/

Zimmer, S. (2018b). *Elektrische Zahnbürsten Rotierend-oszillierend oder Schall?* Verfügbar unter https://www.zm-online.de/news/zahnmedizin/rotierend-oszillierend-oder schall/

zm-online. (2017, 19. Februar). *GC: Tooth Mousse und MI Paste Plus in neuem Glanz*. Verfügbar unter https://www.zm-online.de/markt/news/detail/gc-tooth-mousse-und-mi-paste-plus-in-neuem-glanz/

Empfohlene Webseiten

Mediathek der Bundeszahnärztekammer. Verfügbar unter https://www.bzaek.de/presse/mediathek.html

- Zahnpflege für Pflegebedürftige: Gezielt Erkrankungen vorbeugen
- Tipps zur Zahn- und Mundpflege

8
Zahnersatz

8.1 Allgemeines

Durch bestimmte Erkrankungen oder mangelhafte Mundhygiene können die natürlichen Zähne verloren gehen. In unserer Gesellschaft führen fehlende Zähne oft zu sozialer Ausgrenzung. Ein schlechtes Gebiss wird mit geringer sozialer Stellung assoziiert. Zahnersatz kann den Verlust ausgleichen. Heute kann ein guter Zahnersatz die Funktionen des natürlichen Gebisses weitgehend kompensieren und die Ästhetik wiederherstellen.

Die Anfertigung von Zahnersatz ist sehr aufwändig und oft mit hohen Kosten verbunden. Für die meisten Menschen, Pflegekräfte eingeschlossen, sind die Möglichkeiten dieser hochwertigen Versorgung sehr unübersichtlich, die wenigsten kennen sich damit gut aus. Teilprothesen sitzen oft sehr fest und werden von Pflegenden oft nicht als solche wahrgenommen. Sie können leicht zerbrechlich sein, besonders wenn Pflegende wenig Erfahrung damit haben und zu viel Kraft aufwenden. Häufiges Herausnehmen und Einsetzen ist dann für beide Seiten mit Stress verbunden. Daher ist es mitunter besser, Teilprothesen bei Patienten mit kritischem Allgemeinzustand aus dem Mund zu entfernen und erst wiedereinzusetzen, wenn der Zustand sich verbessert hat.

Im Umgang mit Zahnersatz kann Anleitung durch einen Zahnarzt oder einer zahnmedizinischen Fachangestellten hilfreich sein und die Anleitung mit praktischen Übungen zu verbinden. Jedoch sollten Pflegende bereits in ihrer Ausbildung die notwendigen Kenntnisse und Fertigkeiten im Umgang mit Zahnersatz erwerben.

Informationen zum Unterstützungsbedarf bei Zahnersatz können durch Befragung und Beobachtung gewonnen werden:

- Passt der Zahnersatz gut und erfüllt er seinen Zweck? Wird er getragen?
- Sind Druckstellen an der Schleimhaut vorhanden?
- Wie alt ist der Zahnersatz? Sind Beschädigungen (scharfe Kanten) sichtbar? Sind seit der letzten Anpassung und dem aktuellem Zeitpunkt weitere Zähne verloren gegangen?
- Kann der Zahnersatz selber herausgenommen und wieder eingesetzt werden?
- Besitzt der/die Pflegebedürftige alle notwendigen Utensilien zur Mund- und Prothesenpflege? Kann der Zahnersatz problemlos selbst und in der erforderlichen Qualität gereinigt werden?

8.2 Formen von Zahnersatz

Bei Zahnersatz ist zwischen festsitzenden, herausnehmbaren und der Kombination von beiden zu unterscheiden.

8.2.1 Festsitzender Zahnersatz

Zahnkronen: Wenn viel Zahnsubstanz ersetzt werden soll und die Wurzel noch mit dem Knochen verankert ist, eine Füllung jedoch nicht mehr ausreicht, kann der Zahn überkront werden. Die Krone wird am verbliebenen Zahnstumpf befestigt.

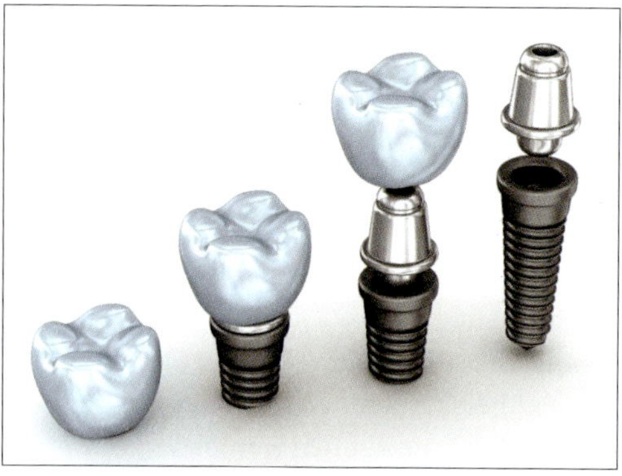

Abbildung 8-1: Zahnimplantat Aufbau (Quelle: Videntis, Zagreb)

Implantate sind künstliche Zahnwurzeln, auf denen eine Krone befestigt wird (**Abb. 8-1**).

Inlays sind Zahnfüllungen, die vom Zahntechniker angefertigt und dann in den entsprechend vorbereiteten Zahn eingesetzt werden.

Brücken werden angefertigt, wenn eine entstandene Lücke geschlossen werden soll. Die Befestigung erfolgt über die benachbarten Zähne. Dazu werden die benachbarten Zähne beschliffen und als sog. Brückenpfeiler (auch Ankerzähne genannt), überkront (**Abb. 8-2 a-d**). Als Brückenpfeiler können neben den natürlichen Zähnen auch Zahnimplantate dienen.

Hybridbrücken sind Brücken, die sowohl an eigenen Zähnen als auch an Zahnimplantaten befestigt werden.

Implantatbrücken: als Pfeiler dienen ausschließlich Zahnimplantate. Ein Implantat als Brückenpfeiler ist sehr stabil.

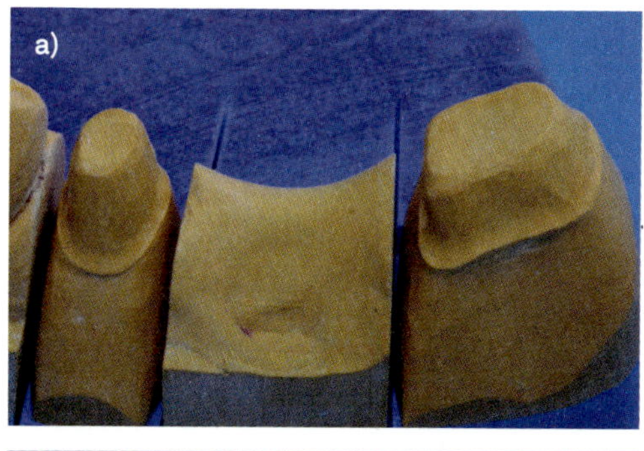

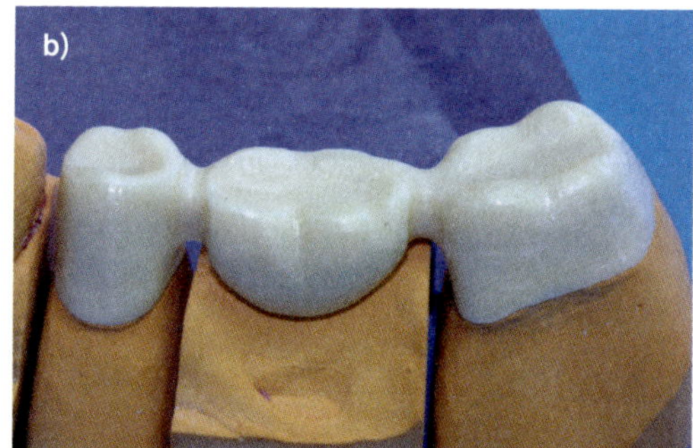

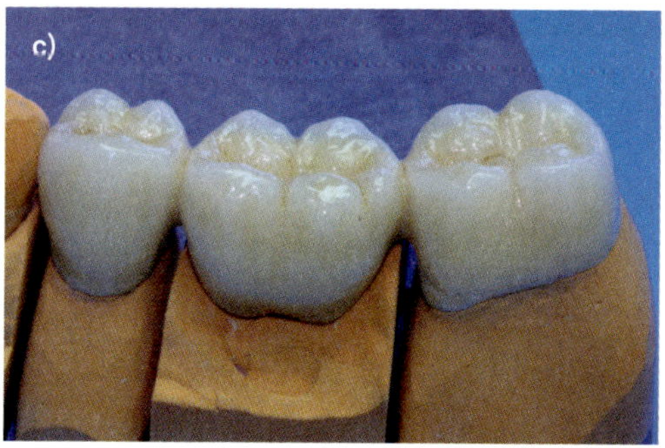

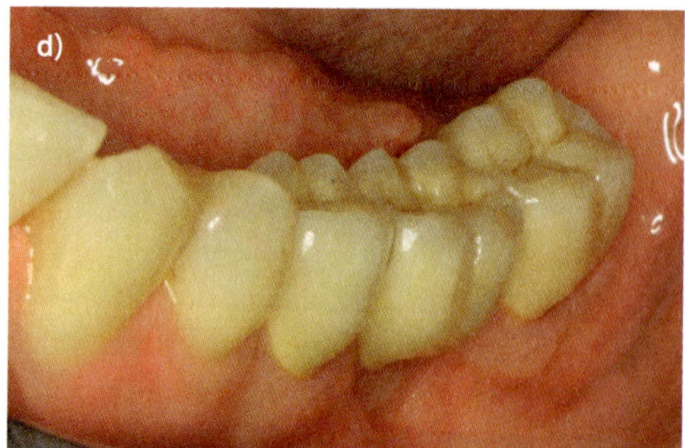

Abbildung 8-2 a-d: Lückenschluss mit Brücke (Quelle: Dr. F. Ludwig, Ulm)

8.2.2 Herausnehmbarer /teilweise herausnehmbarer Zahnersatz

Teilprothesen bestehen aus einer zahnfleischfarbenen Kunststoffplatte, welche die künstlichen Zähne trägt. Man unterscheidet verschiedene Formen.

Teleskopprothese: Sie ist ein sehr hochwertiger Zahnersatz, der aus einer Krone mit Teleskopen besteht. Sie können oft an vorhandenen Zähnen oder als *Implantat-Teleskopprothese* an Zahnimplantaten (= Primärkronen) befestigt werden. Sie sind teilweise herausnehmbar. (**Abb. 8-3 a-d**).

Klammerprothesen: Sie werden angefertigt, wenn eine Lücke in einer Zahnreihe z. B. nicht durch eine Brücke geschlossen werden kann. Auch diese Form von Teilprothesen wird an den Nachbarzähnen befestigt (**Abb. 8-4 a-d**).

Geschiebeprothese: Die Befestigung erfolgt ebenfalls über einen festen und einen herausnehmbaren Teil. Sie kommt im Wangenbereich zum Einsatz und wird mit einer speziellen Halterung (dem Geschiebe) an den vorhandenen Zähnen befestigt. Das Geschiebe ist ein feinmechanisches Hilfselement und besteht aus einer sogenannten Patrize am festsitzenden Teil und einer Matrize am herausnehmbaren Teil (**Abb. 8-5 a-d**). Geschiebeprothesen sind optisch kaum als Zahnersatz zu erkennen.

Stegprothese: Sie ist eine festverbundene künstliche Zahnreihe, die auf einem Steg verankert wird, implantatgetragen und herausnehmbar ist (**Abb. 8-6 a-d**).

Druckknopfprothese auf Kronen: Hierbei handelt es sich um einen Zahnersatz, bei dem als Verbindungselement ein Kugelkopf-Anker verwendet wird. Druckknopfprothesen können an vorhandenen Zähnen befestigt werden oder als *Implantat-Druckknopfprothese* von Implantaten getragen werden (kombiniert festsitzend - herausnehmbar) (**Abb. 8-7 a-d, Abb. 8-8 a-d**).

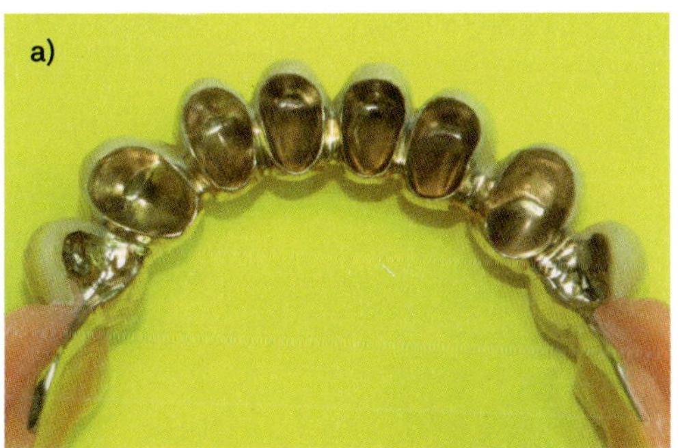

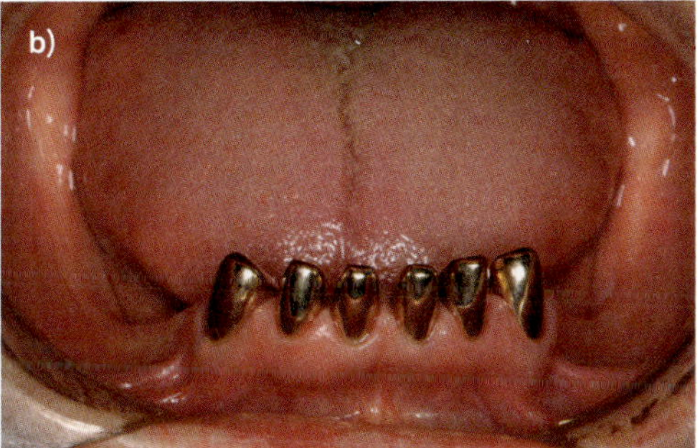

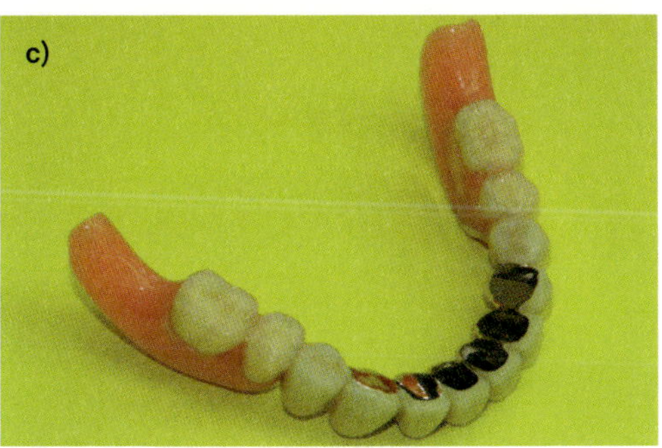

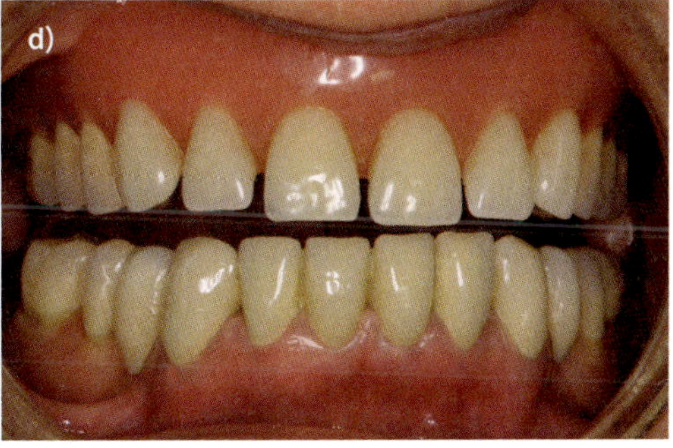

Abbildung 8-3 a-d: Teleskopprothese (Quelle: Dr. E. Ludwig, Ulm)

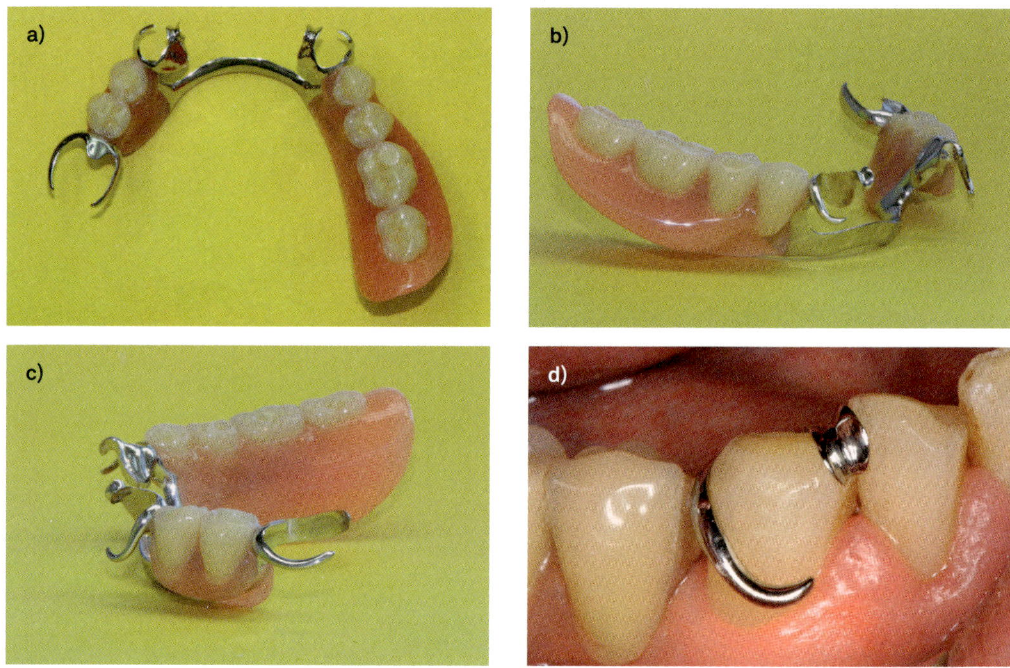

Abbildung 8-4 a-d: Klammerprothese (Quelle: Dr. E. Ludwig, Ulm)

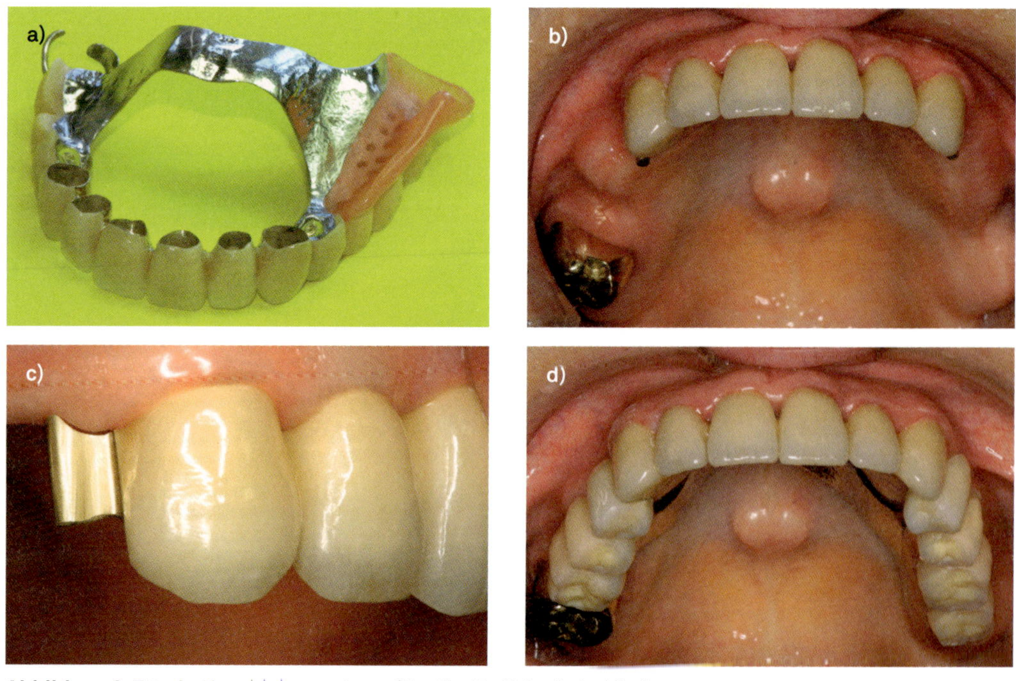

Abbildung 8-5 a-d: Geschiebeprothese (Quelle: Dr. E. Ludwig, Ulm)

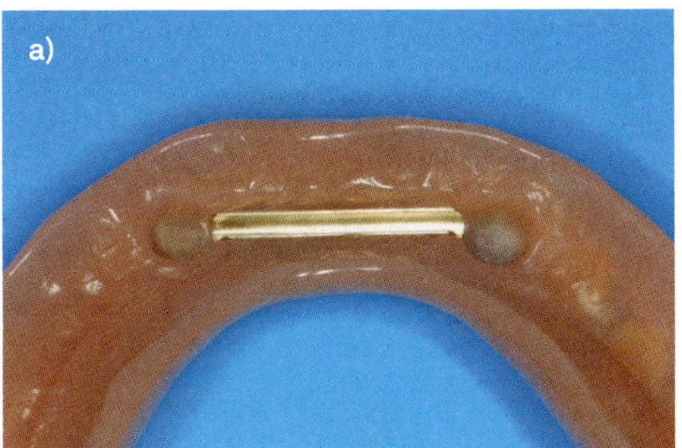

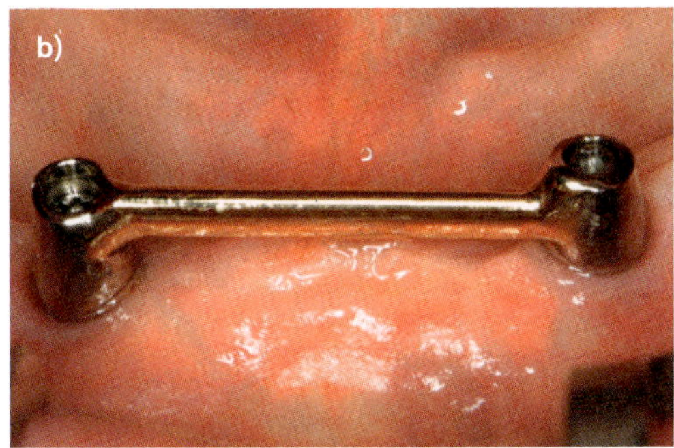

Abbildung 8-6 a-b: Stegprothese (Quelle: Dr. E. Ludwig, Ulm)

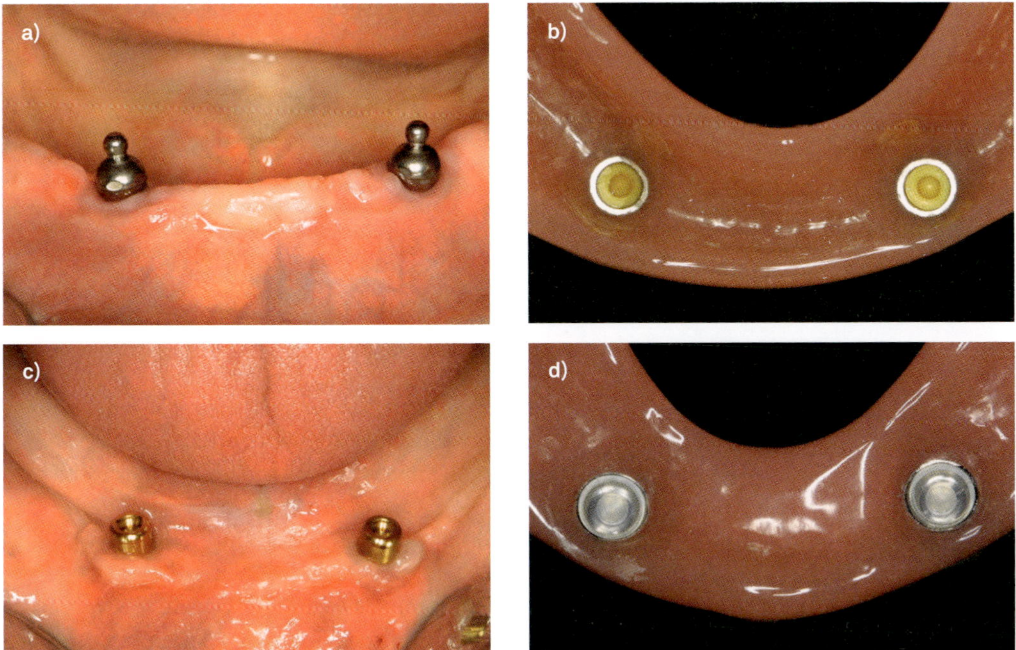

Abbildung 8-7 a-d: Druckknopfprothese auf Implantat (Quelle: Dr. E. Ludwig, Ulm)

Eine **Vollprothese** ist erforderlich, wenn gar keine Zähne zur Befestigung mehr vorhanden sind. Sie wird direkt auf die Mundschleimhaut aufgesetzt. Der Halt wird über die Saugwirkung zwischen Schleimhaut und Prothese und durch das Zusammenspiel der Wangen-, Zungen- und Lippenmuskulatur erreicht.

8.3 Einsetzen und Herausnehmen von Zahnersatz

Nach einer Zeit des Einübens und der Gewöhnung können die meisten Menschen mit ihrem Zahnersatz gut umgehen. Wenn möglich, sollten auch Pflegebedürftige ihren Zahnersatz selber ein- und ausgliedern (einsetzen und herausnehmen). Sie haben mit der Zeit ihre eigene Technik dafür entwickelt.

Für Prothesenträger mit bestimmten Behinderungen oder Erkrankungen kann dies jedoch schwierig sein. Körperliche, psychische oder kognitive Einschränkungen können die Feinmotorik und Koordination beeinträchtigen oder zu Schmerzen beim Bewegen führen. Das sichere Greifen der Zahnprothese beim Ein- und Ausgliedern und auch das Reinigen des Zahnersatzes kann mit Schwierigkeiten verbunden sein, sodass Hilfe erforderlich ist.

Bei der Handhabung von Zahnersatz gilt:

- Mit jeder Form von Zahnersatz muss vorsichtig umgegangen werden. Zahnersatz ist beim Herausnehmen mit Speichel benetzt und kann daher leicht aus den Fingern gleiten.
- Ein Stofftuch kann das Greifen erleichtern.
- Das Eingliedern wird erleichtert, wenn der Zahnersatz vor dem Eingliedern mit Wasser angefeuchtet wird.
- Nach dem Eingliedern den Zahnersatz einige Sekunden andrücken
- Bis zum Kauen von Nahrung 5 bis 10 Minuten warten
- Beim Ein- und Ausgliedern Einmalhandschuhe tragen, zusätzlicher Infektionsschutz kann u. U. notwendig sein.

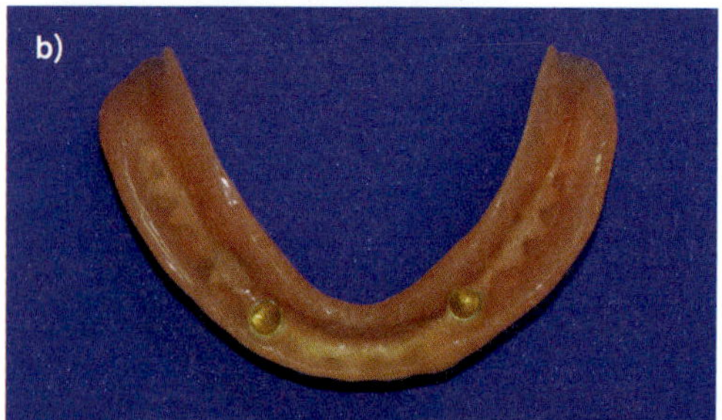

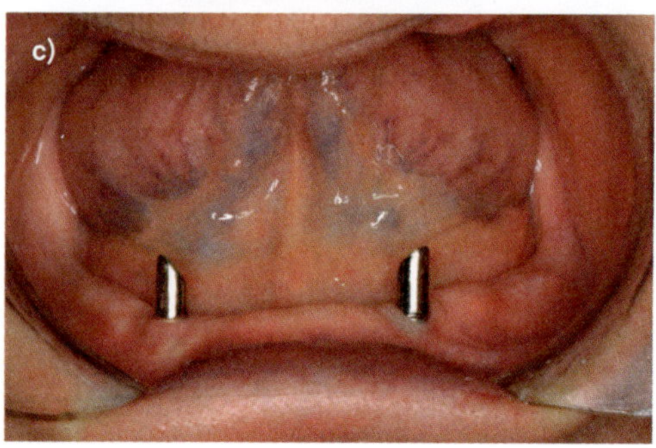

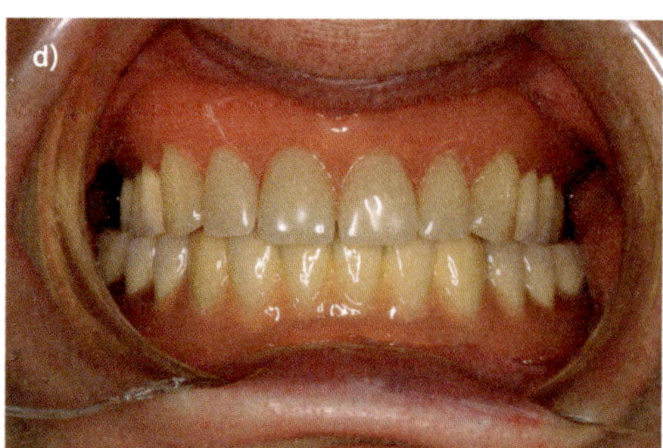

Abbildung 8-8 a-d: Teilprothese auf Implantaten (Quelle: Dr. W. Widmaier, Ulm)

Greifhilfen

Besonders Vollprothesen können allein durch die zwischen dem Zahnersatz und der Mundschleimhaut bestehenden Adhäsionskräfte sehr fest sitzen. Zusätzlich kann Haftcreme das Lösen der Prothese erschweren.

Die glatten und feuchten Oberflächen erschweren das Greifen. Spezielle Greifhilfen oder Prothesenabzieher können das Ausgliedern des Zahnersatzes erleichtern (**Abb. 8-9**, **Abb. 8-10**).

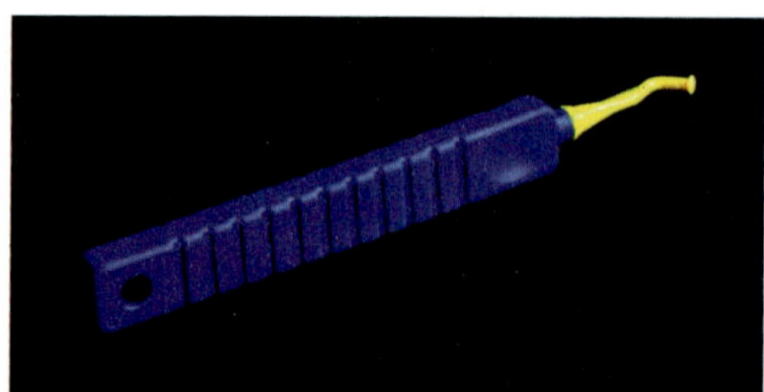

Abbildung 8-9: Prothesenabzieher (Quelle: Dr. B.J. Johnki, Dülmen-Merfeld)

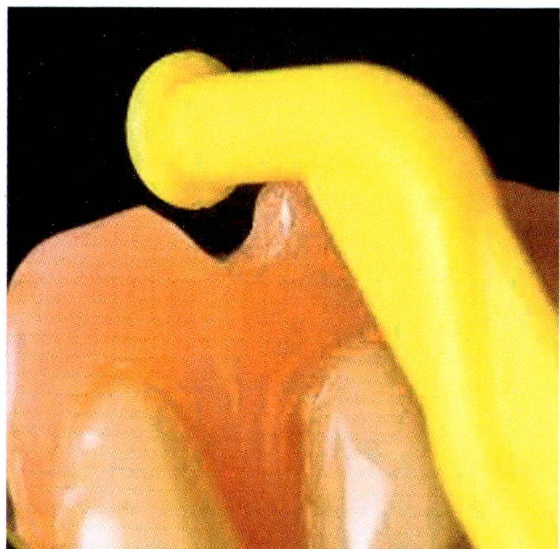

Abbildung 8-10: Prothesenabzieher-Anwendung (Quelle: quelle.zm online)

Greifhilfen werden von der Zahntechnik in den Kunststoff der Prothesenbasis eingearbeitet. Möglich ist etwa die Anbringung eines ca. stecknadelkopfgroßen Metallknöpfchens oder einer Art Aufnahme, unter die man den Fingernagel schieben kann. So lässt sich die Prothese leichter fassen und lösen. Die Greifhilfen stören nicht und bergen kein Verletzungsrisiko. Sie können in eine neue Prothese integriert oder nachträglich in eine Teil- oder Vollprothese eingebaut werden.

Vollprothesen

Um Beschädigungen an der Prothese zu vermeiden, sollten neben speziell angefertigten Hilfsmitteln nur die Finger benutzt werden, um die Prothese zu lösen oder einzusetzen.

Ausgliedern: Etwas Wasser in das Waschbecken füllen oder ein Handtuch einlegen, damit die Zahnprothese nicht zerbricht, wenn sie versehentlich herunterfällt. Dann den Mund mit warmem Wasser spülen, danach die Wangen leicht aufpusten lassen.

Zuerst wird das untere Teil mit beiden Daumen und Zeigefingern gefasst und mit einer vorsichtig ziehenden und gleichzeitig wackelnden Bewegung entfernt. Dann wird das obere Teil mit beiden Daumen und Zeigefingern gefasst und ebenfalls mit leicht wackelnden Bewegungen herausgenommen.

Eingliedern: Zuerst das obere Teil einsetzen und gut am Gaumen anpressen. Zum Einsetzen des Unterkiefers kann die Wange mit einem Finger leicht abgezogen werden. Gleichzeitig wird die Prothese auf den Unterkiefer gelegt und mit beiden Daumen angepresst.

Teleskopprothesen

Eingliedern: Die Prothese wird auf die Primärkronen aufgesetzt und angedrückt. Sie sollte immer mit den Fingern in die endgültige Position eingepasst werden. Sehr riskant ist es, die Prothese im Mund durch einfaches Zubeißen in ihre Position zu bringen. Hierbei kann es zu Verkantungen und Beschädigungen kommen.

Vor dem Wiedereinsetzen ist besonders auf Verunreinigungen wie z.B. Zahnpasta oder Essensreste zu achten. Selbst eine kleine Verunreinigung kann bei den sehr passgenau hergestellten Kronen zu Verklemmungen führen.

Ausgliedern: Mit sehr kleinen und leichten Rüttelbewegungen kann die Prothese von den Primärkronen gelöst werden. Hat sich nur eine Seite gelöst, schiebt man wieder leicht zurück und wiederholt den Vorgang. Hat sich die Prothese vollständig gelöst, wird sie unter leichten Rüttelbewegungen herausgenommen. Wichtig ist, stets mit geringem Kraftaufwand und Geduld, gleichmäßig und parallel zur Teleskopachse vorzugehen.

Geschiebeprothesen

Bei dieser Prothesenform ist eine genau definierte Einsetzrichtung vorgegeben. Die feinmechanischen Verbindungsteile der Prothese (Patrize und Matrize) müssen korrekt, d.h. gleichmäßig miteinander verbunden bzw. gelöst werden. Dabei darf es nicht zu Verkantungen kommen. Keinesfalls darf die Prothese durch einfaches Zubeißen eingegliedert werden, denn dadurch kann es ebenfalls leicht zu

Verkantungen und Verbiegungen kommen, sodass der Zahnersatz nicht mehr passt. Ungeduldiges und einseitiges Ziehen an einem Prothesenende kann zu Beschädigungen an der Konstruktion führen, die nur aufwändig wieder beseitigt werden können.

Klammerprothesen

Auch hier sollte beim Eingliedern, Ausgliedern und beim Reinigen sehr sorgsam vorgegangen werden.

Eingliedern: Der Zahnersatz wird von oben aufgesetzt, wobei die Metallkammern dann an den vorhandenen Zähnen einrasten. Die Prothese erhält damit einen festen Halt. Beim Eingliedern ist vorsichtig vorzugehen, damit die Wangen nicht eingeklemmt werden.

Ausgliedern: das Halteelement mit den Fingern untergreifen, den Zahnersatz vorsichtig nach oben abziehen, dabei festhalten.

8.4 Haftmittel

In der Regel kann auf Haftcreme oder Haftpulver verzichtet werden, denn eine gut angepasste Prothese haftet durch Adhäsion an der Schleimhaut. Die Adhäsion wird durch den aus Speichel bestehenden Flüssigkeitsfilm zwischen Prothesenkunststoff und Gaumen erreicht. Haftmittel werden verwendet, wenn die Adhäsionskräfte für einen sicheren Halt nicht ausreichen. Bei schlechtem Prothesensitz sollte zunächst ein Zahnarzt konsultiert werden. Er prüft, ob der Halt des Zahnersatzes nicht durch andere Möglichkeiten verbessert werden kann.

In einigen Fällen kann die kurzzeitige Verwendung von Haftmitteln gerechtfertigt sein, z. B. wenn die Prothese neu ist und Probleme bei der Gewöhnung bestehen oder wenn Situationen einen besonders sicheren Halt erfordern (z. B. beim Halten einer Rede).

Eine dauernde Anwendung ist indiziert:

- wenn ungünstige anatomischen Verhältnisse vorliegen, die einen ausreichenden Halt nicht gewährleisten, z. B. durch altersbedingte degenerative Gewebeveränderungen
- wenn die Adhäsionskräfte zu gering sind (oft bei zu wenig Speichel)
- wenn die motorische Funktion im Mundbereich gestört ist, z. B. bei Patienten mit Morbus Parkinson

Personen, die Haftmittel verwenden, sollten dies bei ihrer Mundpflege berücksichtigen. Haftmittelreste auf der Schleimhaut können Entzündungen und Keimwachstum begünstigen. Sie sind deshalb täglich vollständig zu entfernen. Mit etwas Speiseöl können Haftmittelreste leichter von der Schleimhaut gelöst werden. Der Zahnarzt sollte über die Verwendung von Haftmittel informiert werden.

8.5 Pflege von Zahnersatz

8.5.1 Allgemeines

Ein Nachteil von Zahnersatz ist, dass er die natürliche Selbstreinigung durch Zunahme von Nischen im Mundraum behindert. Speisereste können sich an diesen Stellen leicht ablagern und ideale Bedingungen für Mikroorganismen schaffen. Zudem sind zahnärztliche Werkstoffe von der Plaquebildung ebenso betroffen wie der natürliche Zahnschmelz. Besonders ungepflegte Kunststoffoberflächen bieten Mikroorganismen einen guten Nährboden. Mit der Belagsbildung erhöht sich das Risiko für Karies an den noch erhaltenen Zähnen. Weiterhin werden Schleimhautentzündungen und -infektionen begünstigt. Darüber hinaus kommt es zur Geruchsbildung. Reizungen durch die Prothese können zudem Zahnfleischwucherungen verursachen (**Abb. 8-11**).

Die Mund- und Zahnersatzpflege sollte daher äußerst gründlich durchgeführt werden.

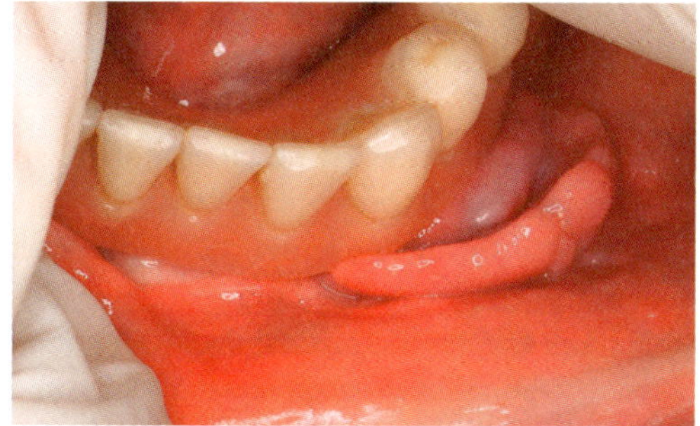

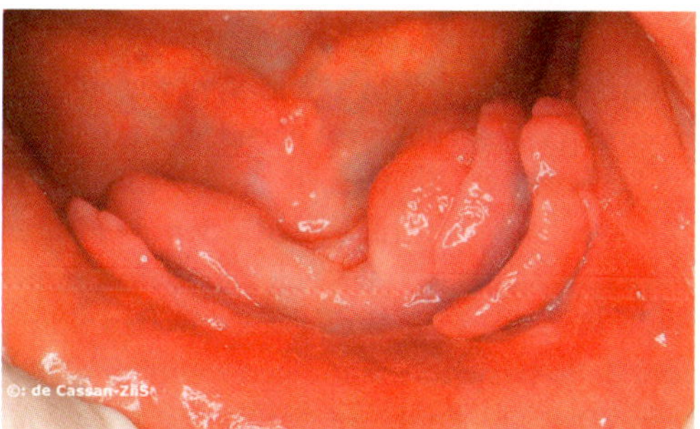

Abbildung 8-11: Fibrom durch Tragen einer Zahnprothese (Quelle: Prof. J. Becker, Uni Düsseldorf)

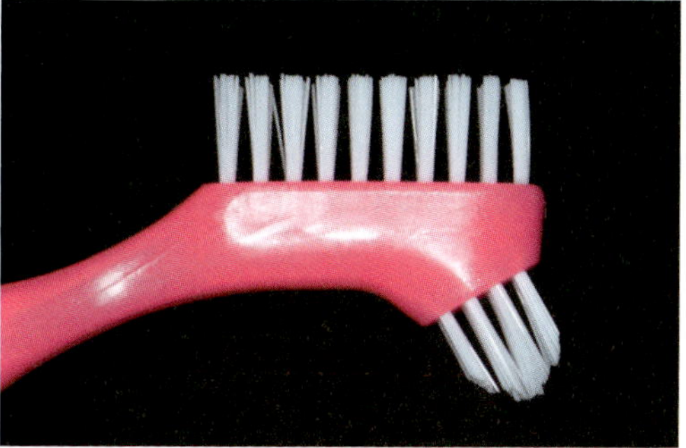

Abbildung 8-12: Prothesenbürste (Quelle: Prof. S. Zimmer, Uni Witten-Herdecke)

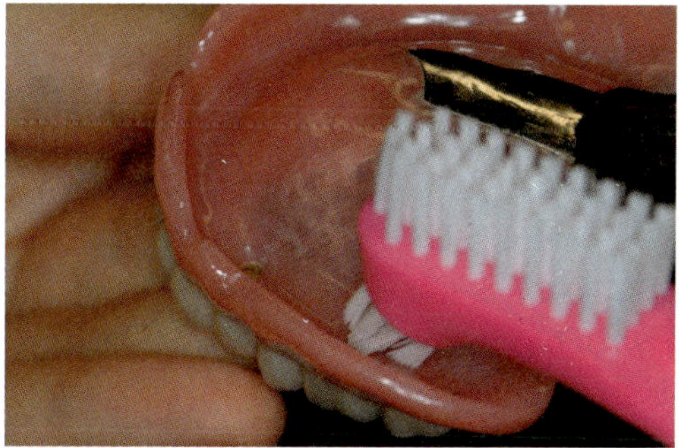

Abbildung 8-13: Prothesenreinigung (Quelle: Prof. S. Zimmer, Uni Witten-Herdecke)

Die Ziele der Mundpflege bei Menschen mit Zahnersatz lassen sich kurz zusammenfassen

- ein sauberer, belagfreier Zahnersatz
- eine gute Funktion durch guten Sitz des Zahnersatzes
- die Erhaltung der physiologischen Mundflora

8.5.2 Pflege einer Vollprothese

Empfehlenswert ist es, die Prothese nach jeder Mahlzeit zur Entfernung von Speiseresten unter fließendem kaltem oder lauwarmem Leitungswasser abzuspülen. Darüber hinaus sollte sie wie die eigenen Zähne zweimal täglich nach dem Essen gründlich gereinigt werden. Selbstverständlich ist die Prothese dabei aus dem Mund zu nehmen. Zuerst wird die obere, dann die untere Prothese aus dem Mund genommen. Das Einsetzen erfolgt in umgekehrter Reihenfolge. Nach dem Entfernen der Zahnprothese sollte der Mund gespült und die zahnlosen Kieferbereiche sowie die Zunge mit einer weichen Zahnbürste gesäubert werden.

Die Reinigung der Prothese kann am leichtesten mit einer Zahnbürste oder noch besser mit einer Prothesenbürste durchgeführt werden. (**Abb. 8-12**, **Abb. 8-13**). Als Reinigungsmittel eignen sich spezielle Prothesenreinigungspasten, Flüssigseife oder ein mildes Abwaschmittel. Auch Ultraschallgeräte eignen sich sehr gut zur Reinigung des herausnehmbaren Zahnersatzes. Zahnpasta sollte zur Reinigung nicht verwendet werden, denn die darin enthaltenen Schmirgelstoffe rauen die polierte Oberfläche auf, wodurch sich nachfolgend schneller wieder Beläge bilden können. Hinweis: Beläge sind an einer trockenen Prothese besser sichtbar. Als Vorsichtsmaßnahme wird wie oben beschrieben, vor der Reinigung das Waschbecken bis zur Hälfte mit Wasser gefüllt oder ein Handtuch wird in das Waschbecken gelegt. In die Prothesenreinigung sind neben den Innen- und Außenflächen der Zahnreihen auch die Zahnzwischenräume einzubeziehen, am besten mit einem Zwischenraumbürstchen. Wird die Prothese bei der Reinigung falsch gehalten, kann sie zerbrechen (**Abb. 8-14**).

Ein- bis zweimal wöchentlich kann die Reinigung des Zahnersatzes zusätzlich mit speziellen Reinigungstabletten vorgenommen werden. Sie lösen den Belag und setzen Sauerstoff frei, welcher antibakteriell wirkt. Einige Tablettensorten können die Prothesenoberfläche mit einer hauchdünnen Schutzschicht aus Silikon überziehen die die Plaquebildung hemmt (Plaqueblock-Technologie). Die Prothese sollte nicht länger als 20 bis 30 min im Sprudelbad belassen werden, bei längerer Einwirkung tritt eine unerwünschte bleichende Wirkung in Form einer Hellerfärbung des Kunststoffes auf. Wichtig: Die Reinigungstabletten ersetzen nicht die mechanische Reinigung des Zahnersatzes.

8.5.3 Pflege einer Teilprothese

Die Säuberung von Teilprothesen ähnelt der von Vollprothesen: Nach den Hauptmahlzeiten ist der Zahnersatz gründlich mit der Zahnbürste unter fließendem Wasser zu reinigen, besonders die Teile, die Kontakt mit dem Restgebiss haben.

Zur Reinigung eignen sich Zahnbürsten mit kleinem Borstenkopf. Die Stellen zwischen einzelnen Kronen und Brückenpfeilern und unter Brückenkonstruktionen können mit einer Zahnzwischenraumbürste oder Büschelbürste (**Abb. 8-15**), erreicht werden. Sind die Zwischenräume selbst für die Interdentalbürste zu eng, dann können sie mit Zahnseide gereinigt werden. Dafür gibt es besonders flauschige und dicke Zahnseide (Super Floss).

Zwei- bis dreimal wöchentlich kann die Teilprothese zusätzlich in einem Sprudelbad oder in einem Ultraschallgerät gereinigt werden.

Selbstverständlich darf das Restgebiss im Mund nicht vernachlässigt werden. Bei deren Vernachlässigung bilden sich innerhalb weniger Tage Plaqueansammlungen. Es drohen Karies und Zahnfleischentzündungen wodurch wiederum Halt und Funktion des Zahnersatzes gefährdet werden.

8.5.4 Pflege von Implantaten

Schwachstelle des Implantats ist der Übergang von der Mundhöhle in den Kieferknochen. Von hier aus gehen leicht Infektionen aus, die zur Entzündung der Umgebung (Periimplantitis, Abb. 5-2) mit Knochenabbau und schließlich zur Lockerung und Verlust des Implantates

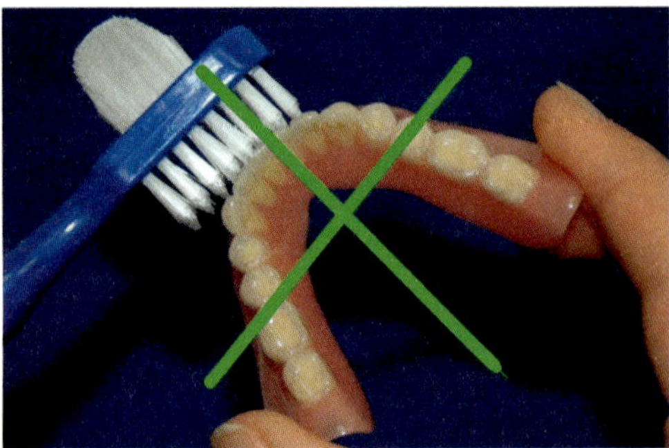

Abbildung 8-14: Prothesenreinigung: falsches Halten der Prothese (Quelle: Dr. D. Reißmann, Düsseldorf)

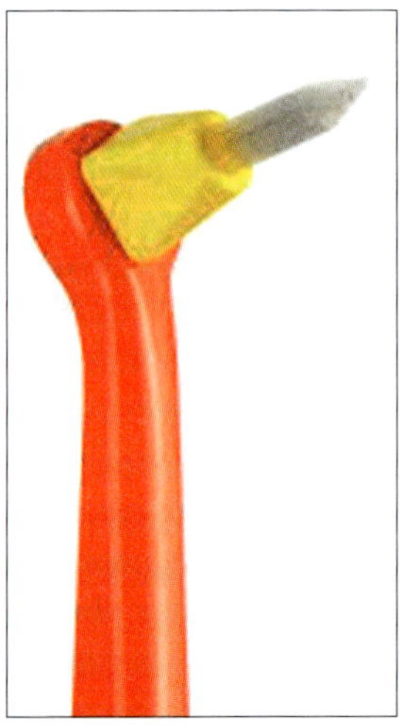

Abbildung 8-15: Büschelbürste (Quelle: Copyright TePe)

führen können. Deshalb muss gerade dieses Gebiet besonders gereinigt und gepflegt werden. Beläge am Implantat können mit einer herkömmlichen Zahnbürste gut entfernt werden. Mit einer Zahnzwischenraumbürste und Zahnseide/Superfloss können die Beläge in den Zwischenräumen der Implantate entfernt werden.

8.6 Nächtliches Tragen der Zahnprothese

Die mit einer Zahnprothese bedeckten Schleimhäute der Kieferkämme sind schlechter durchblutet. Damit sich die Schleimhäute erholen können, sollte die Prothese nachts aus dem Mund genommen werden. Dies gilt vor allem für zahnlose Menschen. Bei Patienten mit Teilprothesen sollte der Zahnarzt in Abhängigkeit von der individuellen Situation über das nächtliche Tragen des Zahnersatzes entscheiden. Das nächtliche Tragen einer Zahnprothese ist auch aus hygienischen Gründen abzulehnen. Eine Arbeitsgruppe aus Tokyo beschrieb erstmalig, dass sich das Risiko einer Aspirationspneumonie mehr als verdoppeln kann, wenn alte Menschen ihre Zahnprothese während der Nacht tragen (Iinuma et al., 2015). Die Herausnahme des Zahnersatzes während der Nacht ist damit eine einfache und wirkungsvolle Maßnahme zur Infektionsprophylaxe, die sich von den meisten älteren und pflegebedürftigen Menschen ohne Hilfe umsetzen lässt. Die Empfehlung lautet daher, den Zahnersatz nachts herauszunehmen und ihn nach der Reinigung in einem sauberen, trockenen, offenen Behältnis zu lagern. Neben der gefürchteten Pneumonie reduziert diese einfache Handlung auch das Risiko einer Prothesenstomatitis.

Ältere Menschen, die aus Gewohnheit, funktionellen oder ästhetischen Gründen die Prothese nachts tragen, sollten auf diesen wichtigen Zusammenhang hingewiesen und entsprechend beraten werden.

8.7 Hilfeleistungen bei der Zahnersatzreinigung

Wird die Reinigung der Zahnprothese von Pflegenden übernommen, sind dabei Schutzhandschuhe zu tragen. Die Reinigung erfolgt in der bereits beschriebenen Weise. Hartnäckige Beläge lassen sich sehr gut mit einem Ultraschall-Reinigungsgerät entfernen. Für Gesundheits- und Pflegeeinrichtungen kann die Anschaffung eines solchen Gerätes lohnenswert sein.

Wird Haftkreme verwendet, muss diese bei der Mundpflege stets vollständig entfernt werden. Um Verwechslungen zu vermeiden wird in stationären Pflegeeinrichtungen empfohlen, die Prothese mit dem Namen des Pflegebedürftigen von einem Zahntechniker kennzeichnen zu lassen.

Zahnprothesen dürfen nie mit heißem Wasser gereinigt oder gar abgekocht werden, weil sie sich dadurch verformen. Der Versuch, hartnäckige Beläge durch Säure, Laugen oder andere Chemikalien zu entfernen, kann zu schweren Schäden führen und ist zu unterlassen. Auch kleine Reparaturen gehören in die Hand eines Zahntechnikers.

Bei allen Pflegehandlungen ist zu berücksichtigen, dass für die meisten Menschen das Herausnehmen der Zahnprothese vor anderen peinlich ist.

Die Zahnprothese sollte möglichst täglich getragen werden. Wird sie über einen längeren Zeitraum nicht getragen, können der Tragekomfort und die Motivation verloren gehen, sodass die Prothese dann abgelehnt wird.

8.8 Zahnärztliche Kontrolle von Prothesen/Teilprothesen

Ein regelmäßiger Zahnarztbesuch, am besten zweimal jährlich, sollte auch für Träger von Implantaten oder Zahnersatz selbstverständlich sein. Daneben sollte bei Schmerzen oder Entzündungsverdacht zeitnah eine Zahnarztpraxis aufgesucht werden.

Durch Beläge und Zahnstein kann es allmählich zu Verfärbungen des Prothesenmaterials kommen, die sich auch durch gründliche herkömmliche Reinigung nicht beseitigen lassen. Aus diesem Grund sollte zweimal jährlich in der Zahnarztpraxis eine professionelle Prothesenreinigung durchgeführt werden. Dabei wird die Oberfläche geglättet und poliert, wodurch wiederum die tägliche Reinigung zu Hause erleichtert wird. Außerdem ist es notwendig, den Sitz und die Funktion regelmäßig in der Zahnarztpraxis überprüfen zu lassen, denn die Kiefer können sich mit der Zeit verändern.

Wissenstest

1. Nennen Sie Mittel, die zur Reinigung und Pflege von Zahnersatz geeignet sind. Unterscheiden Sie dabei zwischen fest sitzenden und herausnehmbaren Zahnersatz.
2. Begründen Sie, warum eine Vollprothese nachts nicht getragen werden sollte.
3. Welche Arten von herausnehmbarem Zahnersatz sind ihnen bekannt?
4. Warum sollten auch Träger von Vollprothesen regelmäßig einen Zahnarzt aufsuchen?

Literatur

Iinuma, T., Arai, Y., Abe, Y., Takayama, M., Fukomoto, M., Fukui, Y., ... Komiyama, K. (2015). Denture wearing during sleep doubles the risk of pneumonia in the very elderly. *Journal Dental Research, 94*(3 Suppl), 28S–36S. https://doi.org/10.1177/0022034514552493

Empfohlene Webseiten

Mediathek der Bundeszahnärztekammer. Verfügbar unter https://www.bzaek.de/presse/mediathek.html

- Reinigung von herausnehmbarem Zahnersatz
- Teilprothesen oder Vollprothesen richtig Ein- und Ausgliedern
- Korrekte Anwendung von Haftcreme

9 Screening und Assessment der Mundhöhle

9.1 Screening

Bei vorgesehenem längerem Klinik-Aufenthalt, in der stationären und häuslichen Pflege und -Rehabilitation kann durch ein orales Screening eine Ersteinschätzung des Zustandes der Mundhöhle vorgenommen werden, um Risiken für die Mundgesundheit zu identifizieren. Außerdem kann durch ein Screening die Selbständigkeit des Pflegebedürftigen bei seiner täglichen Mundhygiene ermittelt werden.

Das Screening erfolgt durch ein gezieltes Befragen in Verbindung mit einer Beobachtung des Pflegebedürftigen:

- Äußert der Pflegebedürftige den Wunsch nach Unterstützung bei der Mundpflege, z. B. aufgrund von motorischen Einschränkungen?
- Ist der Pflegebedürftige offensichtlich bei der Durchführung der eigenen Mundpflege und seines Zahnersatzes eingeschränkt? Fehlt die Motivation zur Ausführung der Mundpflege?
- Sind die kognitiven Fähigkeiten eingeschränkt?
- Werden Kau- und Schluckprobleme von der pflegebedürftigen Person selbst geäußert oder von Pflegenden beobachtet? Verbleiben nach der Nahrungsaufnahme Speisereste im Mund? Auffällig können weiterhin eine locker sitzende oder fehlende Zahnprothese oder offensichtlich lockere und fehlende Zähne sein.
- Besteht Nahrungskarenz oder liegt ein Flüssigkeitsdefizit vor?
- Ist starker Mundgeruch wahrnehmbar?
- Klagt der Pflegebedürftige über Mundtrockenheit oder über eine trockene Zunge? Ist das Sjögren-Syndrom bekannt? Erscheinen die Lippen trocken oder aufgesprungen, sind die Mundwinkel eingerissen? Tröpfelt sichtbar Speichel aus dem Mund?
- Werden verbal oder non-verbal Schmerzen geäußert? Verweigert der Pflegebedürftige plötzlich das Zähneputzen oder das Einnehmen von Mahlzeiten? Ist die Nahrungsaufnahme deutlich verlängert oder wird nur auf einer Seite gekaut? Werden harte Nahrungsmittel gemieden? Wird das Einsetzen der Zahnprothese verweigert obwohl sie sonst getragen wurde? Fasst sich der Pflegebedürftige häufig an eine Wange oder den Unterkiefer? Auch ständige Mundbewegungen oder Unruhe können Hinweise auf orales Unwohlsein geben.
- Ist ein Suchtmittelabusus bekannt (Nikotin, illegale Drogen)?
- Werden bestimmter Medikamente eingenommen, die zu Veränderungen der Mundhöhle führen können (z. B. Antibiotika, Sedativa, Antidepressiva, Tranquilizer, Analgetika, Antihypertonika, Diuretika, Kortikoide, Antikoagulantien)?
- Besteht überwiegend Mundatmung?

Zur Beurteilung des Pflegezustands

- Besteht ein vernachlässigter oder reduzierter Allgemeinzustand?

- Besteht ein Selbstversorgungsdefizit bei der Körperhygiene?
- Sind widrige Lebensumstände wie z. B. Obdachlosigkeit oder soziale Isolation bekannt?

Abgeleitet von den Ergebnissen des Screenings erfolgt dann die Einschätzung des Pflegenden, ob eine genaue Beurteilung in Form eines Assessments notwendig wird. Weiterhin ist ein Assessment (ohne vorheriges Screening) notwendig, wenn bestimmte Konstellationen vorliegen.

9.2 Assessment

Ein pflegerisches Assessment dient der differenzierten Einschätzung und Bewertung von Pflegephänomenen, meist mit Hilfe einer Skala oder Checkliste. Es unterstützt dabei die weitere pflegerische Entscheidungsfindung.

Ein Assessment der Mundhöhle erhalten somit:

- Pflegebedürftige mit auffälligen Befunden beim Screening
- Pflegebedürftige in der Palliativpflege, in der Intensivpflege mit oder ohne Beatmung sowie bei Vorliegen von Bewusstlosigkeit
- Patienten, die kürzlich eine Chemotherapie/ Bestrahlung im Rahmen einer Krebstherapie erhalten haben, besonders bei Bestrahlung im Kopf-Hals Bereich sowie vor Beginn einer Chemo- /Strahlentherapie
- Menschen, die eine kontinuierliche Sauerstoffzufuhr erhalten
- Patienten, bei denen Erkrankungen im Bereich der Lippen, der Mundhöhle oder des Rachens vorliegen
- Menschen die in ihrer Selbstpflegefähigkeit eingeschränkt sind, z. B. nach einem Apoplex oder bei dementiellen Erkrankungen
- Geriatrische Pflegebedürftige und solche in Langzeitpflegeeinrichtungen

Das Screening und das Assessment dienen der Ermittlung von Pflegeproblemen und stehen damit am Anfang des Pflegeprozesses. Die Einschätzungen können von Zahnärzten, Zahnärztlichen Prophylaxeassistentinnen oder von Pflegenden vorgenommen werden.

Die Einschätzungen sollten zeitnah nach Beginn eines Pflegeauftrags von einer darin geschulten Person vorgenommen werden. Die Ergebnisse werden dokumentiert und sind allen an der Pflege und Behandlung beteiligten Personen zugänglich.

Beachte: Ein Assessment allein verbessert nicht den Zustand der Mundhöhle, erhöht aber die Sensibilisierung der Pflegenden.

9.2.1 Assessment durch Pflegende

Bei Aufnahme in eine stationäre Altenpflegeeinrichtung oder in eine häusliche Pflege ist ein Assessment der Mundhöhle einschließlich der Überprüfung der Zahnprothese durch eine Pflegekraft meistens Standard. Diese Vorgehensweise ist sinnvoll und für eine individuelle Pflegeplanung unerlässlich. Das Screening ist hier nicht notwendig. Das Assessment identifiziert neben Pflegeproblemen auch solche, die das Hinzuziehen einer Expertise anderer Berufsgruppen erforderlich macht.

Bestimmte Assessment-Ergebnisse erfordern die Hinzuziehung eines Zahnarztes:

- sichtbar starke Plaqueanhaftungen an den Zähnen oder sichtbarer Zahnstein
- fehlende, lockere, zerbrochene scharfkantige Zähne
- blutendes Zahnfleisch, sichtbare Veränderungen des Zahnfleisches, des Gaumens oder der Zunge
- fehlender, schlecht passender oder defekter Zahnersatz, schlechte Funktionalität des Zahnersatzes
- anhaltende Schmerzen
- wenn durch pflegerische Maßnahmen nach angemessener Zeit keine Verbesserung der Probleme erreicht werden konnte.

Werden Schluckstörungen erkannt, ist das Hinzuziehen einer Fachkraft für Logopädie angezeigt.

9.2.2 Assessment durch einen Zahnarzt

Das zahnärztliche Assessment ist z. B. notwendig bei der Aufnahme in eine Langzeitpflegeeinrichtung /Altenpflegeeinrichtung oder vor Beginn einer Chemo- und Strahlentherapie. Bei der Aufnahme geriatrischer Patienten in eine Pflegeeinrichtung sollte immer ein oraler Eingangsbefund durch einen Zahnarzt erhoben werden. In Deutschland bestehen zwischen stationären Pflegeeinrichtungen und dem zahnärztlichem Dienst Kooperationsvereinbarungen (§ 119bSGB V) (Sozialgesetzbuch V, 2020). Bis zu zweimal jährlich untersucht der Zahnarzt, mit dem ein Kooperationsvertrag besteht, die Bewohner eines Pflegeheimes auf Zahn-, Mund- und Kieferkrankheiten und beurteilt den Behandlungsbedarf sowie den Pflegezustand der Zähne, der Mundschleimhaut und vorhandener Prothesen (BZÄK, 2020). Hier besteht die Möglichkeit, dass dieses Assessment zeitnah nach dem Einzug der pflegebedürftigen Person in die Einrichtung erfolgt. Es ersetzt das Assessment durch die Pflegeperson (s. dazu auch **Kap. 11.1**).

9.3 Ermittlung der Fähigkeiten zur Selbstpflege

Zum Assessment gehört es auch, die Fähigkeiten zur Selbstpflege zu ermitteln, um daraus den Bedarf professioneller Hilfeleistung abzuleiten. Da nicht alle Menschen mit Hilfebedarf den Wunsch nach Unterstützung äußern, sollte der Grad der Selbständigkeit bezüglich der Mundpflege ermittelt werden.

Viele alte und pflegebedürftige Menschen können ihre Mundhygiene mit erhöhtem Zeitaufwand und Verwendung von Hilfsmitteln selbst erledigen und kommen ohne personelle Hilfe aus. Allenfalls kann eine Beratung angeboten werden.

Bei Vielen hängt die Selbständigkeit von der „Tagesform“ ab, d. h. sie unterliegt Schwankungen. Zu bedenken ist auch, dass bei zunächst bestehender Selbständigkeit die Fähigkeit zur Mundpflege allmählich und von den Pflegenden unbemerkt verloren gehen kann. Daraus ergibt sich die Notwendigkeit, die Situation immer wieder neu einzuschätzen.

Zur Überprüfung der Gewohnheiten und der manuellen Geschicklichkeit bei der Mundpflege gibt es mehrere Möglichkeiten:

- Beobachtung des Pflegebedürftigen bei der Durchführung seiner Mundpflege: Welche Pflegeutensilien sind vorhanden und wie werden sie eingesetzt? Wieviel Zeit wendet sie/er für die Mundpflege auf? Wie geschickt im Umgang ist sie/er mit den Pflegemitteln? Die Beobachtung sollte wegen des Auftretens des sog. Hawthorne-Effektes unauffällig sein: Der Beobachtete ändert sein Verhalten, wenn er weiß, dass er beobachtet wird. Dies kann zu einer falschen Einschätzung führen.
- Ermittlung der vorhandenen Kraft zum Fassen einer Zahnbürste, indem der Pflegebedürftige aufgefordert wird, einen Finger des Untersuchers fest zu umfassen; subjektiver Test (modifiziert nach Paunovich (1994)).
- die Gründlichkeit des Zähneputzens kann durch die Anwendung Anfärbetabletten geprüft werden.

9.4 Nutzen eines systematischen Assessments

Wie andere pflegerische Maßnahmen basieren auch Einschätzungen der Mundhöhle überwiegend auf Erfahrungen der Pflegenden. Diese können jedoch sehr unterschiedlich sein. Wird ein Assessment-Instrument verwendet, kann die Einschätzung objektiviert werden, orale Veränderungen lassen sich so qualitativ und quantitativ beurteilen. Die Ermittlung des Pflegebedarfs kann mit Hilfe eines Assessment-Instruments unterstützt werden.

In der Literatur wird die Notwendigkeit eines Assessments begründet,

- *um Basisdaten zu liefern,* d.h. zu Beginn eines Pflegeauftrages die Ausgangssituation zu beurteilen
- *um den Pflegebedarf zu ermitteln* und damit pflegerisches Handeln zu lenken und zu rechtfertigen; Durch ein Assessment kann vermieden werden, dass Mundpflege-Maßnahmen ausgeführt werden, die gar nicht notwendig sind (Evers, Claes & Sermeus, 2002). Es unterstützt die Planung einer effektiven Mundpflege so dass eine auf den Befund abgestimmte Entscheidung pflegerischer Interventionen getroffen werden kann.
- *um Probleme frühzeitig zu identifizieren*, sodass eine Intervention unverzüglich einsetzen kann. Eine rechtzeitige Intervention ist weniger aufwändig und weniger belastend für Pflegebedürftige. Bei einigen Therapieformen, die mit einem erhöhten Risiko zu Mundveränderungen verbunden sind, kann ein regelmäßiges Assessment rechtzeitig Veränderungen offenlegen.
- *um die individuelle Reaktion auf die Pflege festzustellen* Ein Assessment überprüft, ob die durchgeführte Pflege bei einer bestimmten Person tatsächlich wirksam ist.
- *als Instrument in der Pflegeforschung*, um Art und Ausmaß der Nebenwirkungen einer Therapie auf die Mundhöhle genau beschreiben zu können, um die Wirkung pflegerischer Prozeduren überprüfen und nachweisen zu können und um verschiedene Pflegemittel in ihrer Wirkung vergleichen zu können. In Interventionsstudien sollte deshalb ein Instrument besonders präzise sein. Besonders in der onkologischen Pflege lässt sich durch die Anwendung einheitlicher Skalen ermitteln, welche Therapieform mit den stärksten Nebenwirkungen verbunden ist. Die Befunde und Behandlungsergebnisse lassen sich zwischen verschiedenen Patientenkollektiven und Studienzentren besser vergleichen, wodurch sich zielgerichtete und effektive Behandlungsstrategien entwickeln lassen.
- Außerdem gibt ein Assessment-Instrument dem Anfänger und Unerfahrenen Unterstützung und Sicherheit. Es kann die Dokumentation erheblich vereinfachen und präzisieren und erhöht die Wertschätzung eines gesunden Mundes bei den Pflegenden (Fitch, Munro, Glass & Pellegrini, 1999). Schließlich kann es ein wichtiges Hilfsmittel Evidenz-basierter Pflege sein.

Die Ergebnisse des täglichen Assessments eines Patienten können in eine Verlaufskurve (Grafik) eingetragen werden. So ist auf einem Blick die Entwicklung des Mundzustandes im Krankheitsverlauf möglich.

9.5 Qualität der Assessmentinstrumente

Ein Assessment-Instrument muss ausreichend überprüft sein. Es muss messen, was es zu messen vorgibt (Validität) und es muss verlässlich sein (Reliabilität). Die Qualität der Instrumente wirkt sich entscheidend auf die Ergebnisse aus. Wird beispielsweise in einer klinischen Studie, die dem Nachweis der Wirksamkeit einer pflegerischen Handlung dient (Interventionsstudie), ein nicht valides Instrument verwendet, führt dies zu unpräzisen Schlussfolgerungen mit Auswirkungen auf die Praxis.

Die Praktikabilität des Instruments, die sich durch dessen einfache Anwendbarkeit bei geringem Zeitbedarf sowie durch Tolerierung der Untersuchung seitens des Patienten ausdrückt, ist ein weiteres Erfordernis eines brauchbaren Instruments zum Assessment der Mundhöhle. So sollte der zeitliche Aufwand für eine sorgfältige Einschätzung der Mundhöhle möglichst kurz sein.

9.6 Durchführung des Assessments

Die Genauigkeit des Ergebnisses hängt neben der Auswahl des geeigneten Instrumentes auch entscheidend von der Untersuchungstechnik ab. Folgende Regeln sind zu beachten:

- Information der unterstützungsbedürftigen Person über die Maßnahme und Einholen ihres Einverständnisses
- geeignete Lagerung
- eine evtl. vorhandene Zahnprothese muss vor dem Assessment entfernt werden
- vor der Untersuchung Hände waschen, desinfizieren und Schutzhandschuhe sowie ggf. Mundschutz tragen
- Lichtquelle benutzen, mit der die Mundhöhle gut ausgeleuchtet werden kann
- unter Zuhilfenahme eines Spatels, eines Löffelstiels oder eines Zahnbürstengriffes die Mundhöhle inspizieren und berühren, dabei (vorsichtig) leichten Druck ausüben; dies dient der Stimulation des Speichelflusses, der Beurteilung der Konsistenz des Speichels und der Beurteilung der Berührungsempfindlichkeit sowie Blutungsneigung der Schleimhaut
- Die zu beurteilenden Mundbereiche hängen davon ab, was die Skala vorgibt. Zur Beurteilung der Innenseiten der Lippen und der Zähne ist es notwendig, die Unterlippe nach unten und die Oberlippe nach oben zu heben.

Nicht alle Veränderungen der Mundhöhle sind sichtbar. Zur Erfassung der nicht durch Beobachtung erfassbaren Veränderungen gehört es zum Assessment, die Person nach ihrem oralen Befinden zu befragen. Dazu gehören Informationen über:

- Schmerzen
- Probleme beim Kauen und Schlucken
- Störungen der geschmacklichen Wahrnehmung
- Wahrnehmung von empfindlichen Stellen
- bei Patienten mit Zahnersatz: Passform, Funktion, hygienischer Zustand, Unversehrtheit

Zur Ausführung des Assessments sind eine vorausgehende gute Unterweisung sowie Übung und Erfahrung erforderlich. Der berufliche Status des Untersuchers scheint bei der Qualität der Bewertung keine Rolle zu spielen. Pflegende sind ebenso wie Ärzte in der Lage, ein genaues Assessment zu erstellen (Kayser-Jones, Bird, Paul, Long & Schell, 1995).

Eine Beurteilung der Mundhöhle kann auch ohne ein Assessment-Instrument in guter Qualität durchgeführt werden. Als Beurteilungskriterien werden dabei sowohl *settingspezifische* als auch *individuellle* Risikofaktoren herangezogen.

9.7 Assessment in verschiedenen Settings

9.7.1 Assessment für keine spezifische Risikogruppe

OHIP-G 14 „Oral Health Impact Profile" Fragebogen zur mundgesundheitsbezogenen Lebensqualität

Das Instrument (**Tab. 9-1**), auch als settingübergreifendes Assessment bezeichnet, beinhaltet drei Fragenkomplexe, in denen die pflegebedürftige Person Probleme einschätzt, die mit den Zähnen oder dem Zahnersatz in Zusammenhang stehen. Nur die aktuellen Probleme (des vergangenen Monats) werden erfasst. Das OHIP-G-14 wird als valides, präzises und reliables Assessmentinstrument beschrieben, das auch als Goldstandard gilt (George et al., 2016).

9.7.2 Bei geriatrischen, physischen sowie psychischen Beeinträchtigungen

German GOHAI (Geriatric Oral Health Assessment Index)

Der GOHAI ist ein Selbsteinschätzungsinstrument zur mundgesundheitsbezogenen Lebensqualität für Träger von Zahnprothesen (**Tab. 9-2**).

Tabelle 9-1: OHIP-G 14 „Oral Health Impact Profile“

OHIP-G 14 – Fragebogen zur mundgesundheitsbezogenen Lebensqualität –					
Bitte prüfen Sie für jede der folgenden Aussagen, wie sehr die beschriebene Situation für Sie persönlich zutrifft. Kreuzen Sie bitte für jede Aussage eine Zahl an.					
Hatten Sie im vergangenen Monat aufgrund von Problemen mit Ihren Zähnen, im Mundbereich oder mit Ihrem Zahnersatz …	**sehr oft**	**oft**	**ab und zu**	**kaum**	**nie**
… Schwierigkeiten, bestimmte Wörter auszusprechen?	4	3	2	1	0
… das Gefühl, Ihr Geschmacksinn war beeinträchtigt?	4	3	2	1	0
… den Eindruck, dass ihr Leben ganz allgemein weniger zufriedenstellender war?	4	3	2	1	0
… Schwierigkeiten zu entspannen?	4	3	2	1	0
Ist es im vergangenen Monat aufgrund von Problemen mit Ihren Zähnen, im Mundbereich oder mit Ihrem Zahnersatz vorgekommen? …	**sehr oft**	**oft**	**ab und zu**	**kaum**	**nie**
… dass Sie sich angespannt gefühlt haben?	4	3	2	1	0
… dass sie Ihre Mahlzeiten unterbrechen mussten?	4	3	2	1	0
… dass es Ihnen unangenehm war, bestimmte Nahrungsmittel zu essen?	4	3	2	1	0
… dass Sie anderen Menschen gegenüber eher reizbar gewesen sind?	4	3	2	1	0
… dass es Ihnen schwergefallen ist, ihren alltäglichen Beschäftigungen nachzugehen?	4	3	2	1	0
… dass Sie vollkommen unfähig waren, etwas zu tun?	4	3	2	1	0
… dass Sie sich ein wenig verlegen gefühlt haben?	4	3	2	1	0
… dass Ihre Ernährung unbefriedigend gewesen ist?	4	3	2	1	0
Hatten sie im vergangenen Monat …	**sehr oft**	**oft**	**ab und zu**	**kaum**	**nie**
… Schmerzen im Mundbereich?	4	3	2	1	0
… Ein Gefühl der Unsicherheit in Zusammenhang mit Ihren Zähnen, Ihrem Mund oder Ihrem Zahnersatz?	4	3	2	1	0

Tabelle 9-2: German GOHAI (Geriatric Oral Health Assessment Index) (Hassel, 2011)

In den vergangenen drei Monaten ...		Bitte jeweils ein Kästchen ankreuzen				
1	Wie oft haben Sie den Genuss von Art und Menge von Nahrungsmitteln eingeschränkt aufgrund von Problemen mit Ihren Zähnen oder Ihrer Zahnprothese?	Sehr oft	oft	Ab und zu	selten	nie
2	Wie oft hatten Sie Schwierigkeiten beim Beißen oder Kauen von Nahrungsmitteln, wie z. B. festem Fleisch oder Äpfeln?	Sehr oft	oft	Ab und zu	selten	nie
3	Wie oft konnten Sie problemlos schlucken?	Sehr oft	oft	Ab und zu	selten	nie
4	Wie oft konnten Sie wegen Ihrer Zähne oder Ihrer Zahnprothese nicht so sprechen, wie Sie wollten?	Sehr oft	oft	Ab und zu	selten	nie
5	Wie oft konnten Sie ohne Beschwerden alles essen?	Sehr oft	oft	Ab und zu	selten	nie
6	Wie oft haben Sie den Kontakt zu anderen Personen wegen des Zustandes Ihrer Zähne oder Ihrer Zahnprothese gemieden?	Sehr oft	oft	Ab und zu	selten	nie
7	Wie oft haben Sie Medikamente genommen, um Schmerzen oder Beschwerden im Mundbereich zu lindern?	Sehr oft	oft	Ab und zu	selten	nie
8	Wie oft haben Sie sich Sorgen um Ihre Zähne, Ihr Zahnfleisch oder Ihre Zahnprothese gemacht?	Sehr oft	oft	Ab und zu	selten	nie
9	Wie oft waren Sie nervös oder unsicher, weil Sie Probleme mit Ihren Zähnen, Ihrem Zahnfleisch oder Ihrer Zahnprothese hatten?	Sehr oft	oft	Ab und zu	selten	nie
10	Wie oft fühlten Sie sich in Gegenwart anderer Personen beim Essen unwohl aufgrund von Problemen mit Ihren Zähnen oder Ihrer Zahnprothese?	Sehr oft	oft	Ab und zu	selten	nie
11	Wie oft reagierten ihre Zähne oder Ihr Zahnfleisch empfindlich auf heiße, kalte oder süße Speisen oder Getränke?	Sehr oft	oft	Ab und zu	selten	nie
12	Wie oft waren sie zufrieden oder glücklich mit dem Aussehen Ihrer Zähne und des Zahnfleisches oder dem Zahnersatz?	Sehr oft	oft	Ab und zu	selten	nie

Die pflegebedürftige Person kann die selbst empfundenen Einschränkungen auf einer 5-stufigen Skala von „nie" bis „sehr oft" angeben. Man kodiert diese Antworten dann in Zahlen um und summiert alle Antworten. Je höher der OHIP-Wert, desto eingeschränkter empfindet die Person ihre Lebensqualität, die mit der Mundgesundheit im Zusammenhang steht.

Dem Instrument wird eine gute Validität, Reliabilität und Sensibilität zugeschrieben (Hassel, 2011).

Dental Screening Survey

Das einfach durchzuführende Scoring beschränkt sich auf sechs Fragen (**Tab. 9-3**). Das Ergebnis sagt aus, ob eine zahnärztliche Abklärung notwendig erscheint (Waid-Guide, Stadtspital Waid Zürich, 1996).

Brief Oral Health Status Examination (BOHSE)

Das Assessment von Kayser-Jones et al. wurde zur Einschätzung des Status der Mundgesundheit von kognitiv beeinträchtigten und nicht beeinträchtigten Pflegeheimbewohner/innen entwickelt und getestet (**Tab. 9-4**). Die Autoren machen darauf aufmerksam, dass eine sorgfältige Instruktion der Untersucher vor der Anwendung des Instruments erforderlich ist und betonen, dass dieses Instrument nur zum Screening geeignet sei. Es ist kein diagnostisches Instrument und ersetzt nicht den regelmäßigen Zahnarztbesuch. Es besitzt den Vorteil, dass diejenigen Einzelscores, die eine unverzügliche zahnärztliche Konsultation anraten, besonders gekennzeichnet sind. Burns und Haslinger-Baumann (Burns & Haslinger-Baumann, 2009) beschreiben dieses Instrument als umfassend für die Einschätzung der Mundgesundheit bei Menschen mit Demenz, bei einer guten Validität und Reliabilität.

Oral Health Assessment Tool (OHAT)

Das Assessment von Chalmers et al. 2004 (**Tab. 9-5**) ist ein häufig genutztes Instrument und wurde auf der Basis der Brief Oral Health Status Examination (BOHSE) für das Setting der Langzeitpflege und insbesondere für Menschen mit kognitiven Einschränkungen entwickelt. Burns und Haslinger-Baumann übersetzten es 2006 in die deutsche Sprache. Außerdem findet das Instrument Anwendung

Tabelle 9-3: Dental Screening Survey (Quelle: Bush, L.A., JAGS 44, 1, 1996; 979–981)

Dental Screening Survey Form Referenz: Bush, L.A.: JAGS 44, 1996, 979-981.	
Items	
• Trockener Mund	= 2
• Schwierigkeiten beim Essen (Kauen und Schlucken)	= 1
• Kein Zahnarztbesuch in den letzten zwei Jahren	= 1
• Zahnschmerzen oder Schmerzen in der Mundhöhle	= 2
• Änderung oder Wechsel der Ernährungsweise	= 1
• Entzündungen, Schwellungen, Druckstellen oder Beläge im Mund	= 2
Totalscore 0–9 **Bewertung: ≥ 2 Punkte: Orodontale Abklärung nötig**	**=**

Tabelle 9-4: BOHSE – Kayser-Jones Brief Oral Health Status Examination (mit Einverständnis der Autorin; Übersetzung: T. Gottschalck)

KAYSER-JONES KURZ-UNTERSUCHUNG DES STATUS DER MUNDGESUNDHEIT				
Name des Bewohners ______			Datum ______	
Name des Untersuchers ______			TOTAL SCORE ______	
Kategorie	**Messung**	**0**	**1**	**2**
LYMPHKNOTEN	Beobachten und Tasten der Lymphknoten	Nicht vergrößert	Vergrößert, unempfindlich	Vergrößert und empfindlich*
LIPPEN	Beobachten und Betasten, Fragen des Bewohners oder vertrauter Bezugspersonen	Geschmeidig, rosig, feucht	Trocken, aufgesprungen oder rote Mundwinkel*	Weiße oder rote Stellen, Blutung oder Ulkus seit zwei Wochen*
ZUNGE	Beobachten und Betasten, Fragen des Bewohners oder vertrauter Bezugspersonen	Normale Rauheit, rosig und feucht	Belegt, weich, fleckig, stark rissig oder Rötungen	Rot, weich, weiße oder rote Stellen, Ulkus seit zwei Wochen*
INNENSEITE DER WANGEN, MUNDBODEN UND GAUMEN	Beobachten und Betasten, Fragen des Bewohners oder vertrauter Bezugspersonen	Rosig und feucht	Trocken, glänzend, hochrot oder geschwollen*	Weiße oder rote Stellen, Blutung, Verhärtung; Ulkus seit zwei Wochen*
ZAHNFLEISCH ZWISCHEN DEN ZÄHNEN UND/ODER KÜNSTLICHEN ZÄHNEN	Mit dem Ende eines Zungenspatels sanften Druck auf das Zahnfleisch ausüben	Rosig, kleine Vertiefungen; fest, glatt und rosa unter künstlichen Zähnen	Rötung an den Rändern von 1 bis 6 Zähnen; eine gerötete oder wunde Stelle unter künstlichen Zähnen*	Geschwollenes oder blutendes Zahnfleisch, Rötung an den Rändern von 7 oder mehr Zähnen, lockere Zähne; generalisierte Rötung oder Wunden unter künstlichen Zähnen*
SPEICHEL (WIRKUNG AUF DAS GEWEBE)	Sanften Druck mit dem Zungenspatel auf die Mitte der Zunge und den Mundboden ausüben	Gewebe ist feucht, Speichel fließt frei und ist wässrig	Gewebe ist trocken und klebrig	Gewebe erscheint ausgetrocknet und rot, kein Speichel*
ZUSTAND DER NATÜRLICHEN ZÄHNE	Beobachten und Feststellen der Anzahl kariöser oder abgebrochener Zähne	Keine kariösen oder abgebrochenen Zähne / Wurzeln	1–3 kariöse oder abgebrochene Zähne/Wurzeln*	4 oder mehr kariöse oder abgebrochene Zähne/Wurzeln; weniger als 4 Zähne in einem Kiefer*

Tabelle 9-4: *Fortsetzung*

Kategorie	Messung	0	1	2
ZUSTAND DER KÜNSTLICHEN ZÄHNE	Beobachten und Fragen des Patienten oder seiner vertrauten Bezugspersonen	Intakte künstliche Zähne, die während der meisten Zeit getragen werden	1 abgebrochener/fehlender Zahn, oder nur zum Essen oder aus kosmetischen Gründen getragen	Mehr als ein abgebrochener oder fehlender Zahn, oder die Prothese ist verloren oder wird nie getragen*
ZAHNPAARE IN KAUPOSITION (NATÜRLICH ODER KÜNSTLICH)	Beobachten und Zählen der Zahnpaare in Kauposition	12 oder mehr Zahnpaare in Kauposition	8–11 Zahnpaare in Kauposition	0–7 Zahnpaare in Kauposition*
SAUBERKEIT DES MUNDES	Beobachten des Erscheinungsbildes der Zähne oder der Prothese	Sauber, keine Nahrungspartikel/Zahnstein im Mund oder an künstlichen Zähnen	Nahrungspartikel/Zahnstein an einer oder zwei Stellen des –Mundes oder an künstlichen Zähnen	Nahrungspartikel/Zahnstein an den meisten Stellen des Mundes oder an künstlichen Zähnen
Obere Prothese signiert: Ja __ Nein __ keine vorhanden __ ; Untere Prothese signiert: Ja __ Nein __ keine vorhanden __				
Ist Ihr Mund beschwerdefrei? Ja __ Nein __ ;				
Falls nicht, beschreiben Sie: ______				
Zusätzliche Bemerkungen: ______				
Unterstrichen* – unverzüglich einen Zahnarzt einbeziehen				

im neurologischen Akutbereich und in der ambulanten Pflege (Burns & Haslinger-Baumann, 2009; Letsos, Ryall-Henke, Beal & Tomaszewski, 2013; Nyongesa, 2013). Es gilt als reliables, valides Assessmentinstrument mit guter Anwendbarkeit und Akzeptanz durch die Anwender*innen und wurde umfassend getestet (Burns & Haslinger-Baumann, 2009; Letsos et al., 2013; Nyongesa, 2013). Klotz et al. übersetzten den OHAT ins Deutsche und überprüften das Assessment bei Bewohner/innen von Langzeitpflegeeinrichtungen durch Pflegende (Klotz et al., 2019). Das Instrument in deutscher Sprache wird für valide und reliabel befunden und ist für die genannte Zielgruppe geeignet. Eine Schulung der Anwender/innen zu unterschiedlichen Problemen der Mundgesundheit und in der Anwendung des OHAT wird empfohlen (Klotz et al., 2019).

Nachweis von Zahnbelag durch Anfärben

Die Approximalräume (Zahnzwischenräume) und Anteile der hinteren Backenzähne sind Problemstellen für die Zahnputztechnik und somit prädestiniert für die Anhaftung von Plaque. Durch Anfärben können vorhandene Zahnbeläge im Mund sichtbar gemacht werden, die sonst mit dem bloßen Auge kaum erkennbar sind. Dem Patienten kann damit ein wichtiges Feedback gegeben werden. Kinder, aber auch Erwachsene erkennen, welche Stellen im Mund beim täglichen Zähneputzen schlecht erreicht wurden (**Abb. 9-1, Abb. 9-2**).

Mehrere Möglichkeiten der Anfärbung stehen zur Verfügung:

- *einfarbige Anfärbung* mit Erythrosin-Tabletten: die mit Plaque behafteten Stellen an den

Tabelle 9-5: Oral Health Assessment Tool (OHAT)

Oral Health Assessment Tool				
Klient*in: ______ Durchgeführt von: ______ Datum: ______				
Punkte – einzelne Beschreibungen einkreisen & jeder Kategorie eine Punktzahl geben				
Kategorie	**0 = gesund**	**1 = Veränderungen**	**2 nicht gesund**	**Kategorie Punkte**
Lippen	Glatt, rosa, feucht	Trocken, rissig oder rot an den Mundecken	Schwellung oder Geschwulst, weißer/roter ulzerierter Fleck, Blutung/Ulzeration am Mundwinkel	
Zunge	Normal, feucht, rau, rosa	Fleckig, rissig, rot, belegt	Fleck, der rot und/oder weiß ist, ulzeriert & geschwollen	
Zahnfleisch/ Schleimhaut	Rosa, feucht, glatt, keine Blutung	Trocken, glänzend, rau, rot, geschwollen, eine Ulzeration/wunde Stelle unter der Zahnprothese	Geschwollen, blutende Ulzerationen, weiß/rote Flecken, generalisierte Rötung unter den Zahnprothesen	
Speichel	Feuchte Schleim-häute, wässriger & frei fließender Speichel	Trockene, klebrige Schleim-häute, wenig Speichel, Patient klagt über trockenen Mund	Ausgetrocknete Schleimhaut, sehr wenig/kein Speichel, Speichel dick, Patient klagt über trockenen Mund	
Natürliche Zähne. Ja/nein	Keine kariösen oder kaputten Zähne, Wurzeln	1–3 kariöse oder kaputte / Wurzeln oder abgenützte Zähne	4+ kariöse oder kaputte / Wurzeln, sehr abgenützte Zähne oder weniger als 4 Zähne	
Zahn-prothese ja/nein	Keine kaputte Zähne, Zahnpro-thesen werden regelmäßig getragen	1 kariöses Gebiet/Zähne oder Zahnprothesen nur 1–2 Stunden/Tag getragen, keine Zahnprothese oder nicht beschriftet oder zu locker	Mehr als 1 Gebiet/Zahn, Zahnprothesen fehlen oder werden nicht getragen, locker oder nicht beschriftet	
Orale Sauberkeit	Sauber, und keine Speisereste oder Zahnstein im Mund oder auf der Zahnprothese	Speisereste, Zahnstein, Zahnbelag treten in 1–2 Mundgebieten oder auf einem kleinen Gebiet der Zahnprothese oder Halitosis (Mundgeruch) auf	Speisereste, Zahnstein, Zahnbelag in den meisten Gebieten des Mundes oder Zahnprothesen, oder starke Halitosis (Mundgeruch)	
Zahn-schmerzen	Keine Verhaltens-, verbalen oder physischen Zeichen von Zahnschmerz	Sind verbale und/oder Verhaltenszeichen von Schmerz, wie Ziehen am Gesicht, Kauen der Lippen, Essverweigerung, Aggression vorhanden	Zeichen von Schmerz wie (Schwellung der Wange oder Zahnfleisch, kariöse Zähne) und auch verbale und/oder Verhaltenszeichen (Ziehen am Gesicht Essensverweigerung, Aggression sind vorhanden)	
Klient*in wird an Zahnarzt überwiesen Klient*in oder Angehöriger lehnt Zahnbehandlung ab Mundhygieneinterventionen laut Pflegeplan werden initiiert Überprüfung des Mundstatus am Datum			Punkte	______/16

Zähnen und der Mundschleimhaut färben sich rot-violett an
- *zweifarbige Anfärbung:* Zwei Farbstoffkomponenten färben frische und alte Plaque unterschiedlich an. Ältere Zahnbeläge werden mit der dunklen Farbe gekennzeichnet, neuere rot.
- Den *Plaque Bakterientest (Keimtest)* führt der Zahnarzt durch. Verwendet wird meist eine spezielle Lösung, die das unschädliche Fluorescein-Natrium enthält. Wird UV-Licht auf die Lösung gerichtet, beginnt sie auf den Zähnen und auf dem Zahnfleisch zu fluoreszieren. Ohne UV-Licht bleibt der Zahnbelag trotz Lösung unsichtbar.

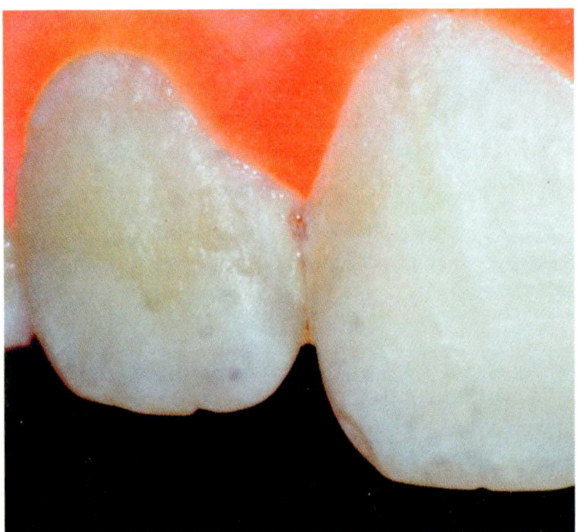

Abbildung 9-1: Plaque ohne Anfärbung (Quelle: Prof. S. Zimmer, Uni Witten-Herdecke)

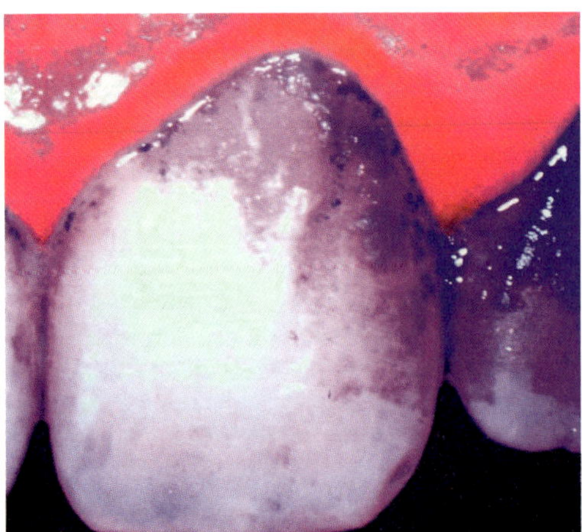

Abbildung 9-2: Plaquenachweis durch Anfärbung (Quelle: Prof. S. Zimmer, Uni Witten-Herdecke)

Plaque-Färbetabletten sind ein beliebtes Hilfsmittel, um Menschen für die richtige Zahnputztechnik zu sensibilisieren. Sie können in Apotheken für den häuslichen Gebrauch erworben werden. Bei allen Produkten sind die Angaben des Herstellers zu beachten. Einige Produkte enthalten als Färbemittel Lebensmittelfarbstoffe, die gesundheitlich unbedenklich sind. Erythrosin-Tabletten enthalten Jod und dürfen bei Jodallergie nicht angewendet werden.

Nutzen für die Pflegepraxis

Mit dem Nachweis von Zahnbelag können Pflegende ihre Klienten darauf aufmerksam machen, an welchen Stellen sie die Putztechnik verbessern können. Der Nachweis kann Hinweise geben, ob weitere Maßnahmen, z. B. antibakteriell wirksame Mundspülungen notwendig sind. Methoden zum Plaquenachweis können darüber hinaus eingesetzt werden, wenn Pflegende die Effektivität ihrer Hilfeleistung oder der vollständigen Übernahme des Zähneputzens bei einem Klienten prüfen möchten.

Zu bemerken ist noch, dass die Methode zur Einschätzung der Mundpflege-Qualität geeignet ist und nicht für die Einschätzung der Mundgesundheit.

Oral Health Assessment

Das Instrument (**Tab. 9-6**) gibt einen ersten Überblick über die orale Situation und ist als Screening-Instrument geeignet (Arnold, Brookes, Griffiths, Maddock & Theophilou, 2000).

9.7.3 Bei Patienten mit Chemo- und/oder Radiotherapie

Der Mund von Patienten, die Chemo- oder Radiotherapie erhalten, muss vor Beginn der Therapie beurteilt werden und danach mindestens

Tabelle 9-6: Orales Assessment für physisch, psychisch und geistig beeinträchtige Patienten (Übersetzung: T. Gottschalck)

Name des Patienten: ______	Geburtsdatum: ______	Ident.-Nr.: ______	
1. Hat der Patient natürliche Zähne	nein ☐	ja ☐	nicht bekannt ☐
2. Besitzt der Patient eine Zahnprothese?	nein ☐	ja ☐	nicht bekannt ☐
a) wenn ja, wird die Zahnprothese getragen?	oben ☐	unten ☐	
b) wenn ja, ist die Zahnprothese mit dem Namen gekennzeichnet?	nein ☐	ja ☐	
c) wenn ja, ist die Zahnprothese offensichtlich reparaturbedürftig?	nein ☐	ja ☐	
3. Hat der Patient orale Probleme? z. B. Schmerzen, Schwierigkeiten beim Essen, beschädigte/kariöse Zähne, trockener Mund, Ulzera, Mundgeruch, oder anderes?	nein ☐	ja ☐	ungewiss ☐
a) wenn ja, wo? Zähne ☐	Zahnfleisch ☐	Prothese ☐	anderswo ☐
b) wenn ja, beschreibe das (die) Problem(e) ______			
4. Ist der Patient Raucher?	nein ☐	ja ☐	nicht bekannt ☐
5. Nimmt der Patient Medikamente mit oralen Nebenwirkungen, z. B. Mundtrockenheit?	nein ☐	ja ☐	nicht bekannt ☐
6. Bedarf der Patient dringend eine Zahnbehandlung?	nein ☐	ja ☐	ungewiss ☐
7. Bedarf der Patient einer Vorstellung beim Zahnarzt/bei der Dentalhygienikerin?	nein ☐	ja ☐	ungewiss ☐
8. Benötigt der Patient Hilfe bei der Reinigung seiner Zahnprothese?	nein ☐	ja ☐	ungewiss ☐
9. Benötigt der Patient Hilfe bei der Mundhygiene?	nein ☐	ja ☐	ungewiss ☐
10. Bei dem Patienten sind folgende Mundpflegemaßnahmen täglich notwendig:			
a) ______			
b) ______			
c) ______			
Datum: ______	Unterschrift: ______		

einmal täglich. Sind Beeinträchtigungen aufgetreten, ist das Assessment bis zum Verheilen täglich fortzuführen. Das Ergebnis sollte mindestens einmal täglich dokumentiert werden.

OAG (Oral Assessment Guide)

Zur Einschätzung des Mukositis-Schweregrades bei Patient*innen mit Chemo- und/oder Radiotherapie stehen mehrere validierte Instrumente zur Verfügung. Als gut überprüftes und in der Praxis häufig verwendetes Instrument kann der Oral Assessment Guide (OAG; **Tab. 9-7**) von Eilers et al. empfohlen werden (Eilers, Berger & Petersen, 1988). Er wurde in mehreren Studien verwendet und von mehreren Autoren geringfügig modifiziert und übersetzt. Dem Instrument werden eine ausreichende Validität, Reliabilität sowie einfache Anwendbarkeit bescheinigt. Eine Übersetzung wurde bereits 1997 in einer deutschsprachigen Pflegezeitschrift (Hehemann, 1997) veröffentlicht.

In der Pflegepraxis der ambulanten und stationären Onkologie gilt das OAG von Patienten und Anwender*innen als gut akzeptiert und einfach in der Anwendung (Knöös & Östman, 2010). Gibson et al. bewertet den OAG aufgrund seiner Nutzerfreundlichkeit und Angemessenheit für die tägliche Anwendung in der klinischen Praxis als das zurzeit am besten geeignete Instrument bei der Erfassung der Mundgesundheit bei Kindern und Jugendlichen mit onkologischen Erkrankungen (Gibson et al., 2010).

Western Consortium for Cancer Nursing Research (WCCNR)

Das Assessment-Instrument (**Tab. 9-8**) wurde für den Einsatz bei onkologischen Patient*innen entwickelt. Die Originalversion wurde 1998 veröffentlicht (WCCNR, 1998). Aus Gründen der Praktikabilität vereinfachte eine kanadische Forschergruppe dieses Instrument (Olson et al., 2004).

Die vereinfachte Version des Instruments mit den drei Items Läsionen, Färbung und Blutung weist im Vergleich mit der ursprünglichen Version (acht Items) keine signifikanten Validitäts-Einbußen beim Nachweis der Chemotherapie induzierten Mukositis auf. Es ist ein valides Assessment-Instrument mit annehmbarer Reliabilität zur Einschätzung des Mukositis-Schweregrades während einer Krebstherapie. Vorteile gegenüber anderen Instrumenten sind die einfache Anwendbarkeit bei geringem Zeitaufwand. Außerdem enthält es Hinweise zur Durchführung der Untersuchung sowie der dabei benötigten Hilfsmittel. Da die Feuchtigkeit der Mundschleimhaut ein weiterer wichtiger Indikator der Mukositis sein kann, sollte das Instrument entsprechend ergänzt werden. Die Abbildung zeigt die deutsche Übersetzung.

WHO (World Health Organization) Oral Toxicity Scale

Es handelt sich hierbei um ein bekanntes Assessmentinstrument für Patienten mit dem Risiko einer, bzw. bei bestehender Mukositis. Es beschreibt fünf Grade der Mundgesundheit: Grad 0: Mundhöhle unauffällig, Grad 1: Rötung & Schmerzen, Grad 2: Ulzerationen, Rötung, feste Nahrungsaufnahme ist möglich, Grad 3: Ulzerationen, nur flüssige Nahrungsaufnahme möglich, Grad 4: orale Nahrungsaufnahme nicht möglich (Caplinger, Royse & Martens, 2010).

Oral Mucositis Daily Questionnaire (OMDQ)

Das Instrument wurde zur Selbsteinschätzung der Patienten für eine klinische Studie entwickelt und in der Gruppe von Patienten mit hämatologischen Erkrankungen bei hämatopoetischer Stammzelltransplantation (HSZT) getestet. Das Instrument erfasst in zehn Fragen täglich den Einfluss der oralen Mukositis auf die Aktivitäten des täglichen Lebens (**Tab. 9-9**). Im Vergleich zur Fremdeinschätzung durch Ärzte oder Pflegekräfte konnten orale Mukositis und

Tabelle 9-7: Mundeinschätzungsinstrument in der Onkologie von Eilers (Quelle: modifiziert von Feber T., deutsche Übersetzung: H. Hehemann)

OAG (Oral Assessment Guide)					
Datum:					
Stimme 1 = normal 2 = tiefer, rauh 3 = schwierig, schmerzhaftes Sprechen					
Schlucken 1 = normal 2 = schmerzhaft 3 = schlucken nicht möglich					
Lippen 1 = glatt, rosa, feucht 2 = trocken, brüchig 3 = Ulzerationen, Blutungen					
Zunge 1 = rosa, feucht, Papillen erkennbar 2 = belegt, Papillen nicht erkennbar 3 = Blasen, brüchig					
Speichelfluss 1 = wässrig 2 = eingedickt, zähflüssig 3 = trocken					
Mundschleimhaut 1 = rosa, feucht 2 = gerötet, belegt 3 = Ulzerationen, Blutungen					
Zahnfleisch 1 = rosa, fest 2 = ödematös, rot 3 = spontane Blutungen					
Zähne 1 = sauber, Zahnschmelz intakt 2 = lokale Plaques, Zahnschmelz lokal beschädigt 3 = generalisierte Plaques, Zahnschmelz beschädigt					
Pilzbefall 0 = nein 2 = ja					
Gesamtpunktzahl					
Bei Gesamtpunktzahl: • 8 • 8–10 • über 10	**Intervention:** • Mundpflege Stufe 1 (s. Mundpflegestandard) • Mundpflege Stufe 1 und ... • Mundpflege Stufe 2 und individuelle Anwendungen nach Standard kombinieren				

Tabelle 9-8: Western Consortium for Cancer Nursing Research: Orales Assessment in der onkologischen Pflege (Quelle: Übersetzung: T. Gottschalck., Verwendung mit Genehmigung der Autorin)

Patient ID		Befunderhebung durch	
WCCNR® Stomatitis Stadien System			
Stadium	**Läsionen**	**Färbung**	**Blutung**
0	keine	blassrot > 50 %	keine
1	1–4	leicht gerötet > 50 %	keine
2	> 4	moderat gerötet > 50 %	beim Essen oder bei der Mundpflege
3	miteinander verbundene Läsionen an 50 % oder mehr der Mundoberfläche	sehr rot > 50 %	spontan frische Blutung sichtbar oder trockenes Blut am Kopfkissen
Beachte: Verwenden Sie Schutzhandschuhe, eine Taschenlampe und einen Mundspatel. Inspizieren Sie alle oralen Oberflächen einschließlich Zahnfleisch, Zunge, Lippen, Gaumen, Mundboden und Wangen. Risse an den Lippen werden nicht als Läsionen gezählt. Addieren Sie die Punkte aus Läsionen, Färbungen und Blutungen. Bewertung: Normal = 0; Gering = 1–4; Moderat = 5–7; Schwer = 8–9			

funktionale Einschränkungen 1–3 Tage früher festgestellt werden (Stiff et al., 2006).

9.7.4 Assessment in der Intensivpflege

Assessment von Fitch et al.

Das Instrument beurteilt die Kriterien *Dental-Plaque, Entzündung, Speichelfluss, Blutung, Cadidiasis, purulentes Material, Zahnstein, Färbungen* und *Karies*. Jede Komponente wird auf einer 100 mm Visuellen Analog-Skala dokumentiert (**Tab. 9-10**). Die Autoren treffen keine Aussage über die Möglichkeit eines Gesamt-Scores. Die Abbildung wurde aus den wenigen Angaben der Studie erstellt.

Außer den hier vorgestellten Skalen sind einige weitere Instrumente validiert. Aufgrund ihrer Komplexität (die Munduntersuchung ist aufwändig und/oder bedarf neben detaillierten anatomischen Kenntnissen umfangreicher Übung) sind diese jedoch nur zu Forschungszwecken geeignet.

9.7.5 Verwendung der Ergebnisse eines Assessments

Auf der Grundlage des Assessment-Ergebnisses (meist ein Zahlenwert = Score) kann das Pflegeproblem genau formuliert bzw. präzisiert werden. Unter Berücksichtigung individueller Wünsche und Gewohnheiten sowie der vorhandenen Selbstpflege-Fähigkeiten können die Pflegenden dann die Entscheidung für eine bestimmte Mundpflege treffen und in den Pflegeplan aufnehmen. Weiterhin geben das Ergebnis des Assessments und das Risiko einer weiteren Verschlechterung der Symptome Hinweise darauf, in welchen Zeitabständen es wiederholt werden sollte.

9.7.6 Kritische Anmerkungen zu den Instrumenten

Gegenwärtig werden Assessment-Instrumente in der Pflegepraxis wenig genutzt. Das mag u. a. daran liegen, dass es sehr viele Instrumente gibt und damit die Auswahl unübersichtlich ist und

Tabelle 9-9: Oral Mucositis Daily Questionnaire (Leitlinienprogramm Onkologie, 2020)

Fragebogen zur täglichen Erfassung der Mukositis (OMDQ)

Helfen Sie uns bei der Beurteilung Ihrer Mundschleimhaut zur Vorbeugung von schmerzhaften Entzündungen, die als Nebenwirkungen der Behandlung auftreten können. Bitte beantworten Sie folgende Fragen.

1. Wie würden Sie Ihre Allgemeine Befindlichkeit in den letzten 24 Stunden einschätzen? (kreisen Sie eine Zahl ein)

0 — 1 — 2 — 3 — 4 — 5 — 6 — 7 — 8 — 9 — 10

schlimmstmöglich	halb zwischen schlimmstmöglich und ausgezeichneter Befindlichkeit	ausgezeichnete Befindlichkeit

2. Wie stark waren Ihre Mund- und Rachenschmerzen in den letzten 24 Stunden? (kreisen Sie eine Zahl ein)

keine Schmerzen __________
ein wenig Schmerzen __________
mäßige Schmerzen __________
starke Schmerzen __________
extreme Schmerzen __________

→ Wenn Sie 0 eingekreist haben, gehen Sie bitte zu Frage 4

3. Wie stark schränkte Sie der Mund- und Rachenschmerz in den letzten 24 Stunden bei den folgenden Tätigkeiten ein? (kreisen Sie eine Zahl ein)

	keine Einschränkung	leichte Einschränkung	mäßige Einschränkung	starke Einschränkung	nicht möglich
a. Schlucken	0	1	2	3	4
b. Trinken	0	1	2	3	4
c. Essen	0	1	2	3	4
d. Sprechen	0	1	2	3	4
e. Schlafen	0	1	2	3	4

4. Wie stark hatten Sie in den letzten 24 Stunden Durchfall? (kreisen Sie eine Zahl ein)

kein Durchfall __________
ein wenig Durchfall __________
mäßiger Durchfall __________
starker Durchfall __________
extremer Durchfall __________

Darstellung gem. The Oral Mucositis Daily Questionnaire (OMDQ) Stiff et al. 2006. | Dt. Übersetzung Dr. Patrick Jahn (Universitätsklinikum Halle (Saale)

Datum										
Punkte	**Frage 1**									
	Frage 2									
	Frage 3a									
	Frage 3b									
	Frage 3c									
	Frage 3d									
	Frage 3e									
	Frage 4									
	Summe									

Tabelle 9-10: Assessment von Fitch et al. (1999)

Assessment – Intensivpflege	
Name des Patienten: ______________	Untersucher: ______________
Datum: ______________	
	0 — 10
Dental Plaque	├──────────┤
Entzündung	├──────────┤
Speichelfluss	├──────────┤
Blutung	├──────────┤
Candidiasis	├──────────┤
Purulentes Material	├──────────┤
Zahnstein	├──────────┤
Färbungen	├──────────┤
Karies	├──────────┤

schwerfällt. Wenige sind ins Deutsche übersetzt, die deutschen Übersetzungen sind nicht überprüft, die Angaben zu den Gütekriterien fehlen oftmals.

Es kann geschlussfolgert werden, dass in der Pflegepraxis die Beurteilung des Mundes überwiegend subjektiv und zudem nach unterschiedlichen Kriterien erfolgt. Der Schweregrad der Veränderungen und die Wirkung der Pflege können somit nicht sicher beurteilt werden.

Auf der anderen Seite besteht aber auch die Gefahr, dass die Instrumente ohne kritische Bewertung genutzt werden. Die kritische Bewertung eines Instruments sollte sich nicht nur auf die Feststellung von Reliabilität und Validität richten, vielmehr die ist die inhaltlich-theoretische Fundierung zu prüfen: Ist das Instrument pflegerelevant, praxistauglich und handlungsleitend? (Bartholomeyczik, 2007).

Ein Assessment allein sollte nicht über das weitere pflegerische Vorgehen entscheiden. Die pflegerische Expertise, die Erfahrung sowie die Wünsche und Bedürfnisse des Betroffenen sind stets in Entscheidungen einzubeziehen.

Probleme bei der Bewertung der Items

- Die Beurteilung des Kriteriums „orale Aufnahme von Nahrung und Flüssigkeit“ ist mit einigen Schwierigkeiten verbunden: die Beeinträchtigung kann mehr ein Problem von Nausea, Vomiting oder Fatigue sein als ein Mundproblem. Andererseits können manche Patienten trotz ulzeröser Beeinträchtigungen essen.
- Die subjektiven Beschwerden können durch weitere Faktoren beeinflusst werden und damit zur Fehleinschätzung bei der Beurteilung der Mundhöhle führen. Sie können stärker oder schwächer ausgeprägt sein als es das klinische Bild vermuten lässt. Schmerzen und funktionelle Beeinträchtigungen sind nur schwer zu quantifizieren. Besonders der Schmerz ist eine komplexe Erfahrung,

von welcher nicht direkt der Schweregrad der Mukositis abgeleitet werden kann. Weiterhin wird durch die Anwendung von Analgetika, die nicht nur zur Kontrolle oraler Symptome erfolgt, die Ausprägung oder Wahrnehmung der subjektiven Variablen einer Skala beeinflusst.
- Ein weitgehend symptomfreier, jedoch unsauberer Mund führt zu einen niedrigen Gesamtscore, obwohl dringender Pflegebedarf besteht. Daher sollte bei einem Instrument nicht nur der Gesamtscore, sondern auch ein hoher Score eines einzelnen Items Beachtung finden.

In der Pflege, in der es unter anderem darum geht, Menschen in ihren Lebensaktivitäten zu unterstützen und ihr Befinden zu beurteilen und zu verbessern, sollten subjektive Faktoren in ein Assessment einbezogen werden. Diese können wertvolle ergänzende Informationen für die Pflege liefern. Pflegende erfahren so, wie der Patient die Mundveränderung wahrnimmt und wie er die durchgeführte Pflege bewertet.

Bemerkenswert ist weiterhin, dass in den Interventionsstudien verschiedene Instrumente verwendet wurden und somit die Aussagen über die Wirkung von Interventionen nicht direkt vergleichbar sind. Es wäre daher von höherem Nutzen, vorhandene Skalen zu überprüfen und zu verbessern als immer wieder neue Skalen zu entwickeln.

Nicht zuletzt sollte geprüft werden, ob ein Instrument, welches zum Assessment für eine bestimmte Risikogruppe entwickelt wurde, nicht auch zum Assessment des Mundzustandes in anderen Risikogruppen verwendet werden kann. Dazu muss das Instrument in den anderen Risikogruppen getestet werden. Ein interdisziplinär anwendbares Instrument wäre vorteilhaft, weil Messergebnisse direkt vergleichbar wären, außerdem wäre in der Ausbildung die Methode „Orales Assessment" leichter vermittelbar. Dies könnte die Akzeptanz unter den Pflegenden erhöhen.

Übung

1. Bewerten sie unter Verwendung eines Assessment-Instruments den Zustand der Mundhöhle eines Patienten, bei dem kein erkennbares Risiko zu oralen Beeinträchtigungen vorliegt.
2. Beurteilen Sie den Zustand der Mundhöhle eines Patienten mit Mundproblemen
   a. ohne Assessment-Instrument
   b. mit Assessment-Instrument
   c. vergleichen Sie die Ergebnisse.

Wissenstest

1. Welche Vorteile bietet die Anwendung eines Assessment-Instruments zur Beurteilung des Mundes gegenüber der Einschätzung ohne Anwendung eines solchen?
2. Welche Materialien werden zum Assessment benötigt?
3. Beschreiben Sie die Durchführung eines Assessments.
4. Definieren sie die Begriffe „Validität" und „Reliabilität".
5. Zwei Pflegende schätzen unabhängig voneinander die Mundhöhle eines Patienten in einem Abstand von 30 Minuten ein. Welche Ursachen kommen in Betracht, wenn bei der Anwendung des gleichen Assessment-Instruments die Ergebnisse nicht übereinstimmen?

Literatur

Arnold, C., Brookes, V., Griffiths, J., Maddock, S., Theophilou, S. & British Society for Disability and Oral Health (Eds.). (2000). *Guidelines for oral health care for people with a physical disability.* Verfügbar unter https://www.bsdh.org.uk

Bartholomeyczik, S. (2007). Einige kritische Anmerkungen zu standardisierten Assessmentinstrumenten in der Pflege. *Pflege, 20*(4), 211–217. https://doi.org/10.1024/1012-5302.20.4.211

Burns, E. & Haslinger-Baumann, E. (2009). Evidence-based measures in oral hygienecare. *PFLEGEWISSENSCHAFT, 11*(12), 653–660.

BZÄK (Bundeszahnärztekammer). (2020, 06. Januar). *Menschen mit Pflegebedarf.* Verfügbar unter https://www.bzaek.de/praevention/alters-und-behindertenzahnmedizin.html

Caplinger, J., Royse, M. & Martens, J. (2010). Implementation of an oral care protocol to promote early detection and management of stomatitis. *Clinical Journal of Oncology Nursing, 14*(6), 799–802. https://doi.org/10.1188/10.CJON.799-802

Eilers, J., Berger, A. M. & Petersen, M. C. (1988). Development, testing and application of the oral assessment guide. *Oncology Nursing Forum 15,* 325–330.

Evers, G. C. M., Claes, M. & Sermeus, W. (2002). Häufigkeit von Mundpflege bei Krebspatienten in belgischen Krankenhäusern – Häufigkeiten pflegerischer Interventionen und Indikatoren. *Pflege, 15*(4), 163–167. https://doi.org/10.1024/1012-5302.15.4.163

Fitch, J. A., Munro, C. L., Glass, C. A. & Pellegrini, J. M. (1999). Oral care in the adult intensive care unit. *American Journal of Critical Care, 8*(5), 314–318. https://doi.org/10.4037/ajcc1999.8.5.314

George, A., Dahlen, H. G., Blinkhorn, A., Ajwani, S., Bhole, S., Ellis, S., ... Johnson, M. (2016). Measuring oral health during pregnancy: sensitivity and specificity of a maternal oral screening (MOS) tool. *BMC pregnancy and childbirth, 16*(1), 347. https://doi.org/10.1186/s12884-016-1140-4

Gibson, F., Auld, E. M., Bryan, G., Coulson, S., Craig, J. V. & Glenny, A.-M. (2010). A systematic review of oral assessment instruments: what can we recommend to practitioners in children's and young people'scancer care? *Cancer Nurse, 33*(4), E1–E19. https://doi.org/10.1097/NCC.0b013e3181cb40c0

Hassel, A. J. (2011, 25. August). *Zahnersatz und Lebensqualität – Stand der wissenschaftlichen Forschung.* Verfügbar unter https://www.zmk-aktuell.de/fachgebiete/prothetik/story/zahnersatz-und-lebensqualitaet--stand-der-wissenschaftlichen-forschung__498.html?sword=Gohai

Hehemann, H. (1997). Was ist Mundpflege bei onkologischen Patienten? *Pflege, 10*(4), 199–205.

Kayser-Jones, J., Bird, W. F., Paul, S. M., Long, L. & Schell, E. S. (1995). An instrument to assess the oral health status of nursing home residents. *The Gerontologist, 35*(6), 814–824. https://doi.org/10.1093/geront/35.6.814

Klotz, A.-L., Zajac, M., Ehret, J., Hassel, A. J., Rammelsberg, P. & Zenthöfer, A. (2019). Development of a German version of the Oral Health Assessment Tool. *Aging Clinical and Experimental Research, 32*(1), 165–172. https://doi.org/10.1007/s40520-019-01158-x

Knöös, M. & Östman, M. (2010). Oral Assessment Guide – test of reliability and validity for patients receiving radiotherapy to the head and neck region. *European Journal of Cancer Care, 19*(1), 53–60. https://doi.org/10.1111/j.1365-2354.2008.00958.x

Leitlinienprogramm Onkologie (Deutsche Krebsgesellschaft, Deutsche Krebshilfe, AWMF). (2020). *Supportive Therapie bei onkologischen PatientInnen – Langversion 1.3, 2020.* Verfügbar unter https://www.leitlinienprogramm-onkologie.de/leitlinien/supportive-therapie/

Letsos, P., Ryall-Henke, L., Beal, J. & Tomaszewski, G. (2013). More than Just a Simple Swish and Spit: Implementation of Oral Care Best Practice in Clinical Neurosciences. *Nursing Leadership, 26*(Spec No 2013), 27–33. https://doi.org/10.12927/cjnl.2013.23321

Nyongesa, N. (2013). *Implementing an evidence-based oral health assessment tool (OHAT) in a nursing home* (Dissertation). North Dakota State University, Fargo. Verfügbar unter https://search.ebscohost.com/login.aspx?direct=true&db=cin20&AN= 109859686& site=ehost-live

Olson, K., Hanson, J., Hamilton, J., Stacey, D., Eades, M., Gue, D., ... Oliver, C. (2004). Assessing the reliability and validity of the revised WCCNR Stomatis Staging System for cancer therapy-induced stomatitis. *Canadian Oncology Nursing Journal, 14*(3), 168–174. https://doi.org/10.5737/1181912x143168174

Paunovich, E. (1994). Assessment of the oral health status of the medically compromised homebound geriatric patient: a descriptive pilot study. *Special Care in Dentistry, 14*(2), 80–82. https://doi.org/10.1111/j.1754-4505.1994.tb01107.x

Sozialgesetzbuch V. (2020). *§ 119b SGB V Ambulante Behandlung in stationären Pflegeeinrichtungen.* Verfügbar unter www.sozialgesetzbuch-sgb.de/sgbv/119b.html

Stiff, P. J., Erder, H., Bensinger, W. I., Emmanouilides, C., Gentile, T., Isitt, J., Lu, Z. J. & Spielberger, R. (2006). Reliability and validity of a patient self-administered daily questionnaire to assess impact of oral mucositis (OM) on pain and daily functioning in patients undergoing autologous hematopoietic stem cell transplantation (HSCT). *Bone Marrow Transplantation Journal, 37*(4), 393–401.

Waid-Guide, Stadtspital Waid Zürich (1996). Referenz: Bush, L.A. *JAGS 44*, 979–981.

WCCNR (Western Consortium for Cancer Nursing Research). (1998). Assessing stomatitis: Refinement of the Western Consortium for Cancer Nursing Research (WCCNR) stomatitis staging system. *Canadian Oncology Nursing Journal, 8*(3), 160–162. https://doi.org/10.5737/1181912x83160162

Empfohlene Webseiten

Mediathek der Bundeszahnärztekammer. Verfügbar unter https://www.bzaek.de/presse/mediathek.html

- Kontrolle der Mundhöhle, Entzündungen im Mund entdecken

10 Orale Veränderungen und Pflegemaßnahmen

Im folgenden Kapitel werden die für die Pflege relevanten oralen Beeinträchtigungen sowie die Möglichkeiten der Behandlung ausführlich beschrieben. Wenn dies auch nicht immer aufgezeigt wird, so sollten bei den Pflegeinterventionen die folgenden Punkte Berücksichtigung finden:

- Identifikation der Personen mit erhöhtem Risiko (Screening)
- Bei ermitteltem Risiko: Assessment der Mundhöhle und/oder Befähigung der Person zum Selbstassessment
- Sorge für eine rechtzeitige Zahnarztkosultation
- Sicherung der Mundhygiene (Anleitung des Patienten/Übernahme durch Pflegende)
- Spezielle Mundpflege-Maßnahmen bei oralen Veränderungen bzw. Komplikationen (Anleitung des Patienten/Übernahme durch Pflegende)
- Aufstellen von Pflegeplänen unter Einbeziehung der pflegebedürftigen Person und deren Bezugspersonen/Betreuer
- Zahn- und mundgesunde Ernährung (Befähigung und Motivierung der pflegebedürftigen Person)
- Anwendung komplementärer Pflegemethoden (Basale Stimulation, Aromatherapie) für bestimmte Personen
- Interdisziplinäre Zusammenarbeit: Zahnmedizin, Ernährungsberatung, Physiotherapie

10.1 Biofilm, Plaque, Zahnstein und Karies

10.1.1 Biofilm

Als Biofilm bezeichnet man Schleimschichten, die von Mikroorganismen gebildet werden, die selbst in diese Schleimschichten eingebettet sind. Bakterien, die Biofilme bilden, stellen ein medizinisches Problem dar (dzif, n.d.).

10.1.2 Plaque

Gleich nach dem ersten Atemzug beginnt beim Säugling die Besiedlung der Mundhöhle mit Bakterien. Nach dem Durchbruch der ersten Zähne bildet sich eine für das jeweilige Individuum typische Mundflora heraus. Bakterien gehören also zum Mund (**Kap. 2**).

Auch eine gründliche Mundhygiene bietet keinen langen Schutz vor neuer Besiedlung. Gleich nach der Mundhygiene bildet sich auf der Oberfläche der Zähne erneut ein dünner Film (Pellikel). Dieses Pellikel besitzt eine gewisse Schutzfunktion. Erst wenn sich auf dem Pellikel große Mengen Bakterien ansammeln, beginnt der Prozess der Plaquebildung. Von Plaqueanhaftungen sind nicht nur die natürlichen Zähne betroffen, sondern auch alle Formen von Zahnersatz. Besonders leicht kommt es zur Plaquebildung an den Fissuren, entlang des Zahnfleischsaumes sowie an den schwer erreichbaren Stellen im Mund, wozu besonders die Zahnzwischenräume gehören. Die Plaque wird erst nach tagelangem Wachstum mit bloßem Auge sichtbar und ist von weißlich oder gelblicher Färbung. Sie besteht größtenteils aus Bakterien (1 mg nasse Plaque enthält ca. 250 Millionen Bakterien), aus Bestandteilen des Speichels, weiterhin aus Speiseresten und abgeschuppten Schleimhautzellen.

Die raue Oberfläche der Plaque begünstigt eine weitere Anlagerung von Substanzen. Vor allem der Zucker aus der Nahrung bildet einen idealen Nährboden für Bakterien. Diese wiederum verarbeiten den Zucker in Säuren, welche dann den Zahnschmelz schädigen. Die Entstehung von Plaque ist folglich keine harmlose Erscheinung. Neben der Bildung von Mundgeruch bilden die Beläge einen guten Nährboden für Kariesbakterien und begünstigen Zahnfleischentzündungen. Darum gilt: Je weniger Zahnbelag sich bilden kann, desto niedriger das Risiko von Folgeerkrankungen. Der Plaquebildung wird durch eine gründliche Mundpflege entgegengewirkt. Ausführliche Informationen dazu enthält **Kapitel 7**.

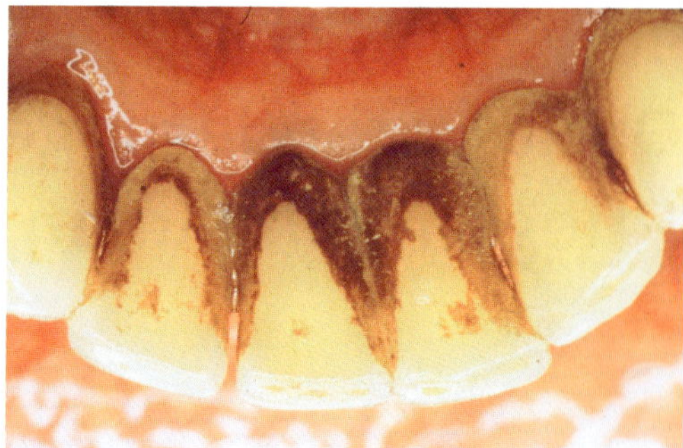

Abbildung 10-1: Zahnstein (Quelle: Prof. S. Zimmer, Uni Witten-Herdecke)

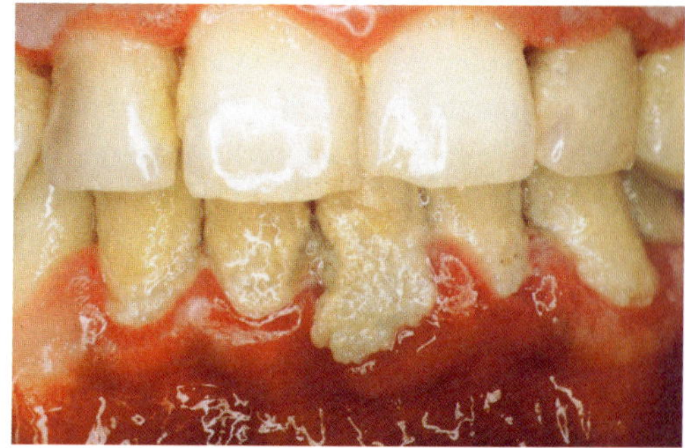

Abbildung 10-2: Zahnstein und Gingivitis (Quelle: Prof. S. Zimmer, Uni Witten-Herdecke)

10.1.3 Zahnstein

Wird die Plaque über längere Zeit (bereits ab 24 Stunden) nicht entfernt, lagern sich aus dem Speichel stammende Mineralien ein. Damit findet eine Verkalkung und Verhärtung, die sog. Zahnsteinbildung statt (**Abb. 10-1, Abb. 10-2**). Zahnstein ist also verhärtete Plaque. Er bildet sich besonders an den Stellen, an denen die Speicheldrüsen in die Mundhöhle münden, d.h. an den Innenflächen der unteren Schneidezähne (Mündung der Unterzungendrüse) und außen an den vorderen oberen Backenzähnen (Mündung der Ohrspeicheldrüse). Wird der Zahnstein nicht entfernt, können sich an dessen rauer Oberfläche weitere Mikroorganismen anlagern, u.a. säurebildende Bakterien, die die Zähne schädigen. In der Folge entzündet sich das Zahnfleisch. Zahnstein kann nicht durch Zähneputzen entfernt werden, sondern nur durch spezielle zahnärztliche Instrumente.

10.1.4 Karies

Die meisten Mikroorganismen der Mundhöhle, einschließlich die in der Plaque enthaltenen, ernähren sich von leicht verwertbaren Substanzen wie den Kohlenhydraten. Als Stoffwechselprodukte scheiden sie dabei Säuren aus, die wiederum ständig Mineralien aus dem Zahn lösen (Demineralisation). Zunächst entsteht unter der noch intakten Schmelzoberfläche eine entkalkte Stelle mit dem Aussehen eines Kreideflecks („white spot"), auch Initialläsion genannt. Bei weiterem Fortschreiten des Prozesses bricht die Schmelzoberfläche ein und es entsteht ein Loch, die Karies (**Abb. 10-3, Abb. 10-4**).

Somit hängt die Entstehung von Karies von mehreren Voraussetzungen ab:

- Zahnschmelz (mit seiner Empfindlichkeit zur Demineralisation)

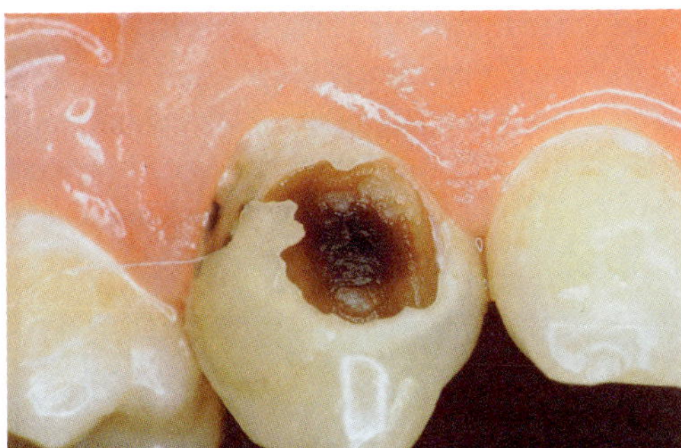

Abbildung 10-3: Karies (Quelle: Prof. S. Zimmer, Uni Witten-Herdecke)

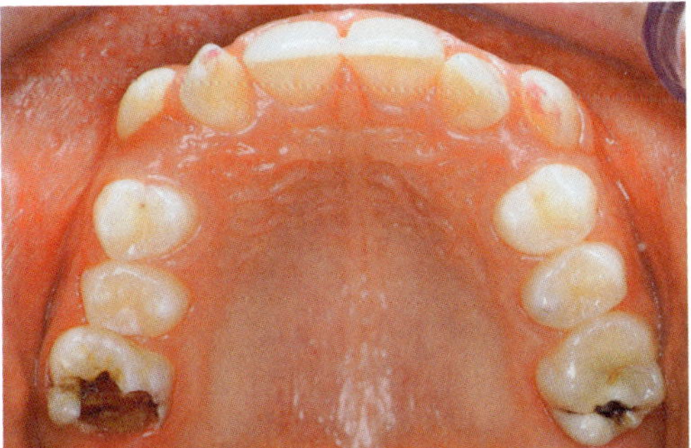

Abbildung 10-4: Karies (Quelle: Prof. S. Zimmer, Uni Witten-Herdecke)

- Zahnplaque (mit den säurebildenden Bakterien, *Streptococcus mutans, Lactobacillus*)
- Kohlenhydrate (aus zuckerhaltigen Lebensmitteln)
- Speichel (seine Pufferkapazität kann die von den Bakterien gebildeten Säuren neutralisieren und Mineralien zur „Reparatur" des Zahnschmelzes bereitstellen)

Als die vier wichtigsten Faktoren für die Entstehung der Karies werden auch *Bakterien*, *Nahrung* (hauptsächlich Kohlenhydrate, wie Zucker, Schokolade, Chips, Mehlprodukte), *Zeit* (= Dauer der Einwirkung) und der *Zahn* als Wirt beschrieben (zahnwissen.de, n.d.).

Eine erbliche Disposition (Anfälligkeit) für Karies scheint durchaus möglich. Derartige Faktoren könnten u.a. die Zahnmorphologie (Zahnstruktur), Zahnfehlstellungen, verlangsamte Zahndurchbruchzeiten und Mineralisationsstörungen oder auch eine ungünstige Speichelzusammensetzung sein (Robert Koch Institut & Statistisches Bundesamt, 2009).

Die Karies durchläuft verschiedene Schweregrade. Zuerst kommt es zu Entkalkungen des Schmelzes, die als weiße Flecken erkennbar sind. Im Anfangsstadium können diese durch Fluoridpräparate noch gezielt remineralisiert werden. Geschieht dies nicht, zerstört die Karies die Schmelzoberfläche und dringt in das Zahnbein (Dentin) vor. Da Dentin wesentlich weicher als Zahnschmelz ist, breitet sie sich unterhalb der Schmelz-Dentin-Grenze schnell aus. Auch an Zähnen, die bereits wegen Karies behandelt wurden und Füllungen haben, kann sich durch schlechte Mundhygiene bzw. durch überstehende, unpolierte oder schadhafte Füllungs- oder Kronenränder, erneut Karies bilden (Robert Koch Institut & Statistisches Bundesamt, 2009). Dieser wird dann als Sekundärkaries bezeichnet.

Symptome der Karies sind:

- Sichtbare Löcher im Zahnschmelz und Dentin
- Zahnschmerzen
- Mundgeruch
- Wärme- und Kälteempfindlichkeit
- Empfindlichkeit gegen süße und saure Speisen und Getränke

Bei vielen älteren Menschen (ab 60 Jahren) bildet sich das Zahnfleisch zurück. Die nun freiliegenden Zahnhälse besitzen weniger stark ausgeprägte Schutzmechanismen und es steigt die Wahrscheinlichkeit einer sog. Wurzelkaries.

Karies gilt medizinisch gesehen als Infektionskrankheit. Eine Ansteckungsgefahr besteht jedoch nicht, da neben den Bakterien weitere Faktoren notwendig sind wie bereits beschrieben. Erfreulicherweise ist die Erkrankungshäufigkeit in Europa in allen Altersklassen rückläufig. Dennoch ist Karies weltweit die am häufigsten auftretende Zahnerkrankung.

Plaqueansammlungen, Zahnstein und Karies können nur durch eine gute Mundpflege vermieden werden. Die entsprechenden Maßnahmen wurden in **Kapitel 7** beschrieben.

10.2 Abrasion, Attrition und Erosion

10.2.1 Abrasion

Hierunter verstehen wir den Abrieb bzw. die Abnutzung der Zahnhartsubstanz durch den Kauvorgang. Sie beginnt am Zahnschmelz, kann aber später auf das Dentin und die Pulpa übergehen (**Abb. 10-5, Abb. 10-6**).

10.2.2 Attrition

Sie ist eine Form der Abrasion, bei der die Zahnhartsubstanz durch Kontakt zweier Zähne verloren geht. Die Attrition kann sowohl beim Aufeinanderbeißen zweier natürlicher Zähne als auch bei Kontakt eines natürlichen Zahns mit Teilen von Zahnersatz einschließlich einer Zahnkrone auftreten (**Abb. 10-7**). Attritionen treten u.a. beim Bruxismus (Zähneknirschen) auf. Das Tragen einer sog. Knirscherschiene während der Nacht kann den Abrieb begrenzen (Abb. 3-2).

10.2.3 Erosion

Unter Erosion wird der langsame, chronische Verlust der Zahnhartsubstanz durch Herauslösung von Mineralstoffen ohne bakterielle Beteiligung verstanden (Pindborg, 1970). Wird diese Oberfläche nun durch mechanische Interaktion abradiert, spricht man von erosivem Zahnhartsubstanzverlust, „erosive tooth wear“ (Shellis, Ganss, Ren, Zero & Lussi, 2011). Der Substanzverlust tritt also erst dann auf, wenn die durch Säureeinwirkung erweichte Zahnhartsubstanz der mechanischen Abnutzung unterliegt, bevor diese durch die im Speichel vorhandenen Mineralien remineralisiert werden kann.

Werden die Zähne während des Vorgangs der Remineralisation geputzt oder anderen mechanischen Einwirkungen ausgesetzt, wird Substanz vom Zahnschmelz abgetragen. Der Vorgang kann durch aggressive Putztechnik und/oder stark abrasive Zahnpasta verstärkt werden. Zu Bedenken ist, dass zur Remineralisati-

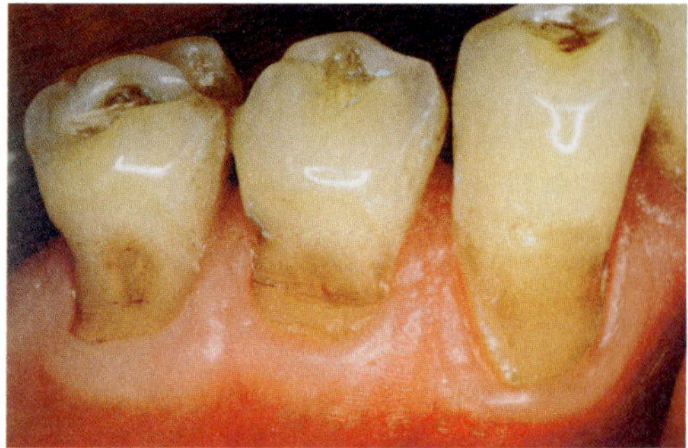

Abbildung 10-5: Abrasion (Quelle: Prof. S. Zimmer, Uni Witten-Herdecke)

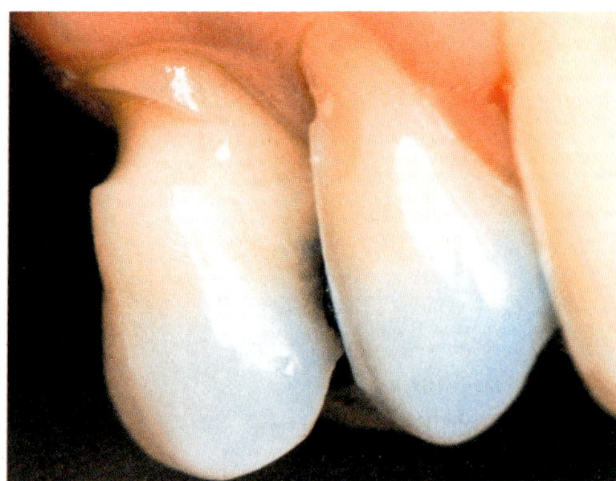

Abbildung 10-6: Abrasion-Keildefekt (Quelle: GABA GmbH)

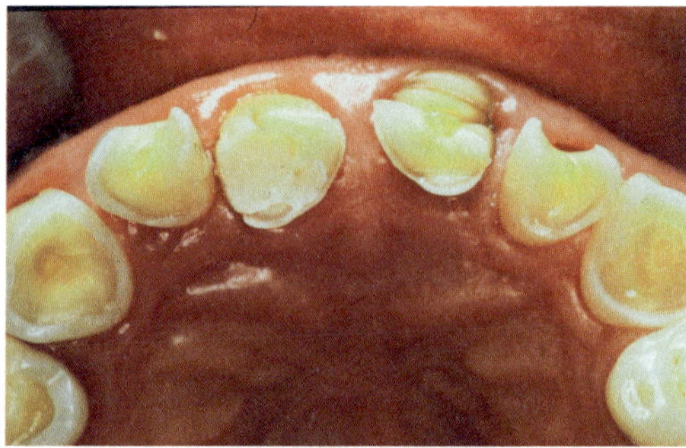

Abbildung 10-7: Attrition (Quelle: Prof. S. Zimmer, Uni Witten-Herdecke)

on des geschädigten Schmelzes durch im Speichel gelöste Mineralsalze eine Zeitspanne von Tagen bis Monate benötigt wird. Vor dem Hintergrund der benötigten viel längeren Remineralisationszeiten wird von der Empfehlung, nach der Aufnahme von säurehaltigen Speisen oder Getränke mindestens 30 Minuten mit dem Zähneputzen zu warten, Abstand genommen (Lussi, Lussi, Carvalho & Cvikl, 2014; Steiger-Ronay et al., 2019).

Ob Zahnsubstanz erodiert oder nicht, hängt überwiegend von der Häufigkeit der Aufnahme saurer Speisen (z. B. Obst, Zitrusfrüchte) und Getränke (z. B Fruchtsäfte. Sportgetränke, Energy-Drinks) ab, jedoch sind auch andere Faktoren beteiligt. So gibt es saure Produkte, die keine Erosionen verursachen, und solche mit einem höheren pH-Wert, die ein größeres erosives Potenzial aufweisen (Lussi, João-Souza, Megert, Carvalho & Baumann, 2019).

Weitere Ursachen von Erosionen sind häufiges saures Aufstoßen und Sodbrennen, aber auch häufiges Erbrechen, wie es beim Krankheitsbild der Bulimie (Ess-Brech-Sucht) vorkommt. Dabei wirkt die Magensäure auf die Zahnhartsubstanz demineralisierend. Erosionen entstehen besonders auf den plaquefreien Oberflächen, weil die Säuren direkt auf die Zahnhartsubstanz einwirken können. Leichte Erosionen bleiben meist unbemerkt, weil sie keine Beschwerden verursachen. Bei Erosionen im fortgeschrittenen Stadium ist das tiefergelegene Zahnbein (Dentin) angegriffen, die Zähne sehen wie „abgeschmolzen" aus (**Abb. 10-8, Abb. 10-9**) und reagieren überempfindlich auf äußere Reize.

Woran erkennt man Zahnerosionen?

Beginnende Erosionen sind kaum sichtbar und bleiben daher meist unbemerkt. Sie verursachen erst einmal auch keine Beschwerden. Im fortgeschrittenen Stadium wird das unter dem Zahnschmelz liegende Zahnbein angegriffen. Die Frontzähne werden kürzer und durchscheinend. Weiterhin kann es zu Temperaturempfindlichkeiten kommen.

Prophylaxe von Erosionen

Zahnerosionen weisen eine steigende Prävalenz auf (Lussi, João-Souza, Megert, Carvalho & Baumann, 2019). Irreversible und voranschreitende Zerstörungen der Zahnhartsubstanz können die Lebensqualität betroffener Personen beeinflussen und aufwändige Restaurationen erforderlich werden lassen. Prophylaxe ist daher wichtig (Prophylaxe siehe auch bei Ernährung).

Die Patientenberatung sollte daher neben Informationen über die Erosivität verschiedener Getränke und Speisen auch weitere, hier aufgeführte Verhaltensempfehlungen enthalten:

- Reduzieren der Häufigkeit der Einnahme saurer Speisen und Getränke

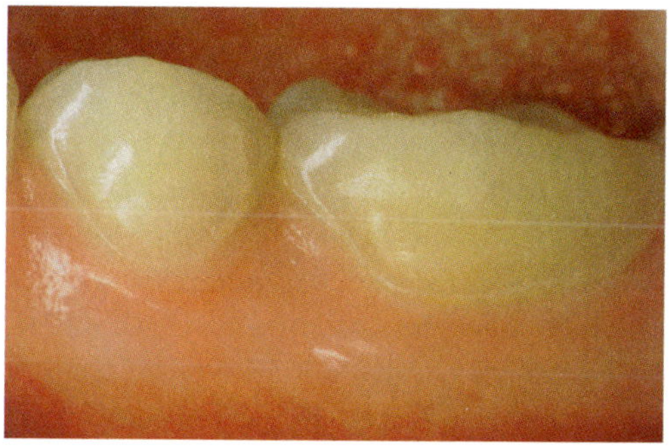

Abbildung 10-8: Erosion (Quelle: Prof. S. Zimmer, Uni Witten-Herdecke)

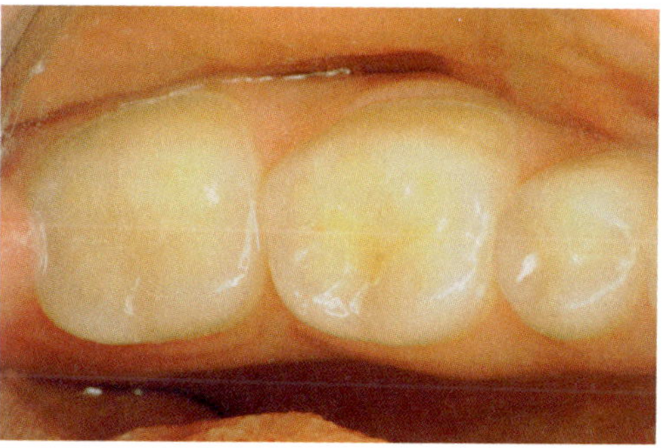

Abbildung 10-9: Erosion (Quelle: Prof. S. Zimmer, Uni Witten-Herdecke)

- Säurehaltige Erfrischungsgetränke sollten nicht über den Tag verteilt in vielen kleinen Portionen eingenommen werden. Besser ist es, diese lieber in einem Zug als in kleinen Schlucken zu trinken, um den Kontakt mit den Zähnen auf ein Minimum zu reduzieren.
- Keine sauren Lebensmittel oder Getränke während der Nacht einnehmen (geringer Speichelfluss in der Nacht)
- Bei der Auswahl säurehaltiger Getränke auf Zusätze von Kalzium und Phosphor achten (vermindern die Säurewirkung)
- Nach der Einnahme säurehaltiger Lebensmittel Wasser trinken, um eine lange Säurewirkung zu vermeiden; noch besser ist es, eine fluoridhaltige Mundspüllösung anzuwenden
- Zahnschonende Kaugummis zur Stimulierung der Speichelbildung
- bei der Zahnpflege eine schonende Putztechnik unter Verwendung einer mittel- bis wenig abrasiven Zahnpasta und einer Zahnbürste mit mittelharten bis weichen Borsten anwenden
- Regelmäßige Anwendung von zinn- und fluoridhaltiger Zahnpasten, regelmäßig (einmal wöchentlich) mit Fluorid-Gelée die Zähne putzen (macht die Zähne widerstandsfähiger gegen Säureeinwirkung)
- Nach Erbrechen oder Reflux kann man den Mund sofort mit Wasser spülen, um die Magensäure zu verdünnen und deren erosiven Effekt zu mindern (Lussi et al., 2012).

Personen mit bereits vorhandenen Erosionen sollten nach ihren Ernährungsgewohnheiten gefragt und dann beraten werden. Sobald der Einfluss der Säuren aufhört, kommen auch die Erosionen zum Stillstand.

Es hat sich gezeigt, dass durch eine intensive Fluoridierung ein erosiv und abrasiv bedingter Mineralverlust deutlich verringert werden konnte. Da für einen Schutz sehr hohe Fluorid Konzentration benötigt werden, wird diese Maßnahme jedoch als nicht sinnvoll angesehen (Lussi et al., 2019).

Patienten mit häufigem Erbrechen (z.B. bei Bulimie) sind auf die Gefahren für die Zähne hinzuweisen. Es gelten die oben genannten Maßnahmen zur Prophylaxe von Erosionen: Nach Erbrechen oder Reflux kann man den Mund sofort mit Wasser spülen, um die Magensäure zu verdünnen und deren erosiven Effekt zu mindern (Lussi et al., 2012).

10.3 Gingivitis, Parodontose und Parodontitis

10.3.1 Gingivitis

Gingivitis ist der medizinische Fachbegriff für eine Entzündung des Zahnfleisches (Gingiva). Tieferliegende Strukturen des Zahnhalteapparates (Parodontium) sind bei einer Gingivitis nicht betroffen.

Bei mangelnder Mundhygiene kommt es durch die freigesetzten bakteriellen Stoffwechselprodukte zu Entzündungen am Zahnfleisch (**Abb. 10-10**, **Abb. 10-11**). Das normalerweise fest mit dem Zahn verbundene Saumepithel des Zahnfleischs löst sich. Das Zahnfleisch ist geschwollen, hochrot und hat eine glatte, glänzende Oberfläche. Die normalerweise vorhandene Tüpfelung ist verschwunden. Bei Berührung, beispielsweise während des Zähneputzens oder bei dem allseits bekannten „Biss in den Apfel“, kann es leicht bluten (**Abb. 10-12**). Da bei Rauchern die Mundschleimhaut schlechter durchblutet wird, blutet sie auch bei bereits bestehender Entzündung weniger leicht. So wird die Parodontitis womöglich übersehen. Außerdem ist das Zahnfleisch von Rauchern auch anfälliger für Infektionen.

Dauert die Entzündung an, geht das Zahnfleisch zurück, wodurch sich die Zähne lockern. Der Schutz des darunter liegenden Gewebes vor Mikroorganismen und Partikeln der Mundhöhle geht verloren, weil die abdichtende Funktion nicht mehr gegeben ist. Ein weiteres Merkmal kann ein übler Mundgeruch sein. Der Schweregrad der Gingivitis wird durch die Plaquemen-

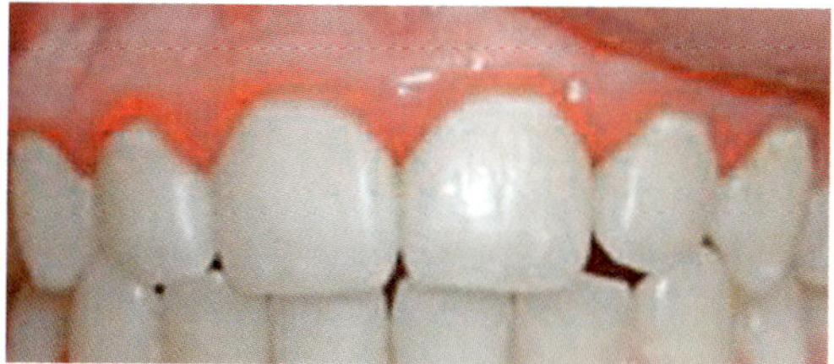

Abbildung 10-10: Gingivitis (Quelle: GABA GmbH)

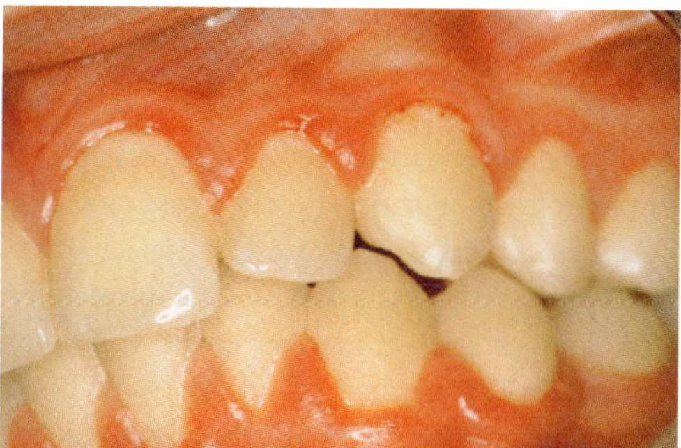

Abbildung 10-11: Gingivitis (Quelle: Prof. S. Zimmer, Uni Witten-Herdecke)

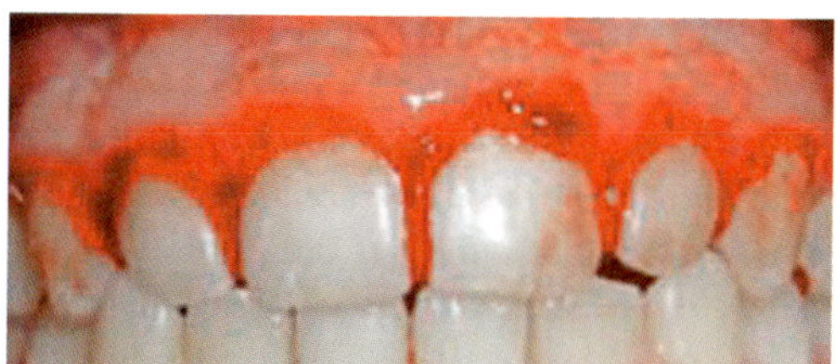

Abbildung 10-12: Blutende Gingivitis (Quelle: GABA GmbH)

ge und die bakteriellen Stoffwechselprodukte bestimmt. Hormonelle Faktoren (Schwangerschaft) oder bestimmte Medikamente können die Entstehung der Gingivitis fördern. Zahnfleischentzündungen können weiterhin Begleiterscheinung einer Allgemeinerkrankung sein.

Eine Folge des zurück gehenden Zahnfleisches sind frei liegende Zahnhälse. Diese sind besonders anfällig für die so genannte Zahnhalskaries. Der ungeschützte Zahnhals ist von vielen feinen Nervenfasern durchzogen, was ihn sensibel auf äußere Reize (heiß/kalt, süß/sauer) macht. Außerdem ist der Zahnhals weicher als der harte Zahnschmelz und kann durch stark abrasive Zahnpasten oder intensives Schrubben mit der Zahnbürste zusätzlich geschädigt werden.

Behandlung und Prophylaxe

Die Gingivitis kann durch gute Mundhygiene, ggf. unter zahnärztliche Behandlung, wieder rückgängig gemacht werden. Dazu gehört die möglichst vollständige Entfernung der Beläge, v.a. am Zahnfleischsaum durch mechanische Reinigung mit einer weichen Zahnbürste und sanfter Putztechnik. Die Gingivitis heilt meist schnell und folgenlos wieder ab, unbehandelt geht sie in eine Parodontitis über. Die Prophylaxe der Gingivitis besteht in einer sorgfältigen Mundhygiene mit regelmäßiger Entfernung der Zahnbeläge. Eine professionelle Zahnreinigung ist ratsam.

10.3.2 Parodontose

Als Parodontose bezeichnet man eine entzündungsfreie Rückbildung des Zahnhalteapparates. Folgen sind Zahnlockerung, später Zahnverlust.

10.3.3 Parodontitis

Bakterielle Zahnbeläge, die sich am Zahnfleischrand und in den Zahnzwischenräumen festsetzen und giftige Stoffe (Toxine) produzieren greifen das Zahnfleisch an und verursachen zunächst eine Gingivitis. Bleiben die Entzündungsherde der Gingivitis infolge mangelhafter Mundhygiene über einen längeren Zeitraum bestehen, kann sich der Prozess auf den Zahnhalteapparat (Parodontium) ausdehnen. Es entsteht eine Parodontitis, eine Entzündung des Zahnhalteapparates (**Abb. 10-13**). Typisch ist dabei die Bildung von Zahnfleischtaschen. Die Zahnfleischtaschen bieten den Mikroorganismen neuen Lebensraum, der durch gewöhnliche Mundhygienemaßnahmen nicht erreicht wird. Ohne Gegenmaßnahmen dringen die Bakterien und ihre Gifte immer tiefer in das Ge-

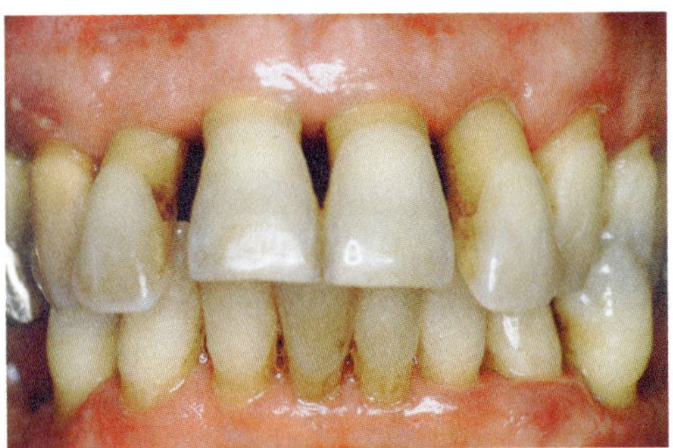

Abbildung 10-13: Parodontitis (Quelle: Prof. S. Zimmer, Uni Witten-Herdecke)

webe ein. Unter Umständen können sich in dem entstandenen sauerstoffarmen Milieu besonders aggressive Bakterienarten (Anaerobier) vermehren. Meist verläuft die Parodontitis schmerzfrei, sodass die betroffene Person erst in einem relativ fortgeschrittenen Stadium die Veränderungen bemerkt. Dann ist es bereits zu mehr oder weniger starkem Bindegewebs- und Knochenabbau gekommen. Folgen der Parodontitis sind Zahnlockerung und schließlich Zahnverlust.

In einer Studie wurden folgende Risikofaktoren als signifikant ermittelt: männliches Geschlecht, niedriges Bildungsniveau, die Anwesenheit von supragingivalem Zahnstein und Plaque. Rauchen war der Risikofaktor mit dem größten Einfluss (Gätke & Kocher, 2011) (**Kap. 4.13**). Die Entstehung und der Verlauf der Parodontitis sind nicht nur von der Sorgfältigkeit der Mundhygiene abhängig, sondern auch von der Veranlagung (Disposition) des Menschen, v.a. von seiner angeborenen, unspezifischen Immunität. In Phasen mit reduzierter Immunabwehr und bei bestehenden Grunderkrankungen (Diabetes mellitus) ist das Risiko höher. Äußere Einflüsse wie Stress und Medikamente können den Verlauf negativ beeinflussen. Eine chronische Parodontitis kann zu Folgen für die allgemeine Gesundheit führen (**Kap. 3.2**). Die chronische Erkrankung, von der besonders Erwachsene und Senioren betroffen sind, gilt als Hauptursache für Zahnverlust bei älteren Menschen. Generell steigt mit dem Alter das Risiko, an einer Parodontitis zu erkranken. Zudem nimmt die Schwere der Erkrankung mit dem Alter zu.

Die eher seltenere Form, die so genannte aggressive Parodontitis, tritt im Gegensatz zur chronischen Form des Erwachsenenalters bereits bei jungen Erwachsenen auf, mitunter sogar schon während der Pubertät.

Behandlung und Prophylaxe

Nur der Zahnarzt kann die Parodontitis optimal behandeln, wobei der Prozess gestoppt oder verlangsamt und ein Zahnverlust meist vermieden werden kann. Die Schäden am Binde- und Knochengewebe sind jedoch nicht mehr vollständig rückgängig zu machen. Zur Behandlung gehört die vollständige Entfernung der bakteriellen Plaque auf den Zahn- und Wurzeloberflächen und in den Zahnfleischtaschen. Bei langanhaltenden und schweren Verläufen können auch Chlorhexidin Mundspülungen den Verlauf positiv beeinflussen. Der Erfolg der Behandlung hängt stark von der Mitarbeit des Patienten ab. Er muss eine konsequente Mundhygiene einhalten und ggf. seinen Tabak- und Alkoholkonsum ändern.

Zur Prophylaxe ist eine gründliche Mundhygiene notwendig. Diese sollte auch weitergeführt werden, wenn das bereits entzündete Zahnfleisch schmerzt und blutet. Risikovermindernd sind die Anwendung von Zahnseide oder Zahnzwischenraumbürsten. Pflegende sollten in der Lage sein, betroffenen Personen Anleitung zur gründlichen Mundhygiene zu geben und zu regelmäßigen zahnärztlichen Kontrollen motivieren.

10.4 Entzündung der Mundschleimhaut

Stomatitis ist ein allgemeiner Begriff, mit dem eine Entzündung der Mundschleimhaut unterschiedlicher Genese und mit unterschiedlichen klinischen Manifestationen bezeichnet wird. Generell darf die Entzündung jedoch nicht mit einer Infektion gleichgesetzt werden. Wenn es um die Auswahl von Interventionen geht, kommt es dadurch oft zu Missverständnissen.

Ursachen und Formen

Als Ursachen für eine Stomatitis kommen infrage:

- thermische Schädigung durch zu heiße oder zu kalte Speisen und Getränke
- chemische Schädigung durch Zytostatika (Chemotherapie) oder andere Medikamente, Verätzungen
- physikalische Schädigung durch Bestrahlung (Radiotherapie)
- mechanische Schädigung durch Scheuern oder Druck der Zahnprothese, aggressive Zahnputztechniken, harte oder scharfkantige Lebensmittel
- übermäßiges Bakterien- oder Pilzwachstum durch mangelhafte Mundhygiene (z. B. Soorstomatitis)
- Viren (z. B. Stomatitis aphthosa: verursacht durch das Herpes simplex-Virus)
- allergische Reaktionen (Stomatitis allergica)
- infolge von Stoffwechselerkrankungen, z. B. Stomatitis diabetica.

Die Stomatitis kann sich in verschiedenen Formen äußern, z. B. als

- Stomatitis angularis: betroffen sind die Mundwinkel
- Stomatitis ulcerosa: überaus schmerzhafte Form der Mundschleimhautentzündung, mit fortschreitenden, membranbedeckten Geschwüren

Glossitis

Begleitend bei einer Stomatitis kann eine Entzündung der Zunge (Glossitis) auftreten **(Abb. 10-14)**. Diese kann akut oder chronisch sein. Sie geht mit Schmerzen v. a. an der Zungenspitze und den -rändern einher. Ist die Zunge geschwollen, wird das Sprechen und Schlucken beeinträchtigt. Selten können auch Schmeckstörungen auftreten.

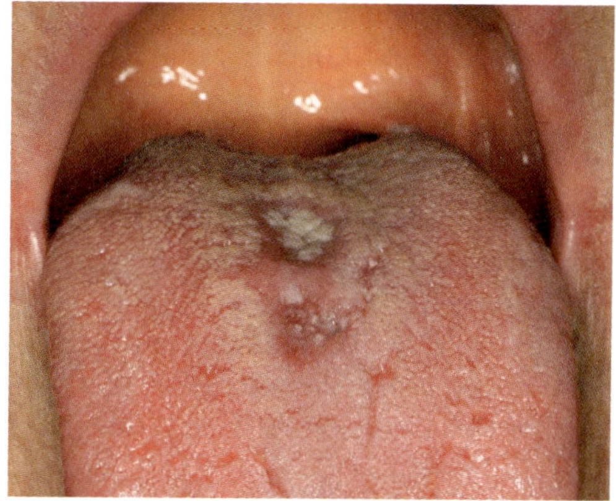

Abbildung 10-14: Glossitis rhombica mediana (Quelle: Prof. J. Becker, Uni Düsseldorf)

Symptome der Stomatitis

Die Mundschleimhaut reagiert auf den auslösenden Reiz mit den typischen Entzündungssymptomen: Rötung infolge lokaler Hyperämie, ödematöse Schwellung, Überwärmung, Schmerzen und eingeschränkter Funktion. Je nach Schweregrad der Entzündung können Schleimhautdefekte von leichten Erosionen bis hin zu Ulzerationen auftreten. Subjektiv kommt es neben einer Beeinträchtigung des Befindens zu Mundgeruch und Sprechstörungen. Weiterhin sind Essen und Trinken schmerzhaft, das Schlucken ist beeinträchtigt und Verschleimungen können auftreten. Außerdem kann die Geschmackswahrnehmung gestört sein. Die Symptome führen meist zu Appetitsverlust und wenn sie lange andauern auch zur Abnahme des Körpergewichts.

Die Schwere und der Verlauf der Stomatitis können von verschiedenen Faktoren beeinflusst werden:

- Disposition des Betreffenden (Abwehrlage, Durchblutungsgrad der Schleimhaut)
- schlechter Zahnstatus, eine chronische Gingivitis oder Parodontitis

- Qualität der Mundhygiene
- Allgemein- und Ernährungszustand: Mangel- oder Fehlernährung sowie Flüssigkeitsdefizit führen zu einer verminderten Versorgung der Schleimhäute mit Nährstoffen, Vitaminen und Wasser. Die Schleimhaut wird anfälliger und in ihrer Regenerationsfähigkeit eingeschränkt.
- Leber und Nierenerkrankungen (bei Chemotherapie führt der verzögerte Abbau der Zytostatika zu einer stärkeren schleimhauttoxischen Wirkung)
- Mangel an Speichel oder veränderte Zusammensetzung des Speichels
- Rauchen, Alkoholkonsum
- Psychosomatische Gründe, Stress.

Die Dauer der Mundschleimhautentzündung hängt von der jeweiligen Ursache ab. Eine akute Stomatitis heilt in der Regel innerhalb weniger Tage wieder aus. Die Gefahr besteht jedoch darin, dass die zunächst nicht infizierte Schleimhaut zu verstärkter Besiedelung mit Bakterien, Viren und Pilzen neigt. Selten kann die akute Form in eine chronische Form übergehen.

Stomatitis bei Diabetikern

Die Besonderheiten der Mundgesundheit bei Diabetikern einschließlich des erhöhten Entzündungsrisikos, wurden in **Kapitel 3.2.1** erläutert.

Prophylaxe der Stomatitis

- Information der Person, wenn ein erhöhtes Entzündungsrisiko besteht (Diabetiker, Schwangere)
- Assessment der Mundhöhle bei Angabe von Beschwerden oder bei erhöhtem Risiko; Selbstinspektion nach erfolgter Anleitung: der Pflegebedürftige sollte dabei seine Lesebrille und ggf. einen Vergrößerungsspiegel benutzen, eine gute Beleuchtung ist wichtig. Ist die Person zum Selbst-Assessment nicht in der Lage, übernehmen Pflegende die Beurteilung der Mundhöhle.
- Mundhygiene: Information und Anleitung zur geeigneten Mundhygiene; diese sollte besonders sorgfältig und mit „sanften" Methoden durchgeführt werden: weiche Zahnbürste, Zahnzwischenraumbürste, Zahnseide nur bei ausreichend vorhandener manueller Geschicklichkeit
- Stärkung des Immunsystems
- Träger von Zahnprothesen sollten besonders auf einen guten Sitz des Zahnersatzes achten.
- halbjährliche Zahnarzt-Konsultation.

Pflege bei Stomatitis

Die jeweilige Ursache bestimmt die Behandlung einer Stomatitis.

In jedem Fall:

- Meiden saurer, scharfer, stark gesalzener sowie heißer Speisen und Getränke
- weiche, pürierte und breiige Lebensmittel bevorzugen, sie erleichtern das Schlucken
- Verzicht auf Alkohol und Nikotin
- Weiterführen der Mundhygiene, zusätzlich häufige Mundspülung mit NaCl-Lösung, 0,9 %
- Ausreichend Trinken, bei Schmerzen hilft ein Strohhalm.

10.4.1 Prothesenstomatitis

Die Bezeichnung ist der Oberbegriff für verschiedene Entzündungsformen im Zusammenhang mit einer Zahnprothese. Ursache ist oft eine unzureichende Mund- und Prothesenpflege (**Abb. 10-15**). Die dabei entstehenden Plaqueansammlungen begünstigen bakterielle und fungale Infektionen, die dann wiederum zu Entzündungen führen. Die Besiedlung mit Candida albicans gilt als eine der Hauptursachen für die Prothesenstomatitis.

Weiterhin können nicht optimal angepasste, häufig aber auch neu angepasste Prothesen zu Druck- und Scheuerbelastungen an einzelnen

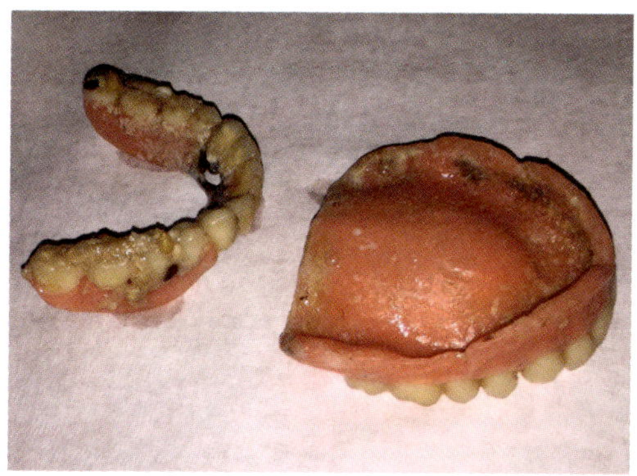

Abbildung 10-15: Ungepflegter Zahnersatz (Quelle: Dr. E. Ludwig, Ulm)

Stellen führen. Das gereizte Gewebe reagiert dann entzündlich. Die schmerzhaften Schleimhautveränderungen können bis hin zu Ulzerationen mit Nekrosen ausgeprägt sein. Selten ist eine allergische Reaktion auf den Prothesenkunststoff die Entzündungsursache. Häufig kommen die Druckstellen bei altersbedingten degenerativen Veränderungen des tragenden Gewebes (Prothesenlager) vor.

Therapie der Prothesenstomatitis

Sorgfältige Mund- und Prothesenpflege dienen der Prophylaxe und gleichsam der Therapie. Bei mechanischen Irritationen durch die Prothese ist die Konsultation eines Zahnarztes möglichst vor der Abheilung angezeigt, damit die verursachende Stelle an der Prothese leichter lokalisiert werden kann.

Aus der Prothesenstomatitis kann sich ein schmerzhaftes Ulkus entwickeln. Zur Schmerzlinderung können lokal wirkende Analgetika in Spray- oder besser in Gel-Form verabreicht werden.

Bei Entzündungen sollte bis zur Abheilung eine weitgehende Prothesenkarenz eingehalten werden, d.h. die Prothese sollte dann nur zu den Mahlzeiten eingegliedert werden. Bei einem Ulkus ist analog zu verfahren. Antimykotika sollten nach Möglichkeit nur dann angewendet werden, wenn durch eine mikrobiologische Analyse ein Pilzbefall nachgewiesen wurde. Aber auch dann ist eine antimykotische Therapie nicht zwingend erforderlich. Desinfizierende Mundspüllösungen oder Phytopharmaka mit antimikrobiellen Eigenschaften sind als Alternative geeignet, können aber auch zusätzlich zur antimykotischen Therapie eingesetzt werden (Emami, Kabawat, Rompre & Feine, 2014).

10.5 Entzündung einer Speicheldrüse

Die Entzündung einer Speicheldrüse (Sialadenitis) wird oft durch Bakterien der Mundhöhle hervorgerufen, die in den Ausführungsgang einer Speicheldrüse aufsteigen. Die Erkrankung ist selten, Männer sind häufiger als Frauen betroffen. Das Erkrankungsrisiko steigt mit dem Alter. Die akute Sialadenitis manifestiert sich meist an der Ohrspeicheldrüse (Glandula parotis), es können aber auch die anderen Speicheldrüsen betroffen sein.

Risikofaktoren bzw. Ursachen

- Meist ist eine Gangobstruktion durch Speichelsteine oder eine Hyposekretion die Ursache. Die Sialadenitis kann sich aber auch ohne ersichtlichen Grund entwickeln (Sasaki, 2018).
- verminderter Speichelfluss (Oligosialie) durch
  - Altersregression der Speicheldrüsen
  - Nebenwirkung von Medikamenten
  - Flüssigkeitsmangel
  - unzureichende Stimulierung der Speicheldrüsen infolge verminderter Kautätigkeit, z.B. durch postoperative Nahrungskarenz oder parenterale Ernährung
- erhöhte Besiedelung der Mundhöhle mit pathogenen Erregern, z.B. aufgrund mangelhafter Mundhygiene
- anatomische Abnormalitäten (Verengungen oder Erweiterungen der Ausführungsgänge)

- Eine verminderte Immunfunktion des Organismus kann das Auftreten der Erkrankung begünstigen und den Verlauf beeinträchtigen.

Häufig führt eine Ursachenkombination zur Entzündung: Verminderte Kautätigkeit und verminderte Flüssigkeitszufuhr oder unzureichende Mundhygiene lassen die Keimzahl in der Mundhöhle ansteigen. Zusätzlich führt Flüssigkeitsmangel zu einer verminderten Speichelproduktion, was den Spüleffekt in den Ausführungsgängen vermindert. Die Keime können leichter aufsteigen und die Speicheldrüsen besiedeln. Der reduzierte Spüleffekt in Verbindung mit einer Eindickung des Sekrets kann außerdem die Bildung von Speichelsteinen begünstigen. Dann kommt es zum Sekretstau, der eine Entzündung auslöst. Ein ausreichender Speichelfluss bewirkt eine natürliche Spülung der Ausführungsgänge.

Formen der Erkrankung

Eine Sialadenitis kann akut oder chronisch verlaufen. Eine deutliche Verschlimmerung der Symptome (eitrige Exazerbation mit Abszessbildung) durch eine aufsteigende bakterielle Infektion ist möglich.

Die obstruktive Sialadenitis stellt die häufigste Entzündungsform der Speicheldrüsen dar, wobei ein Verschluss und Abflussstau durch Speichelsteine zu einem chronisch-rezidivierenden Verlauf führen kann.

Symptome

- in der betroffenen Speicheldrüse ist die Sekretproduktion herabgesetzt, die Speichelabgabe in die Mundhöhle ist vermindert
- der Ausführungsgang der Speicheldrüse (Papilla salivatoria) ist entzündet
- die typischen Entzündungssymptome sind erkennbar: die Drüse ist sichtbar geschwollen, hart, schmerzhaft oder druckempfindlich, besonders bei Bewegung des Unterkiefers beim Sprechen und Kauen. Weiterhin treten Fieber und Schüttelfrost auf.
- durch Druck auf die Drüse oder deren Massage kann Eiter aus dem entsprechenden Ausführungsgang fließen (Sasaki, 2018) (**Abb. 10-16**).

Therapie

- Antibiotische Therapie nach mikrobiologischem Ergebnis aus dem Eiterabstrich
- Kühlung der akut entzündeten Speicheldrüse, Wärmeanwendung bei chronisch-rezidivierendem Verlauf
- Anregung der Speichelsekretion durch Sialogoga
- täglich mehrfache Drüsenmassage
- Analgetika, damit ein schmerzfreies Kauen möglich ist; Antipyretika
- bei Abszess: chirurgische Eröffnung und Eiterentleerung
- bei Abflussbehinderung: operative Wiederherstellung des Abflusses (Stein- oder Tumorentfernung)
- Mundspülungen mit Chlorhexidin 3-mal täglich reduzieren die bakterielle Belastung in der Mundhöhle und unterstützen die Mundhygiene (Sasaki, 2018).

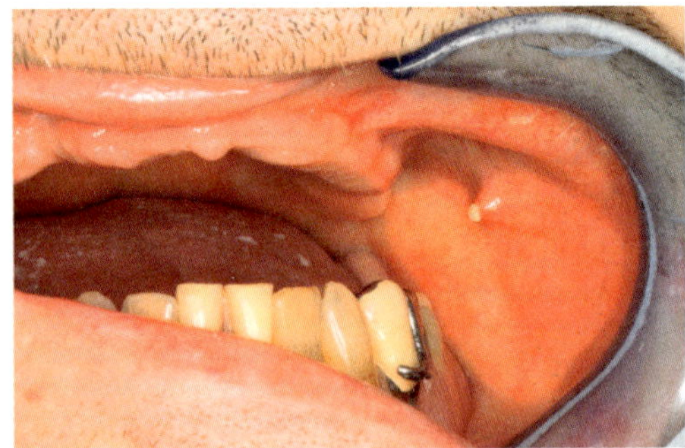

Abbildung 10-16: Eiter, Ausführungsgang Ohrspeicheldrüse li. (Dr. E. Ludwig, Ulm)

Prophylaxe

Die vorbeugenden Maßnahmen sind abhängig von den Risikofaktoren, die von den Pflegenden eigenverantwortlich eingeschätzt werden:

- Information und Beratung der Personen mit Risiko
- Kontrolle der Mundhöhle (hygienische Verhältnisse, Feuchtigkeit der Schleimhaut)
- Anregung der Kautätigkeit durch entsprechende Kost und ausreichende Flüssigkeitszufuhr (in begründeten Fällen Flüssigkeitsbilanzierung)
- Stärkung der körperlichen Abwehrkräfte, z.B. durch eine eiweiß- und vitaminreiche Kost
- gute Mundpflege zur Reduzierung der Keimzahl sowie zur Erhaltung einer intakten Mundflora und einer belagfreien Zunge
- bei Schluckstörungen kann ein Schlucktraining, bei Bewusstseinsstörungen das Absaugen von Sekret die Parotitisgefahr vermindern
- bei hohem Risiko ist die Stimulierung der Speicheldrüse durch Reize (Zitronensaft) oder Kaugummi, weiterhin durch Medikamente wie z.B. Pilocarpin in Erwägung zu ziehen.

Über die Wirkung von Massagen, das Ausstreichen der Parotis oder der Anwendung von Wärme liegen keine Nachweise vor.

Beachte: Eine Stimulierung der Speicheldrüsen ist nur dann indiziert, wenn der Schluckreflex des Patienten erhalten ist und der Speichel keine Belastung für den Magen-Darm-Trakt (in der perioperativen Phase bei Magen-Darm-OP) mit sich bringt.

Bei der Stimulierung des Speichelflusses mit Zitronensaft ist die schädigende Wirkung auf die Zähne zu berücksichtigen.

Die akute Sialadenitis kann bei wiederholtem Auftreten und bei entsprechender Disposition in eine chronische Sialadenitis übergehen. Diese ist von immer wiederkehrenden Entzündungen und Remissionen gekennzeichnet. Die chronische unterschwellige Infektion kann mit der Zeit zum Funktionsverlust führen. Eine besondere Form ist die *Strahlen-Sialadenitis* als Nebenwirkung einer Krebstherapie.

Beachte: Ähnliche Symptome wie bei der akuten Entzündung der Ohrspeicheldrüse (Glandula parotis) **können sich bei der Parotitis epidemica (Mumps, Ziegenpeter) entwickeln.** Es handelt sich hierbei um eine akute Infektion durch Mumpsviren, die meist im Kindesalter auftritt. Mumps kann aber auch bei Jugendlichen und Erwachsenen vorkommen. Während die Entzündung der Ohrspeicheldrüse meist einseitig auftritt, sind bei Mumps typischerweise beide Speicheldrüsen betroffen.

10.6 Speichelsteine

Die Bildung von Speichelsteinen (Sialolithiasis) gehört zu den häufigsten Erkrankungen der großen Speicheldrüsen. Die Konkremente entstehen meist in den Drüsengängen, seltener im Drüsengewebe. Betroffen ist meistens (80 %) die Unterzungenspeicheldrüse (Glandula submandibularis), die restlichen Steine entstehen mehrheitlich in den Ohrspeicheldrüsen (Sasaki, 2018.)

Ursächlich werden neben einer veränderten Zusammensetzung (Eindickung) und Flussrate des Speichels auch ungünstige anatomische Verläufe der Abflussgänge angenommen.

Ätiologie

Die Speichelsteine bestehen aus Kalziumphosphat mit kleineren Mengen Magnesium und Carbonat, bei Gichtpatienten können Harnsäuresteine vorkommen. Voraussetzung für die Steinbildung ist ein Kristallisationskern (Nidus), um den herum sich die Salze während eines Speichelstaus (Stase) ausfällen (Sasaki, 2018). Eine Stase des Speichelflusses kann bei Menschen auftreten, die unter Flüssigkeitsmangel leiden. Auch eine geringe Speichelflussstimulierung aufgrund einer zu geringen Nahrungsaufnahme bzw. Nahrungskarenz oder die Einnahme von Anticholinergika können die Steinbildung begünstigen.

Symptome

- Verdickte, tastbare Drüse, die schmerzhaft ist (Sasaki, 2018); seitliche Gesichtsschwellung (bei Sialolithiasis der Parotis)
- Bei Obstruktion des Gangsystems steht die Stärke der Beschwerden im Zusammenhang mit der Nahrungsaufnahme: Nach dem Essen wird der Speichelfluss angeregt und die Drüse schwillt schmerzhaft an. Wenn sich später der Speichel in einem Schwall entleeren kann, verringern sich die Symptome oder sie verschwinden plötzlich vollständig.
- Manche Speichelsteine verursachen nur hin und wieder oder nie Beschwerden.
- Möglich sind entzündliche Schübe im Laufe mehrerer Jahre (chronische Sialadenitis)
- Als Komplikation einer anhaltenden oder rezidivierenden Steinbildung kann eine bakterielle Superinfektion mit Eiterbildung entstehen.

Diagnostik

- Klinischer Befund
- Bei nicht eindeutigem Befund: Gabe eines Speichel-stimulierenden Mittels, z. B. Zitronensaft, um mit dem vermehrten Speichelfluss die Symptome zu provozieren (Sasaki, 2018)
- Eine Sonografie kann die Diagnostik unterstützen.

Therapie

- Die Steine können spontan oder nach Anregung des Speichelflusses z. B. mit Zitronensaft oder Lutschbonbons abgehen.
- ausreichende Flüssigkeitszufuhr
- Analgetika und Massage zur Linderung der Beschwerden
- Wenn obige Maßnahmen erfolglos sind: chirurgische Maßnahmen, endoskopische Entfernung der Steine (Marchal, Becker, Dulguerov & Lehmann, 2000; Sasaki, 2018).
- Bei intraglandulären Speichelsteinen ist oft eine vollständige Drüsenexzision erforderlich.

10.7 Mundtrockenheit

10.7.1 Allgemeines

Die Gesunderhaltung der Zähne und der gesamten Mundhöhle ist in hohem Maße vom Speichel abhängig. Speichel enthält alle wichtigen Mineralbestandteile für die Zähne in gelöster Form, weiterhin enthält er beschichtende, schützende und Säure puffernde Bestandteile (Tab. 1-1). Jede Verringerung des Speichelflusses erhöht das Kariesrisiko, und ein gänzliches Versiegen des Speichelflusses kann in kürzester Zeit zu einer kariösen Zerstörung der Zähne führen (Klimek, 2014).

Hyposalivation und Xerostomie

Mit *Hyposalivation*, auch Oligosialie, wird eine echte, objektiv messbare Verringerung der Speichelsekretion verstanden, wobei die Fließrate des Ruhespeichels weniger als 0,1 ml/min beträgt. Unter dem Begriff *Xerostomie* dagegen wird das subjektive Gefühl eines Menschen verstanden, an einem trockenen Mund zu leiden. Ein messbarer Befund muss dabei nicht vorliegen (Hahnel, 2013). Im Allgemeinen wird der Begriff Xerostomie jedoch für alle Formen des verminderten Speichelflusses verwendet. Der Begriff *Asialie* steht für einen vollständig fehlenden Speichelfluss.

Ein verminderter Speichelfluss wird von Personen individuell unterschiedlich wahrgenommen. Manche empfinden dies nicht als störend, andere wiederum klagen schon bei einer leichten Verminderung des Speichels über einen trockenen Mund (Klimek, 2014). Im Allgemeinen jedoch klagen Menschen über einen trockenen Mund, wenn die Fließrate des nicht stimulierten Speichels vom individuellen Wert um ca. 50 % sinkt.

Da sich ein konkreter Messwert, ab wann eine Hyposalivation vorliegt, nur schwerlich angeben lässt, sollte für die Entscheidung zu einer therapeutischen Intervention immer das subjektive Empfinden des Menschen ausschlaggebend sein. Unter Mundtrockenheit leiden besonders chronisch Kranke und alte Menschen.

10.7.2 Ursachen von Mundtrockenheit

Flüssigkeitsmangel, verminderte Kautätigkeit

Unzureichende Flüssigkeitsaufnahme sowie größere und anhaltende Flüssigkeitsverluste beispielsweise durch Blutverluste, chronische Diarrhöe, Erbrechen oder bei Diuretikatherapie führen über eine Exsikkose zu sekundärer Mundtrockenheit. Verminderte Kautätigkeit infolge von Mundschleimhaut- und Zahnerkrankungen, chronischer Appetitlosigkeit oder Diät in Form einer flüssigen oder pürierten Kost können langfristig zur Atrophie der Speicheldrüsen und damit ebenfalls zu Mundtrockenheit führen.

Medikamenteneinnahme

Die medikamentös als unerwünschte Nebenwirkung induzierte Mundtrockenheit (Pharmakogene Salivationsverminderung) ist bei Menschen jenseits der vierten Lebensdekade sicherlich die häufigste Form der Mundtrockenheit. Bei über 400 Medikamenten ist eine xerogene Nebenwirkung nachweisbar und ca. 80 % der am häufigsten verschriebenen Medikamente gehören zu dieser Gruppe (Klimek, 2014). Exemplarisch werden an dieser Stelle die Antihistaminika, Benzodiazepine, Sedativa, Psychopharmaka, Analgetika (Opiate), Diuretika, Hypnotika und Antihypertonika genannt. Die demografische Entwicklung zeigt, dass die Anzahl älterer und sehr alter Menschen zunimmt. Das Alter ist oft verbunden mit Multimorbidität und der Einnahme mehrerer Arzneimittel, darunter eben auch solcher, die mit einer Salivationsminderung einhergehen. Daher ist mit einem Anstieg der Prävalenz von Mundtrockenheit zu rechnen.

Altersregression der Speicheldrüsen

Durch physiologische Altersveränderungen ist eine Abnahme der Anzahl der Drüsenzellen bei gleichzeitiger Zunahme von Fett- und Bindegewebe zu verzeichnen. Diese Umbauprozesse entwickeln sich sehr langsam und werden vermutlich funktionell kompensiert. Wahrscheinlich tritt die so genannte altersbedingte Mundtrockenheit seltener als allgemein angenommen auf. Mundtrockenheit im Alter ist dagegen häufiger auf andere ursächliche Faktoren zurückzuführen.

Chirurgische Eingriffe im Bereich der Speicheldrüsen

Bösartige Erkrankungen mit teilweiser oder vollständiger Entfernung der Speicheldrüsen führen zu reduzierter Speichelproduktion. Das Ausmaß der Mundtrockenheit ist von der Menge des entfernten Drüsengewebes abhängig.

Erkrankungen mit Speicheldrüsenbeteiligung

Sjögren-Syndrom: Die Autoimmunerkrankung, bei der bestimmte Immunzellen besonders die Speicheldrüsen und Tränendrüsen angreifen, führt zu Augen- und Mundtrockenheit.

Sklerodermie: Ist verbunden mit Entzündungen im Drüsengewebe, was letztlich mit einem Umbau der Schleim produzierenden Zellen zu Bindegewebe führt. Die Folgen sind, dass auf der einen Seite weniger Drüsensekret gebildet wird und auf der anderen Seite durch die Fibrose der

Abtransport des Sekrets in die Augen oder die Mundhöhle gestört ist.

Begleiterscheinung bei bestimmten Krankheiten

Verschiedene Erkrankungen, z.B. Fibromyalgie, Depression, Morbus Parkinson oder ein schlecht eingestellter Diabetes mellitus, sind mit vermindertem Speichelfluss assoziiert.

Radioaktive (Mit-)Bestrahlung der Speicheldrüsen im Rahmen einer Tumortherapie (Strahlensialadenitis/Radioxerostomie)

Aplasie der Tränen- und Speicheldrüsen (ALSG): Diese seltene, autosomal-dominant vererbte Krankheit ist mit Aplasie, Atresie oder Hypoplasie der Tränen-und Speicheldrüsen verbunden.

Neben den genannten Faktoren wird die Mundtrockenheit durch Mundatmung oder durch Sauerstoffgabe gefördert.

10.7.3 Symptome und Folgen der Mundtrockenheit

Mundtrockenheit wird als unangenehm und mitunter quälend empfunden. Je nach Ausprägung fühlen sich die Betroffenen in ihrem Allgemeinbefinden und auch psychisch beeinträchtigt. Sie leiden unter dicken, zähen Speichel oder gar fehlenden Speichel. Der wenige Speichel wird oft als „lästiger Schleim" wahrgenommen. Sie können schlecht schlafen und werden wach, weil sie ihren Mund anfeuchten müssen.

Durch die mangelhafte Schleimhautbefeuchtung treten sekundär Probleme beim Kauen (trockene Nahrung), Schlucken (Leerschlucken) und Sprechen auf, in Speisen enthaltene Geschmackstoffe werden schlecht gelöst, was in Verbindung mit der Atrophie der Geschmackspapillen zu Veränderungen der Geschmacksperzeption führt. Häufig entwickeln sich veränderte Essgewohnheiten, bei denen weiche Nahrung bevorzugt wird. Die trockene Schleimhaut verursacht ein chronisches Durstgefühl. Bei unzureichender Mundpflege kommt es besonders auf der Zunge zur Bildung von Belägen und Borken.

Als strukturelle Veränderungen werden eine trockene, matte, atrophische und rissige Schleimhaut mit Desquamationen und Fissurenbildungen erkennbar. Ihr typischer Glanz fehlt. Am Mundboden fehlt der normalerweise vorhandene „Speichelsee"

Die Lippen sind rissig, die Zunge kann Fissuren aufweisen, ihre Papillen sind atrophisch verändert. Die Schleimhaut ist hypersensibel, Verletzungen sind schmerzhaft und können Eintrittspforten für Erreger sein. Die Blutungsneigung der Schleimhaut ist verstärkt.

Weiterhin bestehen Probleme mit dem Zahnersatz: Die Zahnprothese wird weniger toleriert, weil sie am trockenen empfindlichen Gewebe scheuert. Ihr Halt ist nicht gewährleistet, weil der Flüssigkeitsfilm zwischen Prothese und Gaumen fehlt.

Der verminderte Speichelfluss führt zu Störungen des ökologischen Gleichgewichts innerhalb der Mundhöhle. Dies ist verbunden mit einer generellen Keimzahlerhöhung bei Zunahme azidophiler Keime mit gesteigerter Pathogenität. Folgen sind eine erhöhte Infektionsanfälligkeit und die Neigung zu rezidivierenden viralen, bakteriellen und mykotischen Infektionen der Mundschleimhaut. Typisch sind Candidiasis Infektionen (**Abb. 10-17**).

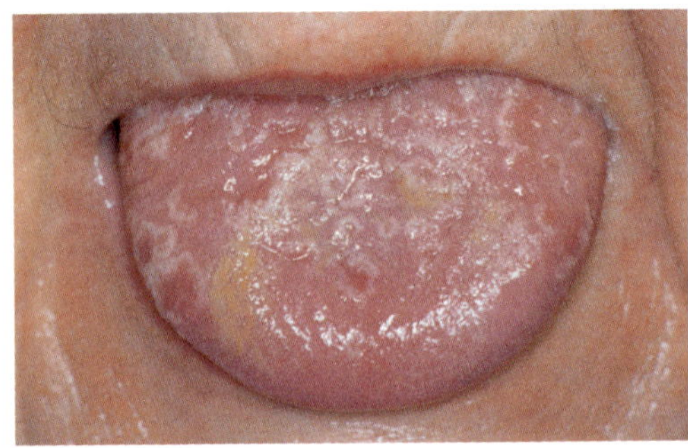

Abbildung 10-17: Soor (Quelle: Dr. Dr. R.S. Buch, Wiesbaden)

Chronischer Speichelmangel kann fatale Folgen für das natürliche Gebiss mit erheblich gesteigerter Kariesinzidenz bis zur völligen Zerstörung der Zähne in kurzer Zeit haben. Die fehlende Pufferung von Plaquesäuren schränkt die Abwehr kariogener Bakterien stark ein oder hebt sie vollständig auf. Durch den Mangel an Speichel ist zudem die Remineralisation der Zahnhartsubstanz eingeschränkt oder aufgehoben, Erosionen an der Zahnhartsubstanz sind weitere Folgen. Vor dem Hintergrund, dass viele Betroffene erst bei einer Verminderung der Speichelsekretion um mehr als 50 % erste Symptome der Trockenheit bemerken, kommt der Prophylaxe von Karies und Zahnerosionen bei bezahnten Patienten eine hohe Bedeutung zu.

Der Verminderte Speichelfluss schränkt die Selbstreinigung der Mundhöhle ein, wodurch sich Speisereste länger an den Zähnen und den Schleimhäuten anhaften und die Entstehung einer Gingivitis begünstigen können. Andererseits treten bei bereits bestehenden Entzündungen Schwierigkeiten bei der Durchführung der Mundhygiene auf, wodurch es zu weiteren Plaqueansammlungen kommen kann.

Als Begleiterscheinung dieser vielfältigen Veränderungen wird die Entstehung von Mundgeruch begünstigt. Alle genannten Beeinträchtigungen können die Lebensqualität der Betroffenen erheblich einschränken.

10.7.4 Behandlungsmöglichkeiten

Voraussetzung für eine adäquate Pflege und Behandlung ist, dass die Mundtrockenheit als solche erst einmal erkannt wird. Viele Patienten klagen jedoch nicht spontan über ihre Beschwerden. Wenn die xerogenen Risikofaktoren mit einem Patienten in Verbindung gebracht werden können, sollten Pflegende ihren Patienten gezielt befragen. Folgende Fragen sind geeignet:

- Fühlt sich Ihr Mund trocken und klebrig an, wenn Sie morgens aufwachen?
- Trinken Sie viel Wasser, damit Ihr Mund sich nicht so trocken anfühlt?
- Haben Sie einen trockenen Mund beim Essen und müssen Sie beim Essen trinken, um trockene Speisen besser zu schlucken zu können?“
- Haben Sie Schwierigkeiten beim Schlucken oder fällt Ihnen das Sprechen schwer, weil die Zunge am trockenen Gaumen klebt?

Kausale Behandlungsmöglichkeiten der Mundtrockenheit fehlen bisher. Bei der symptomatischen Therapie geht es darum, die Symptome zu lindern, um das Befinden des Patienten zu verbessern.

Möglichkeiten zur Symptomlinderung

Bei medikamentös verursachter Mundtrockenheit führt eine Dosisreduzierung des verursachenden Mittels zur Besserung (Schindler, Wienforth & Kirch, 2010), das Absetzen meist zur Reversibilität der Xerostomie (Schindler et al., 2010) In der Praxis ist es aber sehr schwierig, die betreffenden Medikamente zeitweilig oder ganz abzusetzen oder durch andere mit gleicher Wirkung zu ersetzen. Es sind mehr die Arzneimittelgruppen, die die xerogene Nebenwirkungen besitzen als ein bestimmtes Mittel selbst. Erschwerend kommt hinzu, dass alte und multimorbide Patienten mehrere Arzneimittel einnehmen, von denen wiederum auch mehrere Mundtrockenheit verursachen können.

Mundspüllösungen
Obwohl Speichelersatzmittel zur Symptomlinderung derzeit am besten geeignet erscheinen, werden diese aufgrund des Geschmacks und des umständlichen Gebrauchs von nicht wenigen Patienten abgelehnt. Diesen Patienten sind Flüssigkeiten wie frisches Leitungswasser, fluoridiertes Mineralwasser, milde Kochsalzlösung (0,9 %) oder zuckerfreie Tees zu empfehlen, um den Mund auszuspülen. Geeignet sind Kamillen-, Pfefferminz- oder Fencheltee. Die subjektive Linderung bei der Anfeuchtung des Mundes beispielsweise mit Wasser beträgt jedoch nur kurze Zeit (4 bis 29 Minuten, im Mit-

tel 12 Minuten (Olsson & Axell, 1991) und muss somit häufig wiederholt werden. Das Mitführen einer Wasserflasche und häufig die Mundschleimhaut mit Wasser zu benetzen ist nach wie vor eine einfache und praktikable Empfehlung.

Bei empfindlicher Schleimhaut sollten alle irritierenden Substanzen mit scharfem Geschmack und solche, die Alkohol enthalten, zur Mundspülung vermieden werden. Besteht Aspirationsgefahr müssen andere Möglichkeiten der Schleimhautbefeuchtung gefunden werden. Hier helfen Wattestäbchen oder Schaumstoffapplikatoren, die mit Speichelersatzlösung oder mit Flüssigkeit getränkt wurden.

Ausreichende Flüssigkeitsaufnahme

Eine ausreichend hohe und regelmäßige Flüssigkeitsaufnahme sorgt bei zähflüssigem Speichel für einen Verdünnungseffekt und vermeidet die Bildung von Belägen und Borken. Insbesondere Patienten mit Harninkontinenz sollten darauf hingewiesen werden da sie oftmals zu wenig trinken, um die Inkontinenz zu kompensieren. Zu empfehlen sind auch hier frisches Leitungswasser, Mineralwasser oder ungesüßte Tees. Erkrankungen des Herz-Kreislauf-Systems oder eine gestörte Nierenfunktion können die täglich erlaubte Flüssigkeitszufuhr jedoch einschränken. Hier hilft es, die Schleimhaut regelmäßig (ein- bis zweistündlich) mit Flüssigkeit zu befeuchten, z. B. mit feuchten Kompressen oder durch Einsprühen mit Wasser oder zuckerfreiem Tee.

Gustatorisch-mechanische Stimulierung durch Ernährung

Schmackhafte und appetitlich angerichtete Mahlzeiten und kauintensive Kost stimulieren die Speicheldrüsen. Das Kauen fester, faserreicher und damit kauaktiver Nahrung führt über einen Massageeffekt der Speicheldrüsen zu Anregung der Speichelsekretion. Jedoch ist die stimulierende Wirkung von begrenzter Dauer.

Weiterhin kann durch saure Getränke und Speisen sowie durch Anreichern der Speisen mit Geschmacksstoffen und Gewürzen der Speichelfluss stimuliert werden. Bereits wenige auf die Zunge getropfte Tropfen einer 4 %igen Zitronensäure können den Speichelfluss um ein Vielfaches erhöhen (Klimek, 2014). Ein Glas kohlensäurefreies Wasser mit etwas Zitronensaft regt den Speichelfluss ca. eine Stunde lang an (Femiano et al., 2011). Allerdings können bei empfindlicher oder bereits geschädigter Schleimhaut scharf gewürzte, säurehaltige oder heiße Speisen und Getränke Irritationen hervorrufen. Zu bedenken ist weiterhin die schädigende Wirkung von Säure auf die Zähne. Daher sind sie für bezahnte Patienten nur bedingt geeignet.

Gesunde Zähne und guter Zahnersatz

Ein gesundes natürliches Gebiss bzw. eine gute prothetische Versorgung garantiert einen hohen Kaukomfort und damit eine effektive gustatorische und mastikatorische Stimulation.

Verzicht auf Alkohol und Nikotin

Alkoholische Getränke und Zigaretten trocknen die Mundschleimhaut zusätzlich aus, darüber hinaus erhöhen sie das Risiko von Zahnfleischentzündungen und Mundkrebs.

Kaugummi

Das Kauen von Kaugummi führt über mastikatorische und gustatorische Reize zur Stimulation des Speichelflusses. In mehreren Studien konnte die Wirksamkeit bestätigt werden. Zu Beginn der Stimulation mit Kaugummis, die Geschmacksstoffe enthalten, erhöhte sich die Speichelfließrate um etwa das 10-fache. Nach 20 Minuten Kauen war die Fließrate immer noch 2,7-fach gegenüber der unstimulierten Fließrate erhöht. Auch bei zweistündigem Kaugummikauen war eine Wirksamkeit, wenn auch in abgeschwächter Form, nachweisbar (Dawes & Macpherson, 1992). Weiterhin konnte über den gesamten Zeitraum von zwei Stunden eine Erhöhung des Speichel- pH-Wertes ermittelt werden (Dawes & Kubieniec, 2004). Die Auswahl an zahnpflegenden Kaugummi-Sorten ist heute groß. Zu bevorzugen sind zuckerfreie oder mit Xylitol gesüßte Sorten. Prothesenträger können Wrigley's Freident verwenden, da dieses Produkt nicht am Zahnersatz haftet. Jedoch mögen viele ältere Menschen das Kauen von Kaugummi nicht.

Bonbons

Das Lutschen von Bonbons kann ebenfalls den Speichelfluss für mehrere Minuten um etwa das 4- bis 5-fache steigern (Klimek, 2014). Jedoch kann übermäßiges Lutschen, besonders von harten Bonbons, Erosionen am Gaumen verursachen. Um Zahnschäden sowie eine übermäßige Energiezufuhr zu vermeiden, sollten zucker und säurefreie Produkte gewählt werden, z. B. solche mit dem Zahnmännchen Label (**Kap. 14**). Heute sind zuckerfreie Zahnpflegebonbons in unterschiedlichen Geschmacksrichtungen im Handel, die nach Angaben der Hersteller den Speichelfluss anregen, Säuren neutralisieren und für einen zahnfreundlichen pH-Wert in der Mundhöhle sorgen.

Speichelersatzmittel

Es gibt sie in flüssiger, Gel- oder Sprayform. Wegen Ihrer einfachen Handhabung können sie bei pflegebedürftigen Personen auch von den Angehörigen verabreicht werden. Künstlicher Speichel sollte möglichst die Eigenschaften des natürlichen Speichels nachahmen, eine gute Pufferkapazität haben und die Zähne durch Zusätze von Mineralien und Fluoriden schützen.

Die Entwicklung der Produkte begann in den Jahren ab 1970. Basisbestandteile waren zunächst Öle (Olivenöl, Leinsamenöl) oder Glycerin. Danach wurde aufgrund besserer Viskoelastizität Carboxymethylcellulose als Verdickungsmittel verwendet. Damit konnte eine länger anhaltende Beschichtung der Mundschleimhaut erreicht werden. Heute enthalten die Produkte vor allem tierisches Muzin als Schleimstoff. Im Vergleich mit anderen Zusätzen schneidet Muzin am besten ab (Klimek, 2014). Speichelersatzstoffe, die tierisches Muzin enthalten, sind in Bezug auf benetzende Eigenschaften dem menschlichen Speichel sehr ähnlich. Sie bilden auf der Mund- und Rachenschleimhaut einen idealen Feuchtigkeitsfilm, der lange haftet, ohne dabei zu verkleben. Darüber hinaus schützen Muzine auf Grund ihrer guten Benetzungseigenschaften die Zahnhartsubstanz vor einer Demineralisation durch Säuren.

Neben den gewünschten guten benetzenden Eigenschaften sollten Speichelersatzmittel auch im pH-Wert und in der Ausstattung mit Mineralstoffen dem natürlichen Speichel nahekommen. Dieser ist annähernd pH-neutral und eine mit Kalzium- und Phosphationen übersättigte Lösung, welche während der Demineralisation aus der Zahnoberfläche verloren gegangenen Mineralstoffe wieder einlagern kann. Nur wenige Präparate enthalten jedoch Kalzium, Phosphat und andere Ionen in einer dem natürlichen Speichel vergleichbaren Konzentration, womit nur eine unzureichende Remineralisation erreicht werden kann (Klimek, 2014). Ein weiterer Nachteil künstlichen Speichels ist, dass er die entzündungshemmende Funktion des natürlichen Speichels nicht ersetzen kann. Speichelersatzmittel sollten außerdem fluoridhaltig sein. Träger von Zahnprothesen wird empfohlen, den Zahnersatz vor dem Einsetzen mit Speichelersatzmittel zu befeuchten. So wird der Halt schleimhautgetragener Prothesen verbessert (Hahnel, 2013). Speichelersatzmittel-Lösungen mit geringer Viskosität werden eher für mildere Fälle von Mundtrockenheit empfohlen. Dagegen sind Gele mit hoher Viskosität und Substantivität für ausgeprägte Fälle besser geeignet (Klimek, 2014).

Grenzen des Einsatzes: Speichelersatzmittel wirken trotz der verbesserten Eigenschaften kaum länger als eine Stunde. Sie müssen also häufig angewendet werden, um die Symptome der Xerostomie zu lindern. Durch steigende Eigenbeteiligung (Zuzahlung) und dem meist lebenslangen Bedarf entstehen dem Patienten nicht unerhebliche Kosten. Von vielen Anwendern wird der Geschmack negativ bewertet. Aus diesen Gründen lehnen nicht wenige Patienten synthetische Speichel ab und greifen auf Wasser zurück.

Speicheldrüsenstimulanzien (Sialogoga)
Als die Speicheldrüsen stimulierende Mittel stehen hauptsächlich Pilocarpin und Nikotinamid zur Verfügung. Von diesen Mitteln wird das Pilocarpin am häufigsten eingesetzt. Das Mittel wurde von der US Food and Drug Administration anerkannt für die Behandlung von Xerostomie und Speicheldrüsenunterfunktion bei Patienten mit Sjögren-Syndrom und bei Patienten mit einer Strahlentherapie im Kopf-/Halsbereich (Deutsche Gesellschaft für Rheumatologie, n.d.; Klimek, 2014).

Das parasympathisch wirkende Mittel besitzt jedoch einige, zum Teil erhebliche Nebenwirkungen, weshalb es nur für eine kleine Gruppe Betroffener geeignet ist. Als Nebenwirkungen werden beschrieben:

- Blutdrucksenkung durch gefäßerweiternde Wirkung
- Gastrointestinale Störungen, die u.a. zur Diarrhöe, Übelkeit, Erbrechen und zu Bauchkrämpfen führen können
- vermehrtes Schwitzen, verstärkter Fluss von Tränen und Nasensekret
- verstärkter Harndrang mit häufigem Wasserlassen
- Bronchokonstriktion mit einhergehender Atemnot.

Deshalb ist Pilocarpin bei Erkrankungen wie Asthma bronchiale, Herzinsuffizienz Gastroduodenalulkus und Inkontinenz kontraindiziert.

Ein weiterer Nachteil ist, dass die am Tage verabreichten Speichelstimulanzien nur tagsüber einen verbesserten Speichelfluss bewirken. Damit erhalten die vor allem nachts unter Mundtrockenheit leidenden Patienten nachts keine Linderung. Zu bedenken ist weiterhin, dass alle Speicheldrüsenstimulanzien nur bei erhaltener Restfunktion der Speicheldrüsen von Nutzen sind.

Luftbefeuchtung
Das Anfeuchten der Raumluft, am effektivsten mittels Ultraschallvernebler, ist ein Versuch zur nächtlichen Symptomlinderung. Vorsicht ist jedoch bei Abwehrschwäche des Patienten (z.B. durch Neutropenie) geboten. Die Hygieneregeln beim Gebrauch von Ultraschallverneblern sind streng zu befolgen.

Weitere Maßnahmen
Als wirksam gegen Xerostomie hat sich in der Pflegepraxis das Zergehenlassen von Butter auf der Zunge erwiesen. Für die Anwendung sprechen der angenehme Geschmack, die leichte Verfügbarkeit bei geringen Kosten sowie der Gehalt an Vitaminen und Mineralstoffen. Alternativ können auch Olivenöl oder Glyzerin von den Betroffenen getestet werden.

Die Entscheidung für eine bestimmte Form der symptomatischen Behandlung hängt von verschiedenen Faktoren ab: dem Ansprechen auf ein bestimmtes Mittel und dem Auftreten von Nebenwirkungen, dem Vorhanden- oder Nichtvorhandensein von natürlichen Zähnen oder vorbestehenden Schleimhautirritationen und den Wünschen der betroffenen Personen.

Im Allgemeinen sind Speicheldrüsenstimulanzien den Speichelersatzmitteln vorzuziehen. Sie stellen natürlichen Speichel bereit und vermindern damit auch weitere Komplikationen. Dagegen beeinflussen Speichelersatzmittel überwiegend nur die Symptome der Xerostomie. Hilfreich kann eine Kombination beider Möglichkeiten sein.

Kariesprophylaxe
Betroffene mit Mundtrockenheit sind einem erhöhten Risiko zu oralen Komplikationen, vor allem Karies, ausgesetzt. Sie bedürfen daher einer äußerst sorgfältigen Mundpflege mit einer fluoridhaltigen Zahnpaste (**Kap. 7**). Darüber hinaus wird die ein- oder zweimal tägliche Anwendung einer Fluorid-Mundspüllösung oder die wöchentliche Anwendung eines Fluorid-Gels empfohlen (Klimek, 2014). Dieses apothekenpflichtige Produkt enthält Fluorid in kon-

zentrierter Form und kann nach Rücksprache mit dem Zahnarzt auch zuhause angewendet werden. Eine halbjährliche professionelle Zahnreinigung wird ebenfalls empfohlen, sie erfolgt oft in Verbindung mit einer (Intensiv-) Fluoridbehandlung in Form eines Fluoridlackes, der auf den Zahnschmelz und den freiliegenden Zahnwurzeln aufgetragen wird.

Beratung/Befähigung zum Selbstmanagement

- Information über das erhöhte Risiko von Karies oder Pilzinfektionen
- Motivierung zur konsequenten Mundhygiene, verbunden mit Instruktionen und Demonstrationen, z. B. der Anwendung von Zungenreinigern bei durch Mundtrockenheit bedingter Halitosis
- Instruktionen zur Anwendung medizinischer und pflegerischer Maßnahmen (Speichelersatzmittel)
- Instruktion über zusätzliche Maßnahmen zur Mundhygiene, um dem erhöhten Risiko für das Auftreten von Erkrankungen wie Karies oder Pilzinfektionen entgegenzuwirken, z. B. ergänzende Fluoridierungsmaßnahmen
- Ernährungsberatung und -lenkung: Einschränkung kariogener Speisen und Getränke sowie Alkohol
- Motivierung zum Aufsuchen der Zahnarztpraxis in kürzeren Intervallen, z. B. alle drei Monate, nach Bedarf verbunden mit verkürzten Intervallen zur professionellen Zahnreinigung.

10.7.5 Mundwinkelrhagaden

Mundwinkelrhagaden (**Kap. 5**; Abb. 5-3) sind meist eine Folge von Mundtrockenheit, können jedoch auch bei erhöhtem Speichelfluss (z. B. bei Parkinson-Erkrankung und Trisomie 21) auftreten. Zur Behandlung gehört eine gute Lippenpflege. Bei Persistenz kann mit einem Abstrich mitunter eine Pilzinfektion nachgewiesen werden.

10.8 Mundgeruch

Der normale Atem eines Menschen ist unter physiologischen Bedingungen nahezu geruchlos und daher kaum wahrnehmbar (Lang & Filippi, 2004). Erst die Aufnahme bestimmter Nahrungs- und Genussmittel (Zwiebel, Knoblauch, Alkohol) oder pathologische Veränderungen der Mundhöhle, der Nasennebenhöhlen oder des Verdauungstraktes rufen Mundgeruch hervor. Oft ist eine vernachlässigte Mund- oder Zahnprothesen-Pflege die Ursache. Mundgeruch bemerkt man bei anderen, bei sich selbst nimmt man ihn nicht wahr. Wenn Betroffene nicht von anderen auf ihren Mundgeruch hingewiesen werden, sind sie sich dieses Problems gar nicht bewusst. Manche Menschen empfinden selbst einen unangenehmen Geschmack im Mund, was sie auf Mundgeruch aufmerksam machen kann.

Formen

Es lassen sich zwei Formen von Mundgeruch unterscheiden:

- der Foetor ex ore (lat. foetor: Gestank, Modergeruch): der im Mundbereich entstehende üble Mundgeruch (gemeinhin als Mundgeruch bezeichnet)
- die Halitosis (lat. halitus: Hauch, Dunst): der üble Hauch oder Atem auch bei geschlossenem Mund. Gemeint ist das Abatmen von Geruchsstoffen, die nicht aus dem Mund stammen.

Im Allgemeinen werden beide Begriffe synonym verwendet.

Fälschlicherweise wird oft angenommen, dass ein übler Mundgeruch von krankhaften Prozessen des Verdauungstraktes ausgeht. Überwiegend, nämlich zu 85 bis 90 Prozent der Fälle geht Mundgeruch jedoch von Zersetzungsprozessen organischen Materials in der Mundhöhle aus (Lang & Filippi, 2004). Mundgeruch ist ein häufig auftretendes Problem und kann soziale Beziehungen belasten.

10.8.1 Foetor ex ore

Ursachen für diese Form des Mundgeruchs sind vor allem mangelnde Mund- und/oder Zahnprothesenhygiene. Unzählige Bakterien, darunter Fäulnisbakterien, finden im warmen, feuchten Milieu des Mundes ideale Lebensbedingungen. Reichlich Nahrung finden sie besonders in Bereichen mit wenig Sauerstoff und die mit der Zahnbürste schwer zu erreichen sind. Es sind dies v. a. Nischen in Prothesen und kieferorthopädischen Geräten, Zahnfleischtaschen, Zahnzwischenräume, die stark mit Plaque behaftet sind, kariöse Zähne sowie schlecht heilende Schleimhautwunden und andere Entzündungen im Mund- und Rachenraum, in denen die geruchsintensiven Zersetzungsprozesse stattfinden.

Heute geht man davon aus, dass Mundgeruch zu mehr als zwei Drittel von der Zunge ausgeht. Die Zungenoberfläche bietet den Bakterien mit ihren vielen kleinen Nischen ideale Lebensbedingungen. Tiefe Furchen in der Zunge begünstigen das Bakterienwachstum und schränken zudem den Selbstreinigungsprozess ein. Es besteht eine direkte Verbindung zwischen der Bakteriendichte und der Stärke des Mundgeruchs: je stärker der Zungenbelag, desto intensiver der üble Atem. Menschen mit starkem Zungenbelag weisen eine wesentlich höhere Bakteriendichte auf als diejenigen mit einer sauberen Zunge. Nahrungsaufnahme, Sprechen, Speichelfluss und Schlucken tragen zur Selbstreinigung der Zunge bei, mit Ausnahme ihres kritischen hinteren Teils. Um die Gesamtzahl der Bakterien im Mundraum merklich zu reduzieren sollte man auch die Zunge täglich säubern.

In der fernöstlichen Kultur gehört die Zungenreinigung zur täglichen Mundhygiene. In der europäischen Kultur dagegen ist die Zungenhygiene noch ein Stiefkind. Sie ist jedoch in jüngster Zeit stärker in den Blickpunkt des Interesses gerückt. So fand in Deutschland im Jahr 2004 der „Erste Medizinische Kongress zur Zungenhygiene“ statt. Die Experten vertreten die Meinung, dass die Zungenpflege nicht nur in Beratung und Therapie, sondern auch in den häuslichen Hygienemaßnahmen stärker berücksichtigt werden muss.

Bei den meisten Menschen, besonders aber bei den Senioren, findet die Zungenreinigung jedoch noch wenig Anwendung, da sie nahezu unbekannt ist. Im Beratungsgespräch ist daher die Zungenreinigung zu thematisieren, besonders, wenn Mundgeruch oder starke Zungenbeläge bei der Inspektion des Mundes auffallen. Eine gesäuberte Zunge führt meistens auch zu einer verbesserten Geschmackswahrnehmung. Über die Hygiene der Mundhöhle, einschließlich der Zungenhygiene enthält das **Kapitel 7.2** detaillierte Informationen.

Die Entstehung des Mundgeruchs kann man sich so vorstellen: Fäulnisbakterien, die Eiweiß zersetzen, bauen Speisereste, Zellen, Blut und einige Speichelkomponenten ab, wobei bereits nach wenigen Stunden eine Reihe von flüchtigen Verbindungen, v. a. Schwefelverbindungen entstehen. Diese werden auch als VSC (Volatile Sulphur Compounds) bezeichnet. Darunter ist das Methylmercaptan für die menschliche Nase besonders leicht zu erfassen. Es riecht 100 Mal intensiver als Schwefelwasserstoff und wird von den meisten Menschen als unangenehm empfunden.

Bei guter Mundpflege, bei der Nahrungsreste nach dem Essen bald entfernt werden, ist die Zersetzungstätigkeit gering, sodass kein wahrnehmbarer Mundgeruch entsteht. Auch eine hohe Speichelflussrate verhindert die Anhäufung von Stoffwechselprodukten, beseitigt Bakterien und wirkt damit geruchsmindernd. Durch die verminderte Aktivität der Speicheldrüsen während der Nacht besteht besonders gegen Morgen ein intensiver Geruch. Bei Menschen, die unter chronischer Mundtrockenheit leiden oder mit offenem Mund schlafen, tritt Mundgeruch häufiger auf.

Das Wissen um den eigenen Mundgeruch führt zu Peinlichkeiten. Der Betroffene meidet von sich aus intime Kontakte innerhalb der Familie oder mit Freunden. Durch Störungen der

Geruchswahrnehmung, v. a. aber durch Gewöhnung (Habituation) ist der Geruch dem Betroffenen oft nicht bewusst. Mundgeruch ist in unserer Gesellschaft ein Tabuthema und jeder fühlt sich peinlich berührt, wenn er darauf aufmerksam gemacht wird. Das wiederum führt dazu, dass man den Betroffenen lieber nicht auf das Problem anspricht. Vielmehr vermeiden oder reduzieren wir enge Kontakte.

Im Krankenhaus, im Alten- oder Pflegeheim kann ein intensiver Mundgeruch auch Pflegesituationen belasten. Es ist vorstellbar, dass Kontakte durch Pflegende oder Angehörige zu Personen mit intensivem Mundgeruch eher reduziert werden. Da den Personen ihr Problem meist nicht bewusst ist, sollten Pflegende in ihrer professionellen Rolle das sensible Thema ansprechen. Wenn das Gespräch in einer geeigneten Art und Weise geführt wird, ist die betroffene Person meist dankbar, denn dann kann sie auf das Problem einwirken.

Die Lebensqualität der Betroffenen kann durch Mundgeruch empfindlich gestört werden: Partnerschaften werden belastet und berufliche Karrieren sowie das gesellschaftliche Leben beeinträchtigt. Schließlich sind, in Abhängigkeit von der Art der Keimbesiedelung, auch Folgen für die Allgemeingesundheit des Menschen denkbar.

10.8.2 Halitosis

Die Geruchsstoffe entstehen auf der Grundlage von Störungen oder Erkrankungen der Atemwege oder des Verdauungstraktes und werden dann abgeatmet. Während Hunger- oder Fastenzeiten kann beispielsweise eine Halitosis durch Abatmen von Ketonkörpern entstehen. Ebenso werden Geruchsstoffe der Nahrung vom Darm aufgenommen und über die Lunge abgeatmet (Zwiebeln, Knoblauch). Weiterhin können infektiöse Erkrankungen der Atemwege und Erkrankungen der Speiseröhre und des Magens mit Halitosis einhergehen. Ein charakteristischer Geruch kann auf bestimmte Erkrankungen hindeuten, z. B.:

- auf einen entgleisten Diabetes – süßlicher Azetongeruch (nach faulen Äpfeln oder Nagellackentferner)
- auf eine schwere Nierenstörung – harnähnlicher Geruch
- auf eine schwere Lebererkrankung – süßlicher fauliger Atem, wird oft nach roher Leber riechend beschrieben.

Pflegende sollten diese typischen Gerüche kennen und deren Abklärung unterstützen.

Von dem beschriebenen „echten Mundgeruch“ müssen zwei weitere Formen unterschieden werden (Lang & Filippi, 2004):

- *Pseudo-Mundgeruch:* Der vom Betroffenen angegebene Mundgeruch wird durch andere nicht wahrgenommen. Durch Aufklärung und ggf. apparativen Nachweis kann der Betroffene davon überzeugt werden, dass gar kein Mundgeruch besteht.
- *Mundgeruch-Phobie:* Der vom Betroffenen beklagte Mundgeruch kann nicht nachgewiesen werden; weder durch intensive Aufklärung noch durch apparativen Nachweis kann der Betroffene davon überzeugt werden, dass kein Mundgeruch vorliegt.

10.8.3 Behandlung von Mundgeruch

An einigen großen Zahnkliniken können sogenannte „Halimeter“ die Abklärung der Ursachen der Halitosis unterstützen. Diese Geräte analysieren die ausgeatmeten Gase. Zudem zeigen sie dem Betroffenen die Fortschritte seiner Mundhygiene.

Die Behandlung von Mundgeruch hängt von der Ursache ab. Führen hygienische Nachlässigkeiten zu schlechtem Atem, können nur hygienische Bemühungen zur Beseitigung führen: Zahn- und Zahnzwischenraumreinigung, Zungenreinigung und Mundspülungen (**Kap. 7.2**) reduzieren die Zahl der Bakterien und die Menge des geruchsbildenden Substrates. Starker und durch die genannten hygienischen Maßnahmen nicht zu beseitigender Mundgeruch sollte durch einen Zahnarzt abgeklärt werden, da kranke Zähne und Schleimhäute die Ursache sein können. In einigen Fällen, die teilweise bereits erwähnt wurden, ist das Hinzuziehen eines Internisten hilfreich.

Unterstützung von pflegebedürftigen Menschen bei Mundgeruch

Ernährung
Viel trinken und eine ausgewogene Ernährung mit viel Gemüse und Obst unterstützen die Selbstreinigung des Mundes.

Mundwasser, Mundsprays (Pfefferminz), Lutschpastillen und Kaugummis
Ohne aktive Inhaltsstoffe **überdecken sie nur kurzfristig üble Gerüche, bekämpfen aber nicht die Ursache.**

Mundspüllösungen
Reichen die mechanische Reinigung der Zunge und der Einsatz kommerzieller Mundspüllösungen zur Geruchsbeseitigung nicht aus, sind stärkere antibakteriell wirkende Mundspüllösungen einzusetzen, z. B. Chlorhexidin.

Auch in der Drogerie erhältliche Mundspüllösungen, z. B. solche mit ätherischen Ölen oder mit Zusätzen wie Zinklaktat, welche die Geruchsstoffe binden oder Spülungen mit Kamillentee können Mundgeruch reduzieren (Projektgruppe Evidence-based-Nursing & Südtirol Alto Adige, 2008).

Zahncremes
Einige entwickelte Sorten besitzen mit einem besonders feinporigen Schaum und antibakteriell wirkenden Zinkchlorid eine über mehrere Stunden andauernde Wirkung gegen Mundgeruch. Die Wirksamkeit wird erhöht, wenn die Zahnpasta gleichmäßig im Mund verteilt und nicht nachgespült wird.

Zahnärztliche Vorsorge
Die Wahrnehmung des halbjährlichen Vorsorgetermins und eine Professionelle Zahnreinigung können Risiken frühzeitig identifizieren. Somit können verursachende Erkrankungen behandelt werden.

Pflegende sollten den Betroffenen über die Auswahl und Anwendung dieser Hygieneartikel beraten können. Weiterhin gibt es Zahnarztpraxen, die sich auf Behandlung von Mundgeruch spezialisiert haben.

10.9 Schmeckstörungen

Die Wahrnehmung des Geschmacks ist eng mit der Geruchswahrnehmung verbunden. Reine Schmeckstörungen (Dysgeusie) sind eher selten. Störungen können die Lebensqualität beeinträchtigen. Geschmacksstoffe der Nahrung werden durch Speichel gelöst und an die Geschmacksknospen herangeführt. Nervenbahnen leiten die dort ausgelösten Reize an das Gehirn weiter.

10.9.1 Formen der Schmeckstörungen

Man unterscheidet zwischen qualitativen und quantitativen Schmeckstörungen (S2k-Leitlinie 017/050, 2016) (**Tab. 10-1, Tab. 10-2**).

10.9.2 Ursachen

Die Ursachen sind vielfältig und zumeist eine Folge von Erkrankungen, die sich auf die Zunge auswirken und einen sehr trockenen Mund verursachen (Fried, 2020):

- Radiotherapie (Kopf-Hals-Bereich)
- Schädigung der Zungen-Rezeptoren (Chemotherapie, Chlorhexidin, Schwermetalle)
- Chirurgische Maßnahmen in der Mundhöhle
- Minderfunktion der Speicheldrüsen (z. B. Sjögren Syndrom)
- BMS (Burning Mouth Syndrom) (S2k-Leitlinie 017/050, 2016)
- orale Infektionen, mangelhafte Mundhygiene mit bakterieller Besiedelung der Geschmacksknospen

Tabelle 10-1: Formen quantitativer Schmeckstörungen (Eigendarstellung in Anlehnung an S2k-Leitlinie 017/050, 2016)

Quantitative Schmeckstörungen	
Hypergeusie	Verstärkte Schmeckempfindung
Hypogeusie	Verminderte Wahrnehmung von Geschmack
Ageusie	*Funktionelle Ageusie:* sehr deutliche Einschränkung des Schmeckvermögens, kompletter Verlust oder geringe Restwahrnehmung
	Komplette Ageusie: vollständiger Verlust des Schmeckvermögens
	Partielle Ageusie: Verlust der Empfindlichkeit gegenüber einem bestimmten Schmeckstoff

Tabelle 10-2: Formen qualitativer Schmeckstörungen (S2k-Leitlinie 017/050, 2016)

Qualitative Schmeckstörungen	
Parageusie	Veränderte Wahrnehmung von Schmeckempfindungen
Phantogeusie	Wahrnehmung von Schmeckeindrücken in Abwesenheit einer Reizquelle (Syn.: Schmeckhalluzinationen)

- Desquamation der Zunge (oberflächliche Loslösung von Zellen oder Zellverbänden aus ihrem epithelialen Verband)
- starker Nikotinabusus
- Zahnprothesen (obere Prothese mit Gaumendach)
- einige chronische Allgemeinerkrankungen (Lebererkrankungen, Nierenerkrankungen)
- hohes Alter: die Fähigkeit zu riechen und zu schmecken nimmt mit dem Alter ab
- Neurologische Erkrankungen wie Depressionen und Krampfanfälle (Fried, 2020)
- Mangelernährung, Zinkmangel
- Medikamente (z.B. Vincristin) können eine Geschmacksveränderung bewirken
- zentrale Schädigungen, Störungen bestimmter Hirnnerven

Letztgenannte Ursachen führen über Störungen der Reizleitung in das Gehirn zur Beeinflussung der geschmacklichen Wahrnehmung. Betroffen sein können die Hirnnerven VII (N. facialis, der die Geschmacksreize der vorderen zwei Drittel der Zunge vermittelt) oder IX (N. glossopharyngeus, Geschmacksleitung des hinteren Zungendrittels). Auch der sensible Anteil des V. Hirnnerven (N. trigenimus), der unter anderem die Empfindungen der Mundschleimhaut vermittelt, kann für Störungen verantwortlich sein.

Die Geschmackswahrnehmung wird auch durch Geruchsreize beeinflusst, weshalb eine Störung des Hirnnerven I (N. olfactorius) ebenfalls mit Einbußen des geschmacklichen Empfindens einhergehen kann. Zentrale Ursachen von Geschmacksstörungen können beispielsweise infolge eines Schädel-Hirn-Traumas oder einer Multiplen Sklerose ausgelöst werden.

10.9.3 Klinik

- Die oben genannten Störungen können einzeln (Ageusie bei allen Lebensmitteln) oder kombiniert (Hypogeusie bei einzelnen Lebensmitteln und Dysgeusie bei wieder anderen Lebensmitteln) auftreten.
- Personen mit Dysgeusie geben unterschiedliche Geschmacksempfindungen an, aber alle empfinden den Geschmack als unange-

nehm. Beispielsweise ist das Burning Mouth Syndrom regelhaft mit Dysgeusie assoziiert, oft wird von einem andauernden bitteren oder metallischen Geschmack berichtet (S2k-Leitlinie 017/050, 2016).

- Nahezu alle Betroffenen fühlen sich in ihrer Lebensqualität beeinträchtigt. Das ist verständlich, wenn man bedenkt, bei wie vielen Gelegenheiten der Geschmack des Essens eine Rolle spielt (Selbst kochen, Feierlichkeiten).
- möglicherweise tritt Gewichtsverlust auf
- reduzierte Speichelsekretion, verminderte Darmmotilität
- beeinträchtigte Wahrnehmung gefährlicher Chemikalien und Gase, was schwerwiegende Folgen haben kann (Ripamonti & Fulfaro, 2005).

10.9.4 Diagnostik

Die Betroffenen berichten nur selten über das Problem. Bei Vorliegen o.g. Erkrankungen oder Appetitlosigkeit oder Gewichtsverlust ist es wichtig, gezielt nach Schmeckbeeinträchtigungen zu fragen. Die Anwendung objektiver diagnostischer Methoden sind zwar möglich, aber meist nicht notwendig (Ripamonti & Fulfaro, 2005). Die meisten klinischen Schmecktests überprüfen lediglich das quantitativ eingeschränkte Schmeckvermögen der Schmeckqualitäten süß, sauer, salzig und bitter.

10.9.5 Therapie

Das Schmeckystem hat eine außergewöhnlich hohe Tendenz zur Spontanerholung, allerdings in einem langen Zeitraum von Monaten bis Jahren (S2k-Leitlinie 017/050, 2016). Eine einfache Möglichkeit besteht darin, über die Ernährung Einfluss zu nehmen. Insbesondere bei Gewichtsverlusten durch Schmeckstörungen ist eine Ernährungsberatung in Erwähnung zu ziehen. Die betroffene Person sollte nach ihren Wünschen gefragt werden und solches Essen bekommen, was ihr schmeckt. Zusätzlich können geschmacksverstärkende Mittel wie Salz, Zucker und Gewürze zur Stimulation der gustatorischen Restfunktion eingesetzt werden. Natürlich spielt auch die Präsentation (Aussehen, Geruch, Temperatur, Konsistenz) der Mahlzeiten eine Rolle. Die Gabe von Zinksulfat hat sich in einigen Fällen als hilfreich erwiesen. Eine gute Mundpflege und das Einschränken oder das Aufgeben des Rauchens unterstützen die Maßnahmen. In einigen Fällen können Speichel-stimulierende Mittel oder Speichelersatzlösungen hilfreich sein.

Treten Schmeckstörungen im Rahmen von dermatologischen, internistischen oder neurologischen Erkrankungen auf, ist ein interdisziplinäres Vorgehen erforderlich.

10.10 Infektionen der Mundschleimhaut

Besiedlungen des Organismus mit Krankheitserregern werden oft in der Mundhöhle oder in ihrer unmittelbaren Umgebung sichtbar, bevor Symptome in anderen Körperregionen auftreten. Häufig werden unspezifische Entzündungssymptome beobachtet, die mit einer allgemeinen Rötung, Verletzlichkeit (Vulnerabilität) und brennenden bis hin zu schmerzenden Missempfindungen einhergehen. Der Wahrnehmung der Beschwerden, z. B. durch Äußerungen der Betroffenen während der Mundpflege, kommt daher eine hohe Bedeutung zu. Neben den systemischen Infektionen bleiben einige Infektionen im Allgemeinen auf die Mundhöhle begrenzt.

10.10.1 Pilzinfektionen

Der zur Gattung der Sprosspilze (Hefen) gehörende Candida albicans ist bei den meisten Menschen in der Mundhöhle und oft auch im Darm nachweisbar, ohne einen Krankheitswert zu haben. Unter bestimmten Bedingungen können sich die Pilze allerdings stark vermehren. Bei einer übermäßigen Ausbreitung spricht man von einer Pilzinfektion (Candidiasis). Die

Ausbreitung im Mund wird als orale Candidiasis bezeichnet (**Abb. 10-18**; s. auch **Kap. 10.7.3**, Abb. 10-17). Treten durch Candida albicans Entzündungssymptome in der Mundhöhle auf, bezeichnet man den Zustand als Soorstomatitis.

Die Candidiasis kann als typische opportunistische Infektion bezeichnet werden. Sie manifestiert sich besonders bei Vorliegen dieser Risikofaktoren:

- Störungen des ökologischen Gleichgewichts der Mundhöhle aufgrund von (topischen) Antibiotikagaben
- schwere, die Abwehr beeinträchtigende Allgemeinerkrankungen wie Karzinome, Leukämien oder der Immunschwächekrankheit HIV/AIDS
- Immunsuppression, häufig im Zusammenhang mit einer Tumortherapie (Chemo- und/oder Radiotherapie), wobei mit zunehmender Behandlungsintensität das Risiko für eine Pilzinfektion steigt (IQWiG, 2012)
- schlechte Mund- oder Prothesenhygiene
- Anwendung kortikoidhaltiger Dosieraerosole (Asthmasprays)
- reduzierter Speichelfluss, Mundtrockenheit
- Diabetes mellitus
- Ein hohes Risiko haben pflegebedürftige Menschen, die allgemein sehr schwach sind, wenig essen und trinken oder eine künstliche Ernährung erhalten (IQWiG, 2012).
- Säuglinge sind von Mundsoor häufiger betroffen.

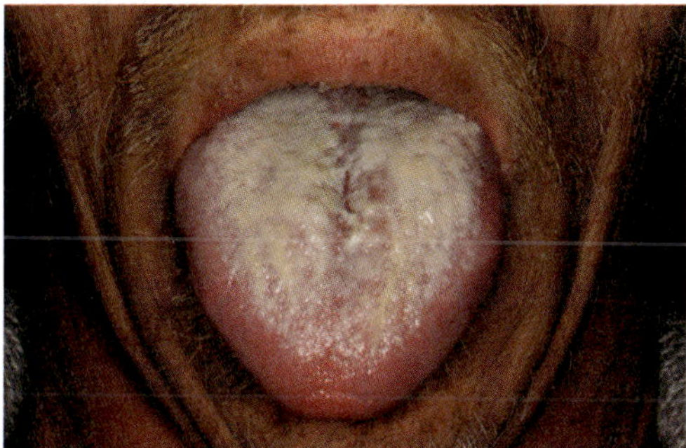

Abbildung 10-18: Abwischbarer Pilzbelag auf der Zunge (Quelle: Dr. E. Ludwig, Ulm)

Zusammenhang zwischen oraler Candidiasis, Soorstomatitis und dem Tragen einer Zahnprothese

Das Vorkommen von Candida albicans zeigt mit 60 bis 100 Prozent bei Prothesenträgern eine sehr hohe Prävalenz. Vermutete Ursachen sind eine verringerte Sauerstoff- und Speichelversorgung zwischen der Prothese und der Schleimhaut. Hier herrscht ein relativ saures, anaerobisches Milieu, welches das Pilzwachstum begünstigt (Sampaio-Maia, Figueiral, Sousa-Rodrigues, Fernandes & Scully, 2011). Die Prothese begünstigt das Pilzwachstum, indem sie die natürliche mechanische Reinigung der Schleimhaut durch die Zunge und durch den Speichel behindert. Candida albicans kann sich an das Material der Prothese anhaften, besonders wenn dieses aufgeraut oder rissig ist. Prothesendruck- und -scheuerstellen sowie eine schlechte Mundhygiene begünstigen die Entstehung der Candida bedingten Stomatitis, wobei der Pilz dann in das Gewebe eindringen kann (Sampaio-Maia et al., 2011).

Symptome und Folgen der Infektion

- Flächenförmige, rahmig-weißliche bis fleckige grau-weißliche, abwischbare Beläge auf der Zunge und/oder der gesamten Mundhöhle. Nach dem Abwischen bleiben darunter rote, entzündete, leicht blutende Stellen zurück.
- Die Infektion ist meist schmerzfrei. In ausgeprägten Fällen können Schmerzen beim Kauen, Schlucken und Sprechen auftreten (IQWiG, 2012).
- Die Betroffenen berichten von einem „Gefühl wie Watte auf der Zunge“ oder „der Mund fühlt sich pelzig an“.
- Störung des Schmeckens, was zu Beeinträchtigung des Appetits führt
- Ist die Speiseröhre befallen, bestehen Schluckstörungen und Schmerzen beim Schlucken. Die Symptome können dazu führen, dass Betroffene weniger essen und dann

an Gewicht verlieren, besonders wenn weitere Beschwerden hinzukommen oder der Körper durch eine andere Erkrankung oder deren Behandlung geschwächt ist.
- Besonders bei geschwächtem Immunsystem kann sich Candida albicans invasiv ausbreiten und zu ernsten, auch lebensbedrohlichen Infektionen führen (Sampaio-Maia et al., 2011).
- Unbehandelt kann eine Candidose der Mundhöhle Monate oder gar Jahre andauern.

Diagnose

Die Pilzinfektion wird oft bei einer Inspektion der Mundhöhle erkannt, während Pflegekräfte oder pflegende Angehörige die Mundpflege bei einem Pflegebedürftigen übernehmen. Auch die Betroffenen selbst nehmen neben den Beschwerden die sichtbaren Veränderungen in der Mundhöhle wahr. Bei Vorliegen von Risikofaktoren sollte in individuell festzulegenden Abständen eine Mundinspektion vorgenommen werden. Wichtig ist die ärztliche Abklärung des Befundes, da die Klinik der Candidiasis relativ unspezifisch ist. Weiße Flecken auf der Mundschleimhaut können auch bei bakteriellen Infektionen auftreten. Rote Flecken, wie sie bei der erythematösen Candidiasis auffallen, können ebenso bei anderen Schleimhautveränderungen, z. B. der Chemotherapie induzierten Mucositis vorkommen. Bei einem Verdacht kann mit einem sterilen Wattetupfer ein Abstrich des Schleimhautbelags genommen und im Labor untersucht werden, um eine Pilzinfektion sicher zu diagnostizieren. Gegebenenfalls muss eine Probebiopsie zum Ausschluss einer Leukoplaktie vorgenommen werden.

Therapie

Allgemeine Maßnahmen

Eine gute Mundhygiene sowie Mundspülungen mit antiseptischen Inhaltsstoffen unterstützen den Heilungsprozess. Nach der Ausheilung sollte die Zahnbürste gegen eine neue ausgetauscht werden. Bei trockenem Mund helfen Speichelersatzpräparate.

Zu den Aufgaben der Pflegenden gehört die Kontrolle der Nahrungsaufnahme, um nachlassenden Appetit zu erkennen. Die Anpassung der Ernährung kann die Beschwerden reduzieren. Empfehlenswert ist die Umstellung auf weiche Kost und die Meidung heißer und alkoholischer Getränke. Zur Steigerung des Appetits können schmeckintensive Lebensmittel angeboten oder Geschmacksverstärker eingesetzt werden. Nach der Einnahme von Milch und Milchprodukten sollte der Mund gereinigt werden, weil Milchreste leicht mit dem Pilzbelag verkleben.

Medikamentöse Behandlung

Candidosen können mit Antimykotika wie Miconazol oder Nystatin wirksam behandelt werden. Sie können lokal auf die Mundschleimhaut aufgetragen oder als systemisch wirksame Mittel verabreicht werden. Ob lokal oder systemisch behandelt wird, hängt vom Gesundheitszustand ab und davon, wie stark sich die Infektion ausgebreitet hat. Die Medikamente werden in der Regel über etwa ein bis zwei Wochen angewendet.

Behandlung mit lokal wirkenden Mitteln

Lokal wirkende Mittel werden weniger gut absorbiert und sind daher ineffektiv zur Behandlung systemischer Candidiasis. Darüber hinaus kann aufgrund eines stark reduzierten Allgemeinzustands die Anwendung lokal wirkender Mittel in Form von Pastillen oder Suspensionen einigen Betroffenen schwerfallen.

Vor der Anwendung im Mund sollte eine mechanische Plaqueentfernung erfolgen, damit das Mittel alle Stellen im Mund erreichen kann. Dazu gehört das Putzen der Zähne und das Säubern der Mundschleimhaut, wobei der Zungenbelag vorsichtig mit einem Zungenreiniger (möglichst mit auswechselbarem Pad) entfernt wird. Nach der Anwendung sollte während einer halben Stunde nichts gegessen oder getrunken werden. Bei Mundtrockenheit ist es besser,

Suspensionen statt Dragees einzusetzen. Werden Dragee bevorzugt, sollte der Mund vorher gespült werden.

Bei Prothesenträgern

- vor der Anwendung Schleimhäute und Zunge säubern
- zur erfolgreichen Behandlung der Candidiasis gehört weiterhin die Desinfektion der Zahnprothese
- während der Infektion die Prothese nur benutzen, wenn es unbedingt notwendig ist, vor der Anwendung der lokal wirkenden Mittel die Prothese entfernen
- Desinfektion des Zahnersatzes (nachts in eine desinfizierende Lösung einlegen (z.B. Chlorhexidin, Nystatin)
- Die Beibehaltung einer sorgfältigen Prothesenhygiene nach Abklingen der Symptome dient der Prävention der Candidiasis.
- Spezielle Haftcremes konnten in einer Studie das Wachstum von Candida albicans signifikant hemmen (Sampaio-Maia et al., 2011).

Behandlung mit systemisch wirkenden Mitteln

Da bei persistierenden oder lokal invasiven fungalen Infektionen das Risiko systemischer Ausbreitung besteht, sollten sie systemisch behandelt werden. Systemisch anzuwendende Mittel sind wahrscheinlich wirksamer als Wirkstoffe, die nur aufgetragen werden. Darauf weisen Studien mit an Krebs und HIV/AIDS erkrankten Menschen hin (IQWiG, 2012). Sind die Symptome abgeklungen, sollte das Medikament noch mindestens weitere zwei Tage eingenommen werden.

Sowohl bei den topisch als auch den systemisch verabreichten Mitteln kann es zu vielfältigen Nebenwirkungen wie vorübergehende Kopfschmerzen, Hautausschläge, Übelkeit, Blähungen und Durchfall kommen. Viele Patienten leiden an einer immer wiederkehrenden Candidiasis, obwohl die Infektion bei ihnen erfolgreich therapiert werden kann. Die Symptome treten nach einiger Zeit wieder auf, wenn die Ursache nicht beseitigt ist. Zu diesem Phänomen kommt es z.B. bei verminderter Speichelproduktion. Die Behandlung der Mundtrockenheit kann die Häufigkeit der oralen Candidiasis reduzieren.

Prophylaxe von Soorinfektionen

Wer gesund ist, muss nichts Besonderes tun, um einer Pilzinfektion im Mund vorzubeugen. Eine gute Mundpflege ist meistens ausreichend. Älteren Menschen könnten möglicherweise sogenannte Probiotika helfen, um Pilzinfektionen vorzubeugen (IQWiG, 2012).

Bei Menschen mit einem erhöhten Risiko, z.B. bei einer Krebstherapie oder einer HIV/AIDS-Erkrankung, können Pilzinfektionen mit (systemisch wirkenden) Antimykotika vorbeugt werden. Die prophylaktische Anwendung ist jedoch wegen möglicher Resistenzentwicklung umstritten.

Menschen, die regelmäßig kortisonhaltige Medikamente inhalieren (z.B. Asthmasprays), sollten den Mund nach jeder Inhalation gut mit Wasser spülen. Dadurch werden im Mund verbliebene Cortison-Rückstände entfernt. Wenn möglich, ist das Spray vor den Mahlzeiten oder vor dem Zähneputzen anzuwenden. Träger von Zahnersatz sollten diesen gründlich reinigen, nachts entfernen und trocken lagern (**Kap. 8-5, Kap. 8.6**).

10.10.2 Virusinfektionen

Virusinfektionen sind sehr häufig. Die Übertragung findet oft über die Luft (Tröpfcheninfektion) oder über die Nahrung statt. Da die Viren über die Schleimhaut in den Organismus eindringen, verursachen sie zunächst Beschwerden im Mund-Rachenraum.

Infektionen mit dem Herpes simplex Virus (HSV), dem Varizella Zoster Virus (VZV) oder dem Epstein Barr Virus (EBV) sind meist die Folge der Reaktivierung latenter Viren, während die Infektion mit dem Cytomegalie Virus (CMV) entweder durch Reaktivierung latenter Viren oder durch eine neu auftretende Infektion entstehen kann. Das letzte Virus aus der Herpesgruppe, das Humane Herpes-Virus 8 (HHV-8), wurde 1994 in Kaposi-Sarkomen HIV-Infizierter nachgewiesen (Chang et al., 1994). Herpesviren persistieren nach der Infektion lebenslang im Körper. Ein intaktes Immunsystem hält die Viren unter Kontrolle. Besonders während belastender Lebenssituationen mit Beeinträchtigungen des Immunsystems, wie beispielsweise einer Krebserkrankung oder -therapie, kann es zur Reaktivierung der Viren mit den entsprechenden Krankheitssymptomen kommen. Eine frühe Diagnostik zur Abgrenzung gegen andere Ursachen und eine früh einsetzende Therapie sind wichtig. Wie bei anderen Infektionen erhöht sich das Risiko systemischer Ausbreitung und der Morbidität und Mortalität mit dem Grad und der Dauer der Beeinträchtigung des Immunsystems.

Herpes simplex Infektionen

Die meist rezidivierenden Infektionen mit dem Herpes simplex Virus gehören zu den häufigsten viralen Erkrankungen. Die meisten Infektionen treten im Gesicht und an den Lippen (HSV-Typ I) und im Genitalbereich (HSV-Typ II) auf. Die Infektion mit dem HSV-I erfolgt meist klinisch unauffällig schon im Baby- oder Kleinkindalter durch direkten Kontakt mit einem Virusträger (Mutter, Geschwister, in der Kinderbetreuung). Das Virus gelangt dann über den Nervenstrang zum Ganglion, wo es jahre- bis jahrzehntelang ruht, um bei Vorliegen entsprechender Bedingungen aktiviert zu werden. Etwa 95 % der Erwachsenen sind mit dem Virus infiziert (Jassoy & Schwarzkopf, 2005). Die Erkrankung des HSV-1 äußert sich als primäre oder sekundäre Form.

Primäre Herpes simplex Infektion (Gingivostomatitis herpetica, Synonym: Stomatitis aphthosa)

Beim Kleinkind verläuft die Infektion symptomarm, bei älteren Kindern oder Erwachsenen treten die Symptome stärker in Erscheinung (Bagg, 2005). Es treten Bläschen und Aphthen auf der gesamten Mundschleimhaut und der Zunge auf, die schnell platzen und sich in runde bis ovale, schmierig belegte, konfluierende Erosionen bzw. Ulzerationen umwandeln. Begleitend können Fieber, Appetitlosigkeit und Vergrößerung der Halslymphknoten auftreten. Schmerzen und Schluckbeschwerden können zu schweren Beeinträchtigungen des Befindens führen und die Nahrungsaufnahme erheblich erschweren. Zusätzlich besteht die Gefahr einer bakteriellen Superinfektion.

Die Therapie besteht in Bettruhe, ausreichender Flüssigkeitszufuhr und der Gabe von fiebersenkenden Mitteln. Die Applikation von Virustatika im frühen Stadium der Erkrankung kann den Verlauf verkürzen und die Symptome lindern (Amir, 2001).

Sekundäre (reaktivierte) Herpes simplex Infektion (Herpes labialis)

Mit dieser Herpes-Form ist die rezidivierend auftretende Erkrankung gemeint. Als Auslöser der Erkrankung und für die Virusvermehrung sind verschiedene Faktoren bekannt. Dazu zählen lokale Reizungen wie Hautirritationen und Sonnenexposition, systemische Ursachen sind fiebrige Erkältungskrankheiten, Immunsuppression sowie Stress oder Ekel oder auch die Menstruation. Die Prävalenz wird mit bis zu 40 Prozent in der Bevölkerung angegeben.

Symptomatik: Die Betroffenen klagen zunächst über Hautirritationen (Hautspannung, Überempfindlichkeit, Kribbeln, Juckreiz) im Mundbereich. Typische Lokalisation ist der Lippenrand (Rot-Weiss-Grenze). Etwa 24 Stunden später werden kleine durchsichtige, entzündliche, mit Flüssigkeit gefüllte Bläschen auf der Mundschleimhaut, z. B. an der Zungenspitze, am harten Gaumen und an den Lippen sichtbar, meist örtlich begrenzt und gruppiert stehend. In den Bläschen befindet sich infektiöses Virusmaterial (**Abb. 10-19**). Neben allgemeinem Krankheitsgefühl treten teilweise starke brennende Schmerzen im betroffenen Bereich auf.

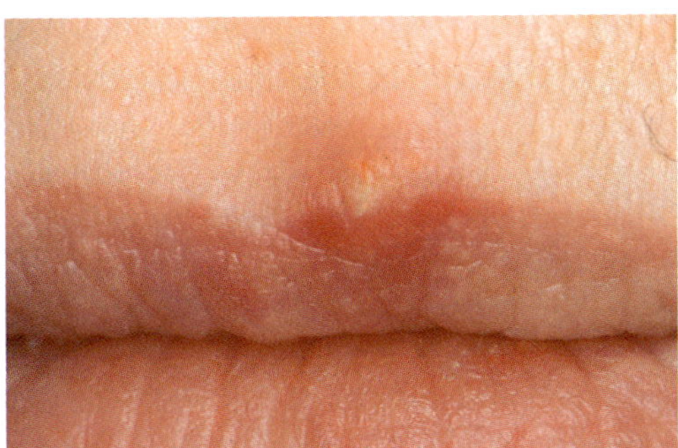

Abbildung 10-19: Herpes labialis der Oberlippe (Quelle: Dr. Dr. R.S. Buch, Wiesbaden)

Mundgeruch und starker Speichelfluss können die Erkrankung begleiten. Die kleinen Bläschen brechen schließlich auf und verursachen weiteren Juckreiz und weitere Schmerzen, bevor sie verkrusten und nach etwa einer bis zwei Wochen narbenfrei abheilen. Die Herpesbläschen können immer wieder auftauchen (Jassoy & Schwarzkopf, 2005).

Im Zusammenhang mit einer Krebstherapie (Ganzkörperbestrahlung, immunsuppressive Chemotherapie) präsentiert sich die Infektion oft atypisch. Der Schweregrad und die Folgen der Herpes-Infektion sind abhängig vom Grad der Immunsuppression. Ohne antivirale Prophylaxe entstehen die oralen Läsionen während der am stärksten ausgeprägten Leukopenie, bei Patienten mit hämatopoietischer Stammzelltransplantation einige Tage prätransplant bis etwa zum 35. Tag posttransplant. Das Risiko bleibt bis zur Regeneration des Immunsystems erhöht. Die Gefahr der systemischen Ausbreitung und die Ausprägung der Symptomatik steigt mit der Dauer und der Schwere der Immunsuppression. Die Infektion kann tödlich enden.

Eine gleichzeitig bestehende orale Mukositis oder Graft-Versus-Host Reaktion kann den Schweregrad der Herpesläsionen erhöhen und zugleich die Diagnostik erschweren. Die HSV-Infektion kann mit der Chemotherapie induzierten oralen Mukositis verwechselt werden. Eine sorgfältige Diagnostik ist deshalb notwendig. Als subklinische Form wird eine alleinige entzündliche Schwellung ohne Bläschenbildung bezeichnet

Prophylaxe: Die antivirale Prophylaxe hat besonders bei Patienten, die sich einer Hochdosis Chemotherapie und hämatopoietischer Stammzellentransplantation unterziehen, zur drastischen Senkung der Inzidenz der Herpes Infektionen geführt. Die Ursachen von trotzdem auftretenden klinischen Infektionen liegen wahrscheinlich in unzureichender Dosierung oder beeinträchtigter Resorption im Magen-Darm-Trakt.

Varizella-Zoster-Virus Infektionen

Varizellen (Windpocken)

Die Erkrankung tritt durch Erstinfektion nicht immuner Personen mit dem Varizella-Zoster-Virus auf. In der Mundhöhle, oft ist nur der hintere Abschnitt betroffen, können zwei bis vier Millimeter große flache Ulzerationen, umgeben von einem roten Hof, auffallen.

Herpes zoster (Gürtelrose)

Wie beim HSV kann das verursachende Varizella-Zoster-Virus jahrzehntelang in den Ganglien ruhen und im Alter oder bei Immunsuppression reaktiviert werden. Die Reaktivierung der Viren bei Patienten, die eine Hochdosis-Chemotherapie oder eine (allogene) Knochenmarktransplantation erhalten, sind nicht ungewöhnlich. Die Mundschleimhaut ist nur betroffen, wenn der zweite oder dritte Trigenimusast involviert ist. Dann finden sich auf der Mundschleimhaut zwei bis drei Millimeter große Bläschen mit dunkelrotem Rand, die nach dem Platzen schmerzhafte kleine Geschwüre bilden. Zahnschmerzen können erste Hinweise auf die Infektion sein

Zytomegalie-Virus-Infektion

Für die meisten Menschen ist die Zytomegalie-Virusinfektion harmlos. Sie verursacht bei gesunden Kindern und Erwachsenen, wenn überhaupt, nur schwache, unspezifische Symptome. Unter bestimmten Bedingungen wie bei Immunschwäche kann die Infektion neben anderen Symptomen zu Entzündungen oder Geschwüren im Mund führen.

Epstein-Barr-Virus (Pfeiffersches Drüsenfieber)
Das Virus wird meist über den Speichel übertragen und darum manchmal auch als Kusskrankheit bezeichnet. Oft bricht die Krankheit aber nicht aus oder verläuft unbemerkt. Bei infizierten Erwachsenen sind die Symptome oft stark ausgeprägt. Typisch sind Halsschmerzen, Fieber, Mattheit und geschwollene Lymphknoten. Der Rachenbereich mit den Mandeln ist entzündet und bildet einen schmutzig-grauen Belag (Monozyten-Angina). Dieser kann Schluckbeschwerden, Heiserkeit und üblen Mundgeruch verursachen. Bei HIV-positiven Patienten oder stark immungeschwächten Patienten können an den Zungenrändern sehr feine, weiße, haarförmige Ausläufer entstehen (Haarleukoplakie).

Infektionen durch Enteroviren
Zu den klinischen Manifestationen von Enteroviren in der Mundschleimhaut gehören die Herpangina (aphthöse Pharyngitis) sowie die Hand-Fuß-Mundkrankheit.

Hand-Fuß-Mundkrankheit: Die durch Coxsackie-Viren verursachte Infektionskrankheit manifestiert sich, wie der Name sagt, an Händen, Füßen und der Mundschleimhaut. Es bilden sich Bläschen an Händen und Füßen. Die Bläschen im Mund sind Aphthen-ähnlich, zwei bis drei Millimeter groß und haben einen dunkelroten Rand. Nach dem Platzen bilden sich schmerzhafte kleine Geschwüre, welche die Nahrungsaufnahme erschweren.

Herpangina: Die Infektion tritt meist bei Kleinkindern in den Sommermonaten auf. Der Verlauf ist mild und von kurzer Dauer. Intraoral lassen sich kleine Bläschen beziehungsweise Ulzerationen am weichen Gaumen diagnostizieren, die mit Schluckbeschwerden einhergehen.

Viruswarzen-Infektion (Human papilloma virus (HPV)-Infektion)
Auf der Haut und den Schleimhäuten bilden sich Viruswarzen (papillomatöse Wucherungen), oral vorrangig an Gaumen, Zunge und Lippen.

Therapie

Topisch antiviral wirksame Mittel können die Symptome abschwächen und den Verlauf verkürzen. Bei Immunsuppression oder schweren Grunderkrankungen ist eine frühzeitige systemische antivirale Therapie indiziert. Weiterhin werden entzündungshemmende Mittel (Kortikosteroide), auch als Tinkturen oder Spüllösungen verordnet. Ist die Gefahr einer bakteriellen Superinfektion hoch, werden Antibiotika eingesetzt. Schmerzlindernde Mittel verbessern das allgemeine Wohlbefinden. Bei starken Schmerzen ist mitunter eine lokale Anästhesie (Spray) indiziert. Dabei muss jedoch die Aspirationsgefahr beachtet werden.

Auch ohne Behandlung heilt die Infektion in der Regel folgenlos ab, selten treten Ulzerierung und Nekrotisierung auf. Eine Ausnahme bilden Patienten mit starker Herabsetzung der Immunität. Bei ihnen können schwerste und sogar tödliche Verläufe auftreten.

10.10.3 Bakterielle Infektionen

Störungen des Mundmilieus durch pH-Wert Verschiebungen (z. B. bei Mundtrockenheit) oder eine Neutropenie (z. B. durch intensive Tumortherapie verursacht) können das bakterielle Gleichgewicht stören. Folge kann eine übermäßige Vermehrung residenter pathogener Erreger oder ein Neubefall mit pathogenen Bakterien sein.

Auch eine entzündlich geschädigte Schleimhaut kann leicht mit pathogenen Keimen besiedelt werden. Sehr häufig gehen bakterielle Infektionen der Mundhöhle von den Zähnen (Plaque) oder vom Zahnhalteapparat (Zahnfleischtaschen) aus. Sie führen als aerob-anaerobe Mischinfektionen zu entzündlichen Veränderungen der Umgebung. Gefürchtet ist die systemische Ausbreitung der Erreger. Typisch sind Infektionen mit Pseudomonas aeroginosa (gramnegative Keime) und Staphylococcus aureus (grampositive Keime). Bei entzündeter Mundschleimhaut wird nicht immer an die Möglichkeit einer Infektion gedacht. Im Folgenden werden einige durch Bakterien verursachte Erkrankungen der Mundschleimhaut vorgestellt.

Erysipel (Wundrose)
Eintrittspforte für die Streptokokken- und Staphylokokkeninfektion sind kleine Verletzungen, z. B. Rhagaden. Die Infektion ruft ein starkes Krankheitsgefühl mit Fieber hervor, auf der Mundschleimhaut entsteht eine flächige, meist scharf begrenzte Rötung und eine schmerzhafte Schwellung. Gefürchtete Komplikation ist eine sich flächenhaft ausbreitende, eitrige Zellgewebsentzündung, die Mundbodenphlegmone.

Scharlach
Die Infektion mit Streptokokken der Gruppe A (Streptococcus pyogenes oder A-Streptokokken) führt zu folgenden Symptomen in Mund und Rachen: Rötung der hinteren Mundhöhlenregionen, Tonsillitis mit Rötung, Schwellung, Schmerzen und Schluckbeschwerden. Zu Beginn ist die Zunge weiß belegt, nach einigen Tagen entwickelt sich eine leuchtend rot gefärbte Zunge, die auch als „Himbeerzunge“ bezeichnet wird.

Impetigo contagiosa
Erreger dieser Infektion, die fast ausschließlich bei Kindern auftritt, sind v. a. Staphylokokkus aureus und beta-hämolysierende Streptokokken der Gruppe A. Klassisches Symptom sind flüssigkeits- oder eitergefüllte Blasen, die sich besonders im Mund-Nasen-Bereich und an den Händen bilden. Die Erkrankung ist hoch infektiös.

Perléche (Synonyme: Cheilitis angularis, Angulus infectiosus, „Faulecke“)
Nach umschriebener Rötung und Schuppung in den Mundwinkeln bilden sich schmerzhafte Einrisse (Rhagaden). Ursächlich kommen Infektion mit Streptokokken, Staphylokokken oder sehr häufig Candida albicans infrage. Begünstigend wirken fehlender Mundschluss mit ungehindertem Speichelfluss (oft bei älteren Menschen), Mangelernährung, Stoffwechselstörungen (Diabetes mellitus) und ein atopisches Ekzem (Altmeyer, 2019).

Akut nekrotisierende ulzeröse Gingivitis (ANUG)
Es handelt sich um eine schmerzhafte Infektion des Zahnfleisches. Risikofaktoren sind Rauchen, ein geschwächter Allgemeinzustand, schlechte Mundhygiene, ernährungsbedingte Mangelerscheinungen und Immunschwäche. Begünstigend wirken Schlafdefizit und Stress. Die Symptome der nekrotisierenden ulzerierenden Gingivitis sind akuter Schmerz, Zahnfleischblutung, übermäßiger Speichelfluss und ein fauliger Atem (Ubertalli, 2017).

Lues (Syphilis)
Hier handelt es sich um eine fast ausschließlich durch Geschlechtsverkehr übertragene Infektion. Symptome entwickeln sich selten in der Mundhöhle, anders jedoch bei Menschen, die sich über Oralverkehr mit Syphilis anstecken.

Primäraffekt: An den Lippen und an der Zunge, aber auch an der übrigen Mundschleimhaut entwickelt sich ein scharf umschriebener derber bräunlich-roter Knoten, der in kurzer Zeit zu einem schmerzlosen Ulkus wird. Das Ulkus enthält reichlich Spirochaeten und ist hochinfektiös. An den Lippen können sich durch Eintrocknung Krusten bilden.

Sekundärstadium: Es zeigen sich fleckige dunkelrote Exantheme im Bereich der Tonsillen und des weichen Gaumens, die miteinander konfluieren. Später entstehen dunkelrote linsengroße Papeln, die sich weißlich färben oder ulzerös zerfallen und dann hochinfektiös sind.

Die Spätsyphilis tritt zwei bis zehn Jahre nach der Infektion nur bei Patienten auf, die in den ersten beiden Stadien nicht behandelt wurden. An Lippen, Gaumen und Zunge bilden sich erbsen- bis haselnussgroße schmerzlose Knoten (Gummen), die erweichen und ulzerieren und auch verhornen können.

Gonorrhoe

Diese durch Gonokokken verursachte Infektion kann bei entsprechenden Sexualpraktiken auch an der Mundschleimhaut auftreten. Symptome sind eine Pharyngitis, die evtl. auf die Tonsillen, Uvula und gelegentlich dem weichen Gaumen übergreift. Die gesamte Mundhöhle kann entzündlich gerötet und mit grauweißlich eitrigen, beim Abstreifen blutenden Belägen erscheinen. Die Betroffenen klagen über Schluckstörungen und Halsschmerzen. Allerdings bestehen oft keine Beschwerden.

Therapie

Die Infektionen werden ausschließlich systemisch mit Antibiotika therapiert. Mundspülungen und Gurgeln nach jeder Nahrungsaufnahme (mit NaCl 0,9 % oder Wasser) zur Mundhygiene und Entfernung von Essensresten unterstützen die Heilung und lindern die Beschwerden. Ergänzend werden antiseptische Mundspülungen, z. B. Chlorhexidin verordnet (2–4-mal täglich spülen, die Spüllösung ein bis zwei Minuten halten und dann ausspucken).

Der Verlauf wird täglich erfasst (Assessment) und dokumentiert. Es empfiehlt sich, bis zur Ausheilung die Zahnprothese so wenig wie möglich zu tragen. Die mechanische Plaquebeseitigung (Zähne putzen) ist möglichst beizubehalten.

10.11 Orale Erkrankungen bei HIV-Infektionen/AIDS

Das erworbene Immundefektsyndrom ist nach wie vor nicht heilbar. Enorme medizinische Fortschritte haben jedoch dazu geführt, dass viele der typischen Symptome in geschwächter Form auftreten oder sogar vollständig vermieden werden können. So hängt der Verlauf vom rechtzeitigen Einsetzen und der konsequenten Fortführung der Behandlung ab.

Nachfolgend genannte *orale Symptome* sind möglich:

- *Haarleukoplaktie:* Tritt als feine längsgestreifte, weißliche Veränderungen typischerweise am seitlichen Zungenrand auf
- *Karposi-Sarkom:* Ist eine Form von Hautkrebs, bei dem ein oder mehrere, bläuliche bis violette Flecken oder Knoten, meist am Zahnfleisch und Gaumen auftreten. Es ist ein Zeichen der manifester AIDS-Erkrankung.
- *Candida-Infektionen:* Diese durch Pilze verursachte Mund- und Rachenentzündung kann die unteren Atemwege befallen und dort zu schweren Komplikationen führen. Daneben können außerdem bakterielle und virale Infektionen zu Entzündungen der Mundschleimhaut und des Zahnfleisches führen.
- *Herpes simplex-Infektionen:* Sind ein häufiges Problem bei HIV-Patienten, die als Herpes Labialis in Erscheinung treten.
- *Viruswarzen-Infektionen (HPV):* Genitale HPV-Typen können Schleimhäute im Mund, Rachen und Kehlkopf infizieren und dort Krebs hervorrufen (dkfz, 2020).
- *Zahnfleischerkrankungen:* Formen und Ausprägungsgrade sind unterschiedlich: Erythem des Zahnfleischsaumes, nekrotisierende ulzerative Gingivitis und Paradontitis, verbunden mit Zahnverlust, Schmerzen, Blutungen und Mundgeruch. Die Probleme erschweren das Essen und Sprechen. Ein höheres Alter des Betroffenen, eine nachlässige Mundhygiene und Rauchen sind zusätzliche Risikofaktoren.

Therapie

Die Behandlung der Immunschwächekrankheit erfolgt interdisziplinär mit regelmäßiger zahnärztlicher Betreuung, um Veränderungen rechtzeitig zu erkennen und behandeln zu können. Mit der antiretroviralen Therapie (ART) steht eine hochwirksame Strategie zur Verfügung. Sie hemmt die Vermehrung der Viren und verhindert eine Übertragung auf andere Personen. HIV-infizierte Personen können somit heute ein nahezu uneingeschränktes Leben führen, auch ihre Lebenserwartung hat sich deutlich erhöht und nähert sich der nichtinfizierter Menschen (Bachmann et al., 2019).

Von pflegerischer Seite ist die Sicherung einer guten Mundhygiene ein wichtiger Aspekt. Mundspülungen können viele Beschwerden lindern. Bei allen Maßnahmen müssen die geltenden Hygieneregeln konsequent umsetzt werden.

10.12 Aphthen

Als Aphthen (aphtöse Stomatitis) werden umschriebene, einzeln oder multipel vorkommende Ulzera mit gelb-weißlichem Fibrinbelag und hochrotem entzündlichen Saum bezeichnet. Sie sind rundlich, bis linsengroß und schmerzhaft brennend (**Abb. 10-20**, **Abb. 10-21**). Aphthen treten chronisch-rezidivierend auf, sind auf die Mundschleimhaut, Lippen oder Zunge beschränkt, kommen aber auch an den äußeren Geschlechtsorganen vor. Bei etwa 10 %–30 % der Bevölkerung treten wiederholt Aphthen auf. Betroffen sind meist junge Erwachsene und das weibliche Geschlecht. Prädisponierende Faktoren sind Traumata, Allergien, genetische Dispositionen, endokrine Störungen, emotionaler Stress und HIV/AIDS. Die Ursachen sind weitgehend unbekannt. Häufig besteht ein Zusammenhang mit Allgemeinerkrankungen oder Infektionskrankheiten. Orale Aphthen heilen in ein bis drei Wochen spontan ab.

Maßnahmen bei Aphthen

- Evtl. im Frühstadium Therapieversuch durch betupfen mit lokalen Desinfektionsmitteln
- Bei ausgedehnt vorkommenden Aphthen: antiseptische Mundspülung (z. B. Chlorhexidin)
- Kortikoidhaltige Salben, diese können jedoch die Entstehung bzw. Verstärkung oraler Infektionen wie die orale Candidiasis begünstigen
- Bei starken Schmerzen: lokal anästhesierende Mittel.

10.13 Bösartige Erkrankungen der Mundhöhle

Mundhöhlenkrebs ist ein bösartiger Tumor, der von der Mundschleimhaut ausgeht. Jeder Bereich in der Mundhöhle kann betroffen sein, z. B. die Zunge oder der Mundboden.

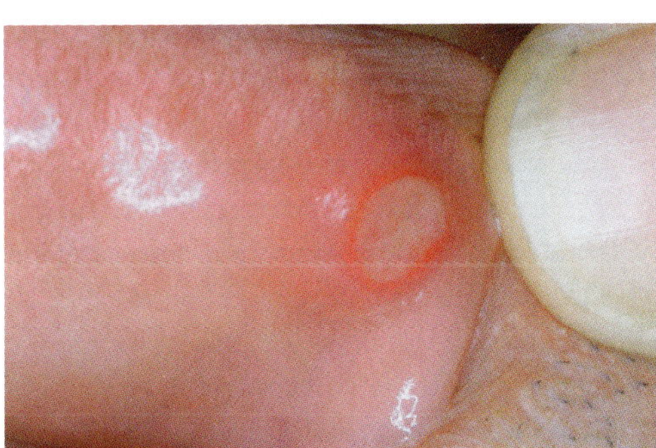

Abbildung 10-20: Aphthe (Quelle: Prof. S. Zimmer, Uni Witten-Herdecke)

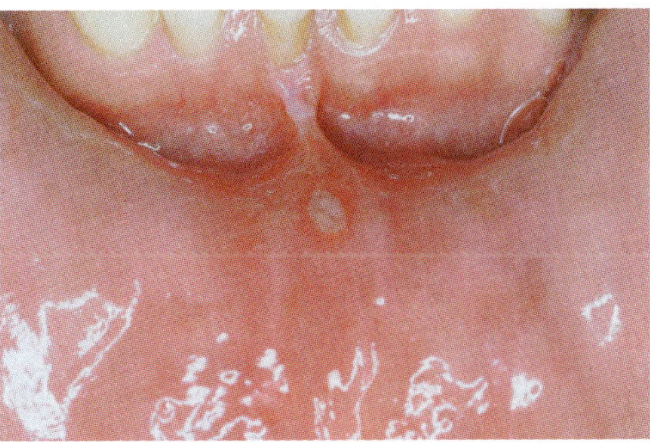

Abbildung 10-21: Aphthe (Quelle: Prof. S. Zimmer, Uni Witten-Herdecke)

Die Erkrankung tritt meist nach dem 50. Lebensjahr auf. In drei Viertel der Fälle sind Männer betroffen. Die Häufigkeit des Mundhöhlenkarzinoms hat zugenommen. Jährlich erkranken mehr als 10 000 Menschen in Deutschland neu an Mund- oder Rachenkrebs (Ärztliches Zentrum für Qualität in der Medizin äzq, 2017). Bemerkenswert ist, dass bei Frauen die Häufigkeit stark angestiegen ist (**Abb. 10-22, Abb. 10-23**).

Risikofaktoren

Der ursächliche Zusammenhang mit Tabak- und Alkoholkonsum gilt als sicher. Besonders die Kombination beider Faktoren erhöht das Risiko beträchtlich, nämlich um das 30-fache im Vergleich zu Nichtrauchern und Nichttrinkern (äzq, 2017). Aber auch das alleinige Rauchen oder der alleinige starke Alkoholgenuss können zur Tumorentstehung führen. Das Risiko steigt mit der Dauer des Rauchens oder des Alkoholkonsums und besonders durch hochprozentige Alkoholika und filterlose oder starke Zigaretten. Somit kommt der Mundhöhlenkrebs besonders häufig bei Menschen mit niedrigen sozialen Status vor.

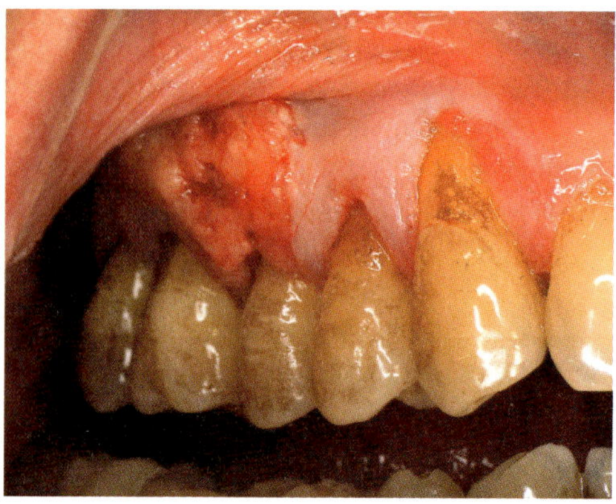

Abbildung 10-22: Leukoplaktie u. Karzinom (Prof. J. Becker, Uni Düsseldorf)

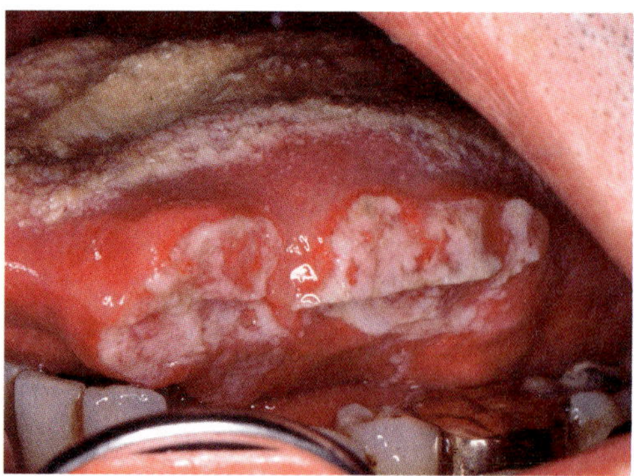

Abbildung 10-23: Zungenkarzinom (Prof. J. Becker, Uni Düsseldorf)

Jedoch sind noch andere Risikofaktoren wie chronisch wunde Stellen an der Mundschleimhaut durch scharfe Zahn- oder Prothesenkanten oder eine schlechte Mundhygiene für die Entstehung einer bösartigen Geschwulst bekannt. Bei Menschen mit chronischen entzündlichen Erkrankungen des Zahnfleischs (Parodontitis) treten Vorstufen des Krebses (Präkanzerosen) doppelt so häufig und Mundhöhlenkarzinome viermal so häufig auf wie bei Menschen ohne chronische entzündliche Veränderungen des Zahnfleischs. Als mögliche Präkanzerose spielen die Leukoplaktie (**Abb. 10-24, Abb. 10-25**) und der Lichen planus (**Abb. 10-26, Abb. 10-27**) die wichtigste Rolle. Die Entstehung der Leukoplaktie hängt wiederum weitgehend von den Rauchgewohnheiten ab (Reichard, 2002). Aber auch ohne erkennbare Ursache kann sich die Krankheit entwickeln, besonders in hohem Alter.

Prophylaxe

Bei Betrachtung der Risikofaktoren wird erkennbar, wie dem bösartigen Tumor vorgebeugt werden kann:

- gute Mund- und Zahnhygiene
- regelmäßige Zahnarztkonsultationen, bei denen nicht nur die Zähne, sondern auch die Mundschleimhaut untersucht wird
- Personen, die rauchen und häufig (hochprozentigen) Alkohol konsumieren, sollten bei guten Lichtverhältnissen im Spiegel regelmäßig auf Veränderungen im Mundraum achten.

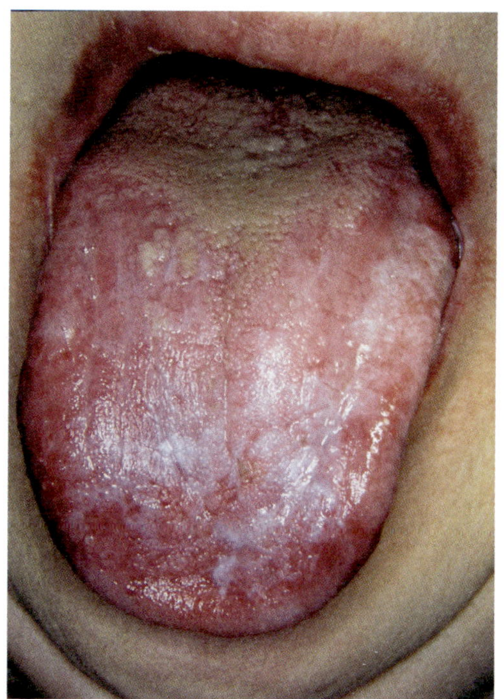

Abbildung 10-24: Atrophisch-erosive Leukoplaktie (Quelle: Prof. J. Becker, Uni Düsseldorf)

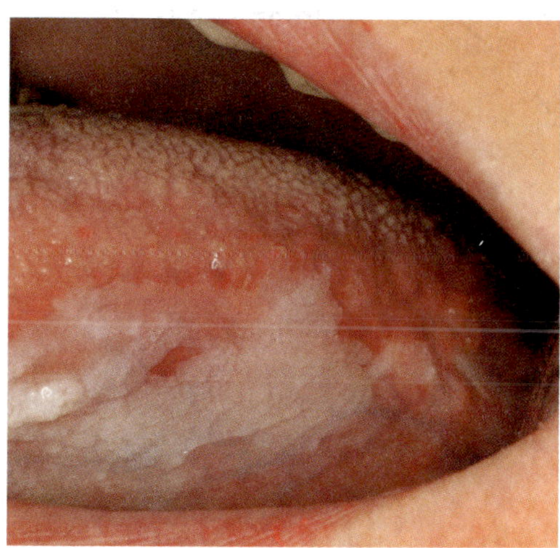

Abbildung 10-25: Ideopathische Leukoplaktie (Quelle: Prof. J. Becker, Uni Düsseldorf)

- Einschränken (besser Aufgeben) des Rauchens und Einschränken des Alkoholkonsums.

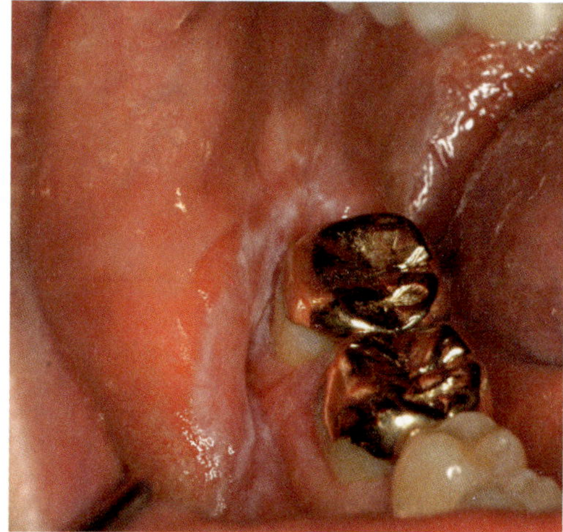

Abbildung 10-26: Lichen planus retikularis (Quelle: Prof. J. Becker, Uni Düsseldorf)

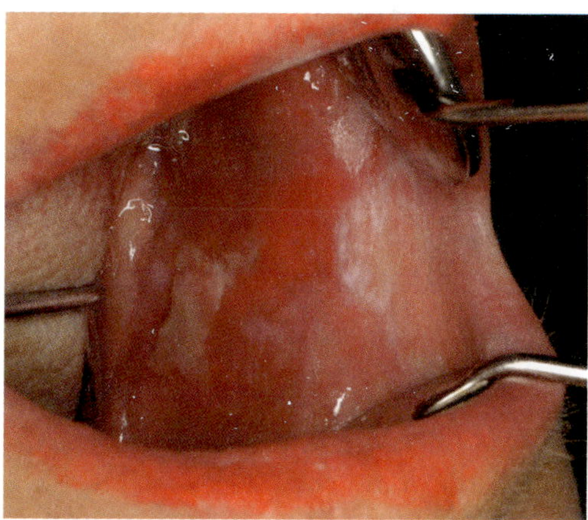

Abbildung 10-27: Erosiver Lichen planus (Quelle: Prof. J. Becker, Uni Düsseldorf)

Anzeichen

- Ein typisches Merkmal ist eine wunde Stelle oder ein Ulkus. Da dieses frühe Signal von Prothesenträgern häufig als Prothesendruckstelle verkannt wird, geht wertvolle Zeit verloren.
- leicht blutende Wunden in der Mundhöhle die nicht verheilen
- weißliche oder rote Flecken im Mund, die sich nicht abwischen lassen

- Beschwerden beim Kauen, Schluckbeschwerden
- Schwellungen oder ein Fremdkörpergefühl „Kloßgefühl“
- Sprechbehinderungen oder Schmerzen beim Sprechen
- Taubheitsgefühl an Zunge, Zähnen oder Lippe
- Begleitend können Mundgeruch, vermehrter Speichelfluss und Probleme beim Atmen auftreten.

Selbst festgestellte Auffälligkeiten, die länger als zwei Wochen bestehen, sollten umgehend ärztlich abgeklärt werden (äzq, 2017).

Im späteren Verlauf können die Lymphknoten am Hals geschwollen sein, auch Schmerzen, Müdigkeit, Leistungsabfall, Appetitverlust und ungewollte Gewichtsabnahme sind begleitende Symptome des Tumors.

Diagnostik

Die Diagnose der genannten Vorstadien kann relativ einfach mit der nicht-invasiven Bürstenbiopsie früh und sicher gestellt werden. Die Bürstenbiopsie belastet den Patienten kaum, ist preiswert und kann von jedem Zahnarzt durchgeführt werden. Mit Hilfe einer kleinen Spezialbürste wird von der verdächtigen Stelle ein Abstrich genommen, der dann im Labor mit einer DNA -Analyse untersucht wird. Die Treffsicherheit dieses diagnostischen Verfahrens ist sehr hoch und wird mit einer Sensitivität von 98,2% angegeben, bei einer Spezifität von 100% (Bagg, 2005).

Die Prognose des Mundkrebses ist schlecht (Reichard, 2002). Die Fünfjahresüberlebensrate beträgt nur etwa 40%. Die Erkrankung wird oft spät erkannt und erfordert dann verstümmelnde Operationen. Dagegen ist früh erkannter Mundkrebs heilbar. Er lässt sich besser behandeln, wenn er noch klein und örtlich begrenzt ist.

Auch eine Präkanzerose in Form einer Leukoplaktie kann sich bei Aufgabe des Rauchens zurückbilden oder ganz verschwinden. Obwohl Tumore im Bereich der Mundhöhle bereits zu einem frühen Zeitpunkt vom Betroffenen selbst erkannt werden können, suchen viele Erkrankte erst in einem späten Stadium einen Arzt auf (Reichard, 2002).

Wissenstest

1. Erklären sie die Zusammenhänge bei der Entstehung von Plaque, Zahnstein und Gingivitis.
2. Welche Maßnahmen dienen der Prophylaxe von Speicheldrüsenentzündungen und Speichelsteinen?
3. Nennen Sie mindestens fünf Ursachen für Mundtrockenheit/Xerostomie.
   a. Welche objektiven und welche subjektiven Merkmale treten bei Mundtrockenheit auf?
   b. Welche Eigenschaften sollten Speichelersatzmittel aufweisen?
   c. Welcher Zusammenhang besteht zwischen Mundtrockenheit und Karies?
4. Worauf ist Mundgeruch überwiegend zurückzuführen und durch welche einfachen Maßnahmen kann er meistens beseitigt werden?
5. Was ist bei der Anwendung lokal wirkender Mittel gegen Mundsoor zu beachten, damit eine optimale Wirksamkeit erreicht wird?
6. Erklären Sie den Begriff „Erosion“.
7. Welche Möglichkeiten zur Prophylaxe und Früherkennung des Mundhöhlenkarzinoms sind Ihnen bekannt?

Übung

Ein Patient, der unter Mundtrockenheit leidet, wird nach Hause entlassen. Machen sie Stichpunkte über ein Beratungsgespräch, das Sie mit ihm führen möchten.

Literatur

Altmeyer, P. (2019). *Perlèche*. Verfügbar unter https://www.enzyklopaedie-dermatologie.de/dermatologie/perleche-ubersicht-2996

Amir, J. (2001). Clinical aspects and antiviral therapy in primary herpetic gingivostomatitis. *Paediatric Drugs, 3*(8), 593–597. https://doi.org/10.2165/00128072-200103080-00004

äzq (Ärztliches Zentrum für Qualität in der Medizin). (2017). *Krebs der Mundhöhle – Risikofaktoren und Anzeichen*. Zugriff am 20.05.2020 unter https://www.aezq.de/aezq/mdb/downloads/kip/krebs/mundhoehlenkrebs-kip.pdf

Bachmann, N., von Siebenthal, C., Vongrad, V., Turk, T., Neumann, K., Beerenwinkel, N., ... Rauch, A. (2019). Determinants of HIV-1 reservoir size and long-term dynamics during suppressive ART. *Nature Communications, 10*(1), 3193. https://doi.org/10.1038/s41467-019-10884-9

Bagg, J. (2005). Viral infections. In A. Davies & I. Finlay (Eds.), *Oral care in advanced disease* (pp. 87–96). Oxford: Oxford University Press.

Chang, Y., Cesarman, E., Pessin, M.S., Lee, F., Culpepper, J., Knowles, D.M. & Moore, P.S. (1994). Identification of herpesvirus-like DNA sequences in AIDS-associated Kaposi's sarcoma. *Science, 266*(5192), 1865–1869.

Dawes, C. & Kubieniec, K. (2004). The effects of prolonged gum chewing on salivary flow rate and composition. *Archives of Oral Biology, 49*(8), 665–669. https://doi.org/10.1016/j.archoralbio.2004.02.007

Dawes, C. & Macpherson, L.M.D. (1992). Effect of nine different chewing-gums and lozenges on salivary flow rate and pH. *Caries Research, 26*(3), 176–182. https://doi.org/10.1159/000261439

Deutsche Gesellschaft für Rheumatologie. (n.d.). *Empfehlungen zur supportiven Therapie des Sjögren-Syndroms*. Zugriff am 11.08.2019 unter https://www.dgrh.de

dkfz (Deutsches Krebsforschungszentrum). (2020). *HPV als Krebsrisiko*. Zugriff am 20.05.2020 unter www.krebsinformationsdienst.de/vorbeugung/risiken/hpv2.php

dzif (Deutsches Zentrum für Infektionsforschung). (n.d.). *Biofilm*. Zugriff am 10.06.2020 unter https://https://www.dzif.de/de/glossar/biofilm

Emami, E., Kabawat, M., Rompre, P.H. & Feine, J.S. (2014). Linking evidence to treatment for denture Stomatitis: a meta-analysis of randomized controlled trials. *Journal of Dentistry, 42*(2), 99–106. https://doi.org/10.1016/j.jdent.2013.11.021

Femiano, F., Rullo, R., di Spirito, F., Lanza, A., Festa, V.M. & Cirillo, N. (2011). A comparison of salivary substitutes versus a natural sialogogue (citric acid) in patients complaining of dry mouth as an adverse drug reaction: a clinical, randomized controlled study. *Oral Surgery Oral Medicine Oral Pathology Oral Radiology and Endodontology, 112*(1), e15–20. https://doi.org/10.1016/j.tripleo.2011.01.039

Fried, M.P. (2020). *Geruchs- und Geschmacksstörungen*. Zugriff am 01.04.2020 unter https://www.msdmanuals.com/de-de/profi/

Gätke, D. & Kocher, T. (2011). *Risikofaktoren für Parodontitis und Parodontitis als Risikofaktor für kardiovaskuläre Erkrankungen*. Verfügbar unter https://www.zwp-online.info/fachgebiete/parodontologie/mundschleimhauterkrankungen/risikofaktoren-fuer-parodontitis-und-parodont#

Hahnel, S. (2013). *Die Betreuung von Patienten mit Mundtrockenheit – ein spezieller Aspekt in der zahnärztlichen Prophylaxe*. Verfügbar unter https://www.zmk-aktuell.de/fachgebiete/prophylaxe/story/die-betreuung-von-patienten-mit-mundtrockenheit--ein-spezieller-aspekt-in-der-zahnaerztlichen-prophylaxe__852.html

IQWiG (Institut für Qualität und Wirtschaftlichkeit im Gesundheitswesen). (Hrsg.). (2012). *Pilzinfektion der Mundhöhle (orale Candidose)*. Zugriff am 22.03.2020 unter https://www.gesundheitsinformation.de/pilzinfektion-der-mundhoehle-orale-candidose.2111.de.html

Jassoy, C. & Schwarzkopf, A. (Hrsg.). (2005). *Hygiene, Mikrobiologie und Ernährungslehre für Pflegeberufe*. Stuttgart: Thieme.

Klimek, J. (2014). *Speichel und Mundgesundheit. Ein Skript für Studenten zur Examensvorbereitung*. Verfügbar unter https://fachschaft-zahnmedizin.de/wp-content/uploads/2012/10/StuDent_Skript_Okt_2014-Speichel_Mundgesundheit.pdf

Lang, B. & Filippi, A. (2004). Halitosis – Teil I Epidemiologie und Entstehung. *Schweizerische Monatsschrift Zahnmedizin, 114*, 1037–1044.

Lussi, A., Buzalaf, M.A.R., Duangthip, D., Anttonen, V., Ganss, C., Joao-Souza, S.H., Baumann, T. & Carvalho, T.S. (2019). The use of fluoride for the prevention of dental erosion and erosive tooth wear in children and adolescents. *European Archives Paediatric Dentistry, 20*(6), 517–527. https://doi.org/10.1007/s40368-019-00420-0

Lussi, A., João-Souza, S.H., Megert, B., Carvalho, T.S. & Baumann, T. (2019). Das erosive Potenzial verschiedener Getränke, Speisen und Medikamente. *Swiss Dental Journal, 129*(6), 479–487.

Lussi, A., Lussi, J., Carvalho, T.S. & Cvikl, B. (2014). Toothbrushing after an erosive attack: will waiting avoid tooth wear? *European Journal of Oral Sciences, 122*(5), 353–359. https://doi.org/10.1111/eos.12144

Lussi, A., von Salis-Marincek, M., Ganss, C., Hellwig, E., Cheaib, Z. & Jaeggi, T. (2012). Clinical study monitoring the pH on tooth surfaces in patients with and without erosion. *Caries Research, 46*(6), 507–512. https://doi.org/10.1159/000339783

Marchal, F., Becker, M., Dulguerov, P. & Lehmann, W. (2000). Interventional sialendoscopy. *Laryngoscope, 110*(2), 318–320. https://doi.org/10.1097/00005537-200002010-00026

Olsson, H. & Axell, T. (1991). Objective und subjective efficacy of saliva substitutes containing mucin and carboxymethylcellulose. *Scandinavian Journal of Dental Research, 99*(4), 316–319.

Pindborg, J.J. (1970). *Pathology of the Dental Hard Tissues*. Verfügbar unter https://openlibrary.org/books/OL5771217M/Pathology_of_the_dental_hard_tissues

Projektgruppe Evidence-based-Nursing & Südtirol Alto Adige (Hrsg.). (2008). *Leitlinie Mundpflege*. Verfügbar unter https://www.provinz.bz.it/gesundheitswesen/LL_Mundpflege_-_Handbuch

Reichard, P.A. (2002). *Früherkennung des Mundhöhlenkarzinoms und oraler Präkanzerosen*. Verfügbar unter https://www.zm-online.de/archiv/2002/22/titel/frueherkennung-des-mundhoehlenkarzinoms-und-oraler-praekanzerosen/

Ripamonti, C. & Fulfaro, F. (2005). Taste disturbance. In A. Davies & I. Finlay (Eds.), *Oral care in advanced disease* (pp. 225–232). Oxford: Oxford University Press.

Robert Koch Institut & Statistisches Bundesamt (Hrsg.). (2009). *Gesundheitsberichterstattung des Bundes. Heft 47. Mundgesundheit*. Berlin: Robert Koch-Institut.

S2k-Leitlinie 017/050. (2016). *Riech- und Schmeckstörungen. Stand Oktober 2016*. Zugriff am 01.04.2020 unter https://www.awmf.org/uploads/tx_szleitlinien/017-050l_S2k_Riech-und-Schmeckstörungen_2017-03.pdf

Sampaio-Maia, B., Figueiral, M.H., Sousa-Rodrigues, P., Fernandes, M.H. & Scully, C. (2011). The effect of denture adhesives on Candida albicans growth in vitro. *Gerodontology, 29*(2), 348–356. https://doi.org/10.1111/j.1741-2358.2011.00478.x

Sasaki, C.T. (2018). *Sialadenitis*. Yale: Yale University School of Medicine. Zugriff am 20.02.2020 unter https://www.msdmanuals.com/de-de/profi/hals-nasen-ohren-krankheiten/oropharyngeale-st%C3%B6rungen/sialadenitis

Schindler, C., Wienforth, F. & Kirch, W. (2010). Besonderheiten der zahnärztlich relevanten Pharmakotherapie bei Patienten in höherem Lebensalter. In F. Müller & I. Nitschke (Hrsg.), *Der alte Patient in der zahnärztlichen Praxis* (S. 91–102). Berlin: Quintessenz Verlags-GmbH.

Shellis, R.P., Ganss, C., Ren, Y., Zero, D.T. & Lussi, A. (2011). Methodology and models in erosion research: discussion and conclusions. *Caries Research, 45*(Suppl 1), 69–77. https://doi.org/10.1159/000325971

Steiger-Ronay, V., Tektas, S., Attin, T., Lussi, A., Becker, K., Wiedemeier, D.B., Bayeler, B. & Carvalho, T.S. (2019). Comparison of Profilometric and Microindentation Analyses for Determining the Impact of Saliva on the Abrasion of Initially Eroded Enamel. *Caries Research, 53*(1), 33–40. https://doi.org/10.1159/000489133

Ubertalli, J.T. (2017). *Akute nekrotisierende ulzerierende Gingivitis (ANUG)*. Zugriff am 20.08.2019 unter https://www.msdmanuals.com/de-de/profi/zahn-,-mund-,-kieferkrankheiten/parodontale-erkrankungen/akute-nekrotisierende-ulzerierende-gingivitis-anug

Zahnwissen.de. (n.d.). *Karies*. Zugriff am 10.06.2020 unter https://www.zahnwissen.de/frameset_lexi.htm?lexikon_pa-pm.htm

Empfohlene Webseiten

Mediathek der Bundeszahnärztekammer. Verfügbar unter https://www.bzaek.de/presse/mediathek.html

- Problem Mundtrockenheit, Reinigung und Befeuchtung der Mundschleimhäute

11 Mundpflege in verschiedenen Settings

Prophylaktische und therapeutische Maßnahmen zur Förderung der Mundgesundheit sollten Menschen aller Altersgruppen einschließlich Pflegebedürftigen und Menschen mit Behinderungen zuteil werden. Sie haben das gleiche Recht auf angemessene medizinische, zahnmedizinische und pflegerische Leistungen. Die allgemein anerkannten Regeln bezüglich der Mundpflege gelten für alle Menschen. In einigen Fällen bedarf es sogar intensiverer Maßnahmen, da beispielsweise Allgemeinerkrankungen, ein geschwächtes Immunsystem oder ungünstige Lebensumstände die Entstehung oraler Erkrankungen begünstigen.

In der täglichen Praxis sind die Ergebnisse der Mundpflege nicht immer zufriedenstellend. Die Folgen mangelnder Versorgung bei pflegebedürftigen Menschen und bei Menschen mit Behinderungen können schwerwiegend sein (**Kap. 5**). Die Qualität der Mund- einschließlich Prothesenpflege entspricht nicht den Erwartungen, die an eine zeitgemäße Pflege gestellt werden. Sie entspricht zudem nicht überall den Erwartungen der pflegebedürftigen Menschen.

Mit einer guten Mundpflege wird die allgemeine Verfassung alter, pflegebedürftiger, behinderter und dementer Menschen verbessert. Pflegende und andere professionell tätige leisten damit einen Beitrag zur Erhaltung von Lebensqualität und sozialer Teilhabe dieser großen Bevölkerungsgruppe.

11.1 Geriatrische Pflege

Unsere Gesellschaft altert. Damit steigt die Anzahl der Menschen mit Pflegebedarf. Jedoch ist Pflegebedürftigkeit nicht eine Frage des Alters, aber mit dem Alter steigt das Risiko, pflegebedürftig zu werden. Aufgrund der weiteren Alterung der Gesellschaft wird prognostisch auch für die nächsten Jahre eine Zunahme der Personen mit Pflegebedarf erwartet (Statistisches Bundesamt, 2019). Ein hoher Grad an Pflegebedürftigkeit schließt in der Regel einen hohen Unterstützungsbedarf bei der Mundpflege ein. Zahn- und Munderkrankungen verlagern sich ins hohe Alter und dabei hauptsächlich auf Menschen mit Pflegebedarf (BZÄK & KZBV, 2017).

In Deutschland wird in definierten Abständen in repräsentativen Studien die Mundgesundheit der Bevölkerung untersucht. Die Fünfte Deutsche Mundgesundheitsstudie (DMS V) von 2016 zeigt auf, dass der orale Gesundheitszustand alter pflegebedürftiger Menschen oder von Menschen mit Behinderungen deutlich schlechter ist als der der gesamten Altersgruppe der älteren Senior*innen (75- bis 100-Jährige). So weisen neun von zehn der älteren Senior*innen eine moderate bzw. schwere Parodontitis auf, jeder zweite Pflegebedürftige in dieser Altersgruppe ist zahnlos, verbleibende eigene Zähne sind weniger funktionstüchtig (BZÄK & KZBV, 2017).

„Ältere Menschen mit Pflegebedarf haben weniger eigene Zähne und häufiger herausnehmbaren Zahnersatz. Knapp 30 Prozent der Menschen mit Pflegebedarf sind nicht mehr selbst in der Lage, ihre Zähne und Zahnprothesen eigenständig zu reinigen und zu pflegen. Sie benötigen Unterstützung bei der täglichen Mundhygiene. Mit zunehmendem Pflegebedarf steigt dieser Anteil deutlich an. So sind 60 Prozent der Menschen mit Pflegebedarf nicht mehr in der Lage, einen Zahnarzttermin zu organisieren und dann die Praxis auch aufzusuchen" (BZÄK & KZBV, 2017).

Die Ergebnisse der DMS V legen nahe, dass künftig Menschen mit Pflegebedarf einer besonderen zahnmedizinischen und pflegerischen Unterstützung bedürfen.

Betreuungsformen

Die überwiegende Anzahl aller Pflegebedürftigen wird zu Hause versorgt, in der Regel allein durch Angehörige oder mit Unterstützung durch ambulante Pflegedienste. Der übrige Teil wird vollständig von ambulanten Pflegediensten oder in Pflegeheimen vollstationär betreut. Die **Abbildung 11-1** zeigt die Versorgungsformen Pflegebedürftiger Personen in Deutschland im Jahr 2017 (Statistisches Bundesamt, 2019).

In den letzten Jahren zeichnet sich ein neuer, positiver Trend ab: Zunehmend bilden Senior*innen Wohngemeinschaften. Die Bewohner*innen sind überwiegend mobil, kommen jedoch vorübergehend oder dauerhaft in die Situation von Abhängigkeit. In den Wohngemeinschaften geben sie sich gegenseitige Unterstützung. Damit ist die Versorgungssituation, auch bezüglich der Mundpflege besser als bei zu Hause alleinlebenden Menschen.

11.1.1 Risiken für die Mundgesundheit im Alter

Mit steigendem Lebensalter nehmen die Risiken für die Mundgesundheit zu. Die Ursachen sind sowohl im Alter selbst als auch in Krankheiten zu sehen. Mitunter spielen finanzielle Einschränkungen oder fehlende Möglichkeiten der Inanspruchnahme von Leistungen eine Rolle.

Die in **Kapitel 4** beschriebenen Risiken treffen ebenso für betagte Menschen zu. Typische altersbedingte Veränderungen werden an dieser Stelle hervorgehoben und ergänzt:

Degenerative Prozesse des Zahnhalteapparates und Atrophie der gesamten Mund-,

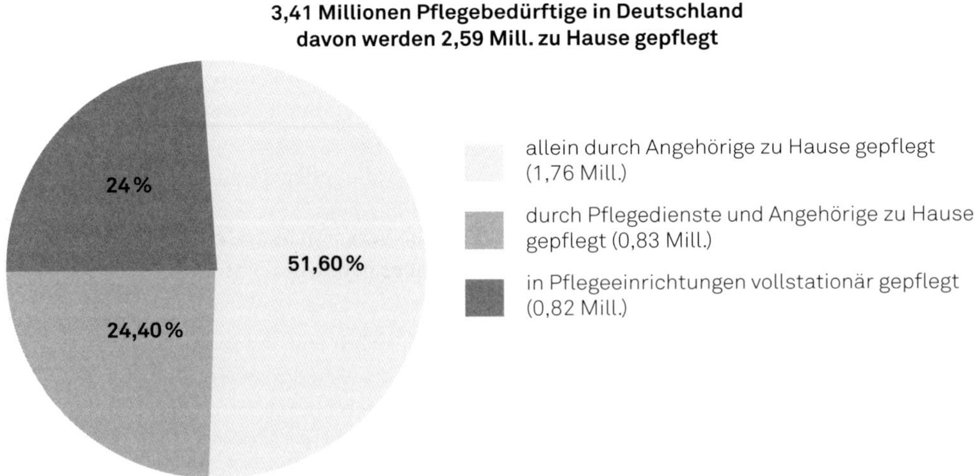

Abbildung 11-1: Versorgung Pflegebedürftiger in Deutschland (Quelle: Eigendarstellung nach Angaben des Statistischen Bundesamtes)

Zungen und Gaumenschleimhaut mit verminderter Regenerationsfähigkeit: Der Kiefer unterliegt einem Knochenabbau, schlechtsitzende Zahnprothesen können die Rückbildung des Kieferknochens zusätzlich fördern, indem sie einen Druck auf diesen ausüben. Das Zahnfleisch bildet sich auch ohne Entzündung langsam zurück, die Zähne erscheinen länger (**Abb. 11-2**). Die Zähne werden locker und es kommt zu Zahnverlust. Zu Beginn liegen nur die Zahnhälse, später immer mehr Zahnwurzeloberflächen frei. Die ohnehin auftretenden physiologischen Rückbildungsprozesse können durch fehlende Reize (z.B. weiche Kost) noch beschleunigt werden.

Atrophie der Speicheldrüsen mit abnehmendem Speichelfluss, die Abwehr- und Spülfunktionen des Speichels sind vermindert, die Viskosität ist erhöht. Dazu kommt, dass ältere Menschen oft regelmäßig mehrere den Speichelfluss hemmende Arzneimittel einnehmen. Der Speichelmangel wirkt sich generell auf die Mundgesundheit aus. Näheres ist in **Kapitel 10.7** (Mundtrockenheit) beschrieben.

Nachlassen der Sinnesorgane: Die Wahrnehmung im Mund vermindert sich, der Geruchs- und Schmecksinn lassen nach. Die Wahrnehmungen der Schmeck-Qualitäten Sauer und Salzig sind besonders betroffen. Das Nachlassen der Sehkraft, z. B infolge eines Kataraktes führt dazu, dass Veränderungen an den Zähnen und der Schleimhaut nicht bemerkt werden.

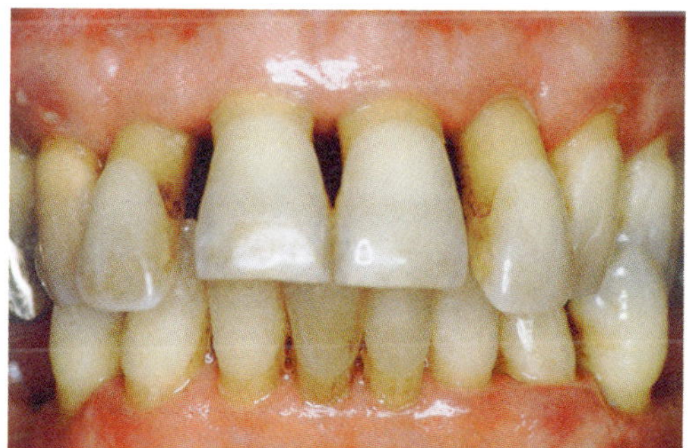

Abbildung 11-2: Rückbildung des Zahnhalteapparates mit frei liegenden Zahnhälsen (Quelle Prof. S. Zimmer, Uni Witten-Herdecke)

Eingeschränkte Kaufähigkeit, Fehl- und Mangelernährung: Im Alter ändert sich oft das Ernährungsverhalten. Zu Hause lebenden Senior*innen können aufgrund von Erkrankungen und Mobilitätseinschränkungen frische Lebensmittel oftmals nicht besorgen oder zubereiten. Auch Zahnverlust oder Probleme mit dem Zahnersatz führen zu einer Veränderung der Ernährungsverhaltens. In vielen Fällen wird ein Zahnverlust auch ohne Zahnersatz teilweise kompensiert. Dann werden solche Nahrungsmittel bevorzugt, die ohne Probleme gegessen werden können. Die Speisen werden weniger zerkleinert geschluckt, was zu einer mangelhaften bzw. verzögerten Verdauung und Verdauungsbeschwerden führen kann. Außerdem wird die Ernährung einseitig.

Gerade bei älteren Menschen führt die Verkettung mehrerer Ursachen wie vermindertes Geschmacksempfinden, Medikamente mit Appetit und Speichelfluss mindernder Wirkung, ein schlechter Zahnstatus, eine nicht gut angepasste Zahnprothese oder das Nichtverwenden der Prothese zu Ernährungsproblemen.

Auch in Alten- und Pflegeeinrichtungen entspricht die Ernährung nicht immer den Empfehlungen einer (zahn)-gesunden Ernährung für Senior*innen.

Mangelnde Stellenbesetzung führt unter Umständen dazu, dass oral aufgenommene Zusatznahrung (Fertignahrung in fester oder flüssiger Form aus der Flasche oder dem Glas, z.B. Babykost oder Sondenkost) verabreicht wird, weil die Verabreichung der Mahlzeiten dadurch schneller geht. Ähnliche Gründe führen dazu, dass alte Menschen Ernährungssonden erhalten. Diese Art der Problemlösung ist jedoch entwürdigend, denn die „Mahlzeit“ wird auf bloße Kalorienzufuhr reduziert.

Noch viel zu häufig, ohne ersichtlichen Grund erhalten auch in heutiger Zeit Senior*innen pürierte (passierte) Kost. Pürierte Kost wirkt auf die meisten unappetitlich, oft besteht sogar eine Abneigung gegen pürierte Kost. Durch pürierte, wenig schmackhafte Kost gehen die Freude und der Genuss am Essen verloren. Die Betroffenen verspüren keinen Anreiz zum Essen, da die Sinne beim Anblick des Essens nicht angeregt werden. Die soziale- und die Genussfunktion werden außer Acht gelassen, sie sind jedoch für den alten Menschen ebenso wichtig. Gerade in stationären Pflegeeinrichtungen hat das Einnehmen der Mahlzeiten oft als einziges gemeinsames Ereignis eine hohe soziale Bedeutung.

Außerdem wird durch wenig appetitanregende und einseitige Kost langfristig eine ausreichende Energiezufuhr oftmals nicht gewährleistet, Gewichtsverlust und Mangelernährung sind die Folgen. Dies kann bei alten und pflegebedürftigen Menschen zu körperlicher Schwäche und weiteren Komplikationen führen, u.a. zu erhöhtem Sturzrisiko.

Bei bettlägerigen Pflegebedürftigen werden häufig gesüßte Tees oder Fruchtsäfte auf den Nachtschrank gestellt, die dann schluckweise über den Tag und der Nacht verteilt getrunken werden. Auch hochkalorische Fertigkost/Trinknahrung, die über den Tag verteilt eingenommen werden soll, enthält meist viel Zucker. Dies erhöht das Kariesrisiko beträchtlich.

Der Schluckreflex ist verzögert: Die am Schlucken beteiligten Muskeln werden schwächer. Nach der Nahrungsaufnahme können besonders bei Menschen mit Lähmungen der Gesichtsmuskulatur Nahrungsreste in der Mundhöhle verbleiben.

Kosmetische und funktionelle Veränderungen an den Zähnen: Die Zähne werden im Alter spröder, dadurch sind auch gefüllte Zähne stärker bruchgefährdet. An den Zähnen können sich scharfe Kanten bilden, die zu Verletzungen führen können (**Abb. 11-3**). Die Abnutzungserscheinungen infolge von Abrasion, Erosion und Attrition begünstigen außerdem das Zerbrechen der Zähne. Durch Einlagerung von Farbstoffen in die äußeren Zahnschichten und in das Zahnbein kommt es zu einer dunkleren Verfärbung der Zähne bei alten Menschen. Bei fehlenden Zähnen oder unzureichenden Zahnersatz kann es zu veränderter Sprache und veränderter Physiognomie kommen.

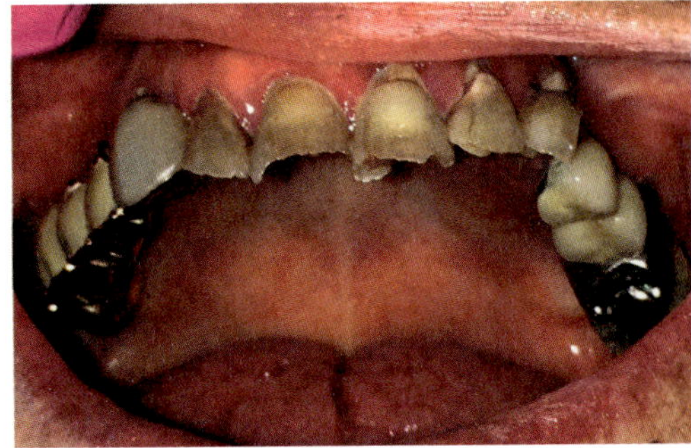

Abbildung 11-3: Bildung scharfer Kanten an den Zähnen (Quelle: Dr. E. Ludwig, Ulm)

Veränderte Auffassung von Mundgesundheit: Bei vielen Senior*innen lässt die Motivation zur Mundpflege und zur Nutzung prophylaktischer Möglichkeiten mit steigendem Alter nach. Ältere Menschen suchen seltener einen Zahnarzt auf als jüngere. Depression und länger anhaltende depressive Stimmungslagen, die bei älteren Menschen häufiger vorkommen, führen dazu, dass sie sich nur schwer dazu überwinden können, zur Prophylaxe oder Behandlung die Zahnarztpraxis aufzusuchen.

Fehlende Möglichkeiten der Inanspruchnahme zahnärztlicher Leistungen: Alten pflegebedürftigen, demenzkranken oder behinderten Menschen fehlt oft wegen fehlender Fahr- oder Transportmöglichkeiten der Zugang zu ausreichender zahnmedizinischer Versorgung (**Kap. 4.3**).

Zusammenhang zwischen Pflegebedürftigkeit und der Selbständigkeit in der Mundpflege

Meist ist Pflegebedürftigkeit verbunden mit körperlicher Schwäche und Bettlägerigkeit. Häufige Ursachen, die die Einschränkungen zur

Durchführung der Mundpflege mit sich bringen, sind Bewegungseinschränkungen mit beeinträchtigter Grob- und Feinmotorik, z. B. infolge Morbus Parkinson, Gliedmaßenlähmungen oder rheumatischen Erkrankungen. Die Betroffenen können oftmals ohne Hilfe das Bad nicht aufsuchen, um die Mundpflege durchzuführen. Ohne Unterstützung kann die Mundpflege nur noch teilweise oder gar nicht mehr ausgeführt werden. Probleme können schon beim Aufschrauben einer Zahnpastatube bestehen, die Zahnpasta kann nicht richtig dosiert und der Mund nicht gut ausgespült werden, Wasser und Zahnpastenreste werden verschluckt.

11.1.2 Mögliche Probleme in der Pflegepraxis

Die Gruppe der älteren und alten Menschen ist sehr heterogen. Die Abweichungen zwischen kalendarischem und biologischem Alter sind mitunter hoch. Sind die Senior*innen überwiegend selbstständig, wird die Kontrolle der Mundhygiene durch Pflegende oft vernachlässigt. Die Pflegebedürftigen selbst erleben die Kontrolle und Hilfeleistungen mitunter als Eingriff in ihre Entscheidungsfreiheit.

Viele Senior*innen mit Pflegebedarf können ihre tägliche Mundpflege nicht mehr oder nur noch unzureichend ausführen und sind von ihren Angehörigen oder von Pflegenden abhängig. Die Hilfeleistungen gestalten sich bei allein zu Hause wohnenden, aber auch bei den in Alten- und Pflegeheimen lebenden Menschen mitunter schwierig.

Folgende Szenarien können sich bei einem Aufenthalt eines alten pflegebedürftigen Menschen in einer Altenpflegeeinrichtung oder in einem Krankenhaus abspielen:

- Einige Pflegende setzen Alter (leider immer noch!) mit Zahnlosigkeit gleich. Der alte Mensch kann über seine Kostform nicht selbst entscheiden. Er erhält bei Aufnahme routinemäßig eine „altengerechte Kost“, obwohl er noch über natürliche Zähne oder einen funktionell guten Zahnersatz verfügt.
- Bei der Aufnahme kommt die pflegebedürftige Person ohne ihre Zahnprothese – niemand bemüht sich um die Prothese und der Zustand wird beibehalten. Sie erhält pürierte Kost.
- Die pflegebedürftige Person kommt mit schlechtem Allgemeinzustand oder Aspirationsgefahr in die Klinik, die Zahnprothese wird aus dem Mund entfernt und im Nachtschrank aufbewahrt. Nach Besserung ihres Zustandes oder der Beseitigung der Aspirationsgefahr denkt niemand daran, die Prothese wieder einzusetzen. Die Kostform bleibt als „Schonkost“ bestehen.
- Die stark mit Belägen versehene Prothese wird zur Reinigung entfernt, aber nicht wieder eingesetzt.
- Der herausnehmbare Zahnersatz wird als solcher nicht wahrgenommen und verbleibt ohne Säuberung im Mund. Andererseits ist die Pflegekraft unsicher im Umgang mit einem modernen herausnehmbaren Zahnersatz. Sie weiß nicht, wie er ausgegliedert und wieder eingegliedert wird und hat Angst, diesen falsch einzugliedern oder zu beschädigen.
- Zur Verringerung des Pflegeaufwandes wird die Zahnprothese für längere Zeit oder dauerhaft ausgegliedert.
- Nicht jede Pflegeperson denkt daran, der pflegebedürftigen Person zum Essen ihre Zahnprothese zu reichen; die Person erhält ihre Zahnprothese also unregelmäßig. Aufgrund ihres mentalen Zustandes oder weil sie „nicht so viel Arbeit machen will“, bittet sie nicht um ihre Prothese.
- Bei der Krankenhausaufnahme wird die Zahnprothese entfernt, weil sie nicht mehr passt. Der Patient erhält pürierte Kost und wird mit der nicht passenden Prothese wieder entlassen.

Die Szenarien sind nicht typisch, sie sind mehr oder weniger stark ausgeprägt auch leider heute noch anzutreffen, besonders bei der Pflege alter Menschen mit mentalen Beeinträchtigungen und Menschen, die nicht in der Lage sind, ihren Willen zu äußern.

11.1.3 Orale Prophylaxe im Alter

Anzustreben ist eine hohe Qualität interprofessioneller Versorgung alter und pflegebedürftiger Menschen. Dazu gehört, sich auf die sehr unterschiedlichen Individuen und Bedingungen einzustellen, physische und psychisch-geistige Einschränkungen zu erkennen, ihren Schweregrad zu ermitteln und Hilfen zur Bewältigung der Probleme anzubieten.

Die Hilfen schließen ein:

- *Eine optimale Therapie systemischer Erkrankungen:* Sie unterstützt die Bemühungen des Zahnarztes und der Pflegenden (siehe Wechselwirkungen Allgemein- und Munderkrankungen) und trägt zur Erhaltung der Mundgesundheit bei. Eine enge Zusammenarbeit zwischen (Haus)-Zahnarzt und dem Hausarzt wird daher empfohlen.
- *Zahnmedizinische Maßnahmen:* Bei alten und pflegebedürftigen Menschen besteht generell ein höherer Bedarf an präventiven Maßnahmen. Meistens erfordern Prophylaxe- und Therapiemaßnahmen einen höheren Personal- und Zeitaufwand und sind mitunter schwierig durchzuführen. Notwendig sind individuelle, engmaschige Termine zu Kontroll- und Prophylaxemaßnahmen, wobei eine professionelle Zahnreinigung (PZR) bei Pflegebedürftigen häufiger in Anspruch genommen sollte. Ein regelmäßiger Kontakt zum Zahnarzt lässt den Präventions- und Therapiebedarf rechtzeitig erkennen.
- *Bei geplantem Krankenhausbesuch* ist es empfehlenswert, Zahnprobleme vorher zahnärztlich therapieren zu lassen, denn im Krankenhaus ist die Organisation einer zahnärztlichen Therapie mit erheblichem Aufwand verbunden.
- *Beratung/Instruktion* der betroffenen Person durch die Pflegenden, wie trotz vorhandener Einschränkungen eine effektive Mundhygiene durchgeführt werden kann (z. B. Einüben von Pflegetechniken).
- *Beratung darüber, welche Hilfsmittel* die Wirksamkeit der Mundhygiene verbessern (z. B. eine elektrische Zahnbürste, speziell angepasste Zahnbürstengriffe, Empfehlung einer Mundspüllösung). Die Zusammenarbeit mit der Physio- und der Ergotherapie ist von großem Nutzen, wenn es um die Auswahl oder die Anfertigung bzw. Anpassung von Hilfsmitteln für Menschen mit beeinträchtigter manueller Geschicklichkeit geht.
- *Motivierung zur Inanspruchnahme prophylaktischer zahnärztlicher Leistungen:* Der ältere Mensch muss wissen, dass auch bei herausnehmbaren Zahnersatz Kontrollen durch einen Zahnarzt/einer Zahnärztin nicht ihre Bedeutung verlieren. Außerdem dienen zahnärztliche Kontrollen nicht nur der Überprüfung des Prothesensitzes, sondern auch der Inspektion der Mundschleimhaut, des Rachens und der Zunge. Sie können damit einen Beitrag zur Früherkennung von Mundhöhlentumoren leisten. Die subjektive Einschätzung der Mundgesundheit durch den Pflegebedürftigen selbst stimmt oft nicht mit dem objektiven zahnärztlichen Befund überein. Auch aus diesem Grund ist es abzulehnen, dass die Zahnarztpraxis nur bei Schmerzen oder anderen Beschwerden aufgesucht wird. Ältere Personen sollten sich mindestens halbjährlich in der Zahnarztpraxis vorstellen.
- *Bessere Ausbildung des Pflegepersonals*, damit Patienten und Heimbewohner*innen entsprechend motiviert und beraten werden können und die notwendigen Pflegeleistungen in hoher Qualität erbracht werden.

Die Zahl derjenigen Seniorinnen und Senioren nimmt tendenziell zu, die der Mundhygiene bis ins hohe Alter einen hohen Stellenwert beimessen. Zukünftig werden mehr alte Menschen über eigene Zähne und hochwertige prothetische Versorgungen verfügen. Viele ältere Menschen besitzen heute außerdem hochwertigen implantatgetragenen Zahnersatz. Jedoch spielt im Prophylaxeverhalten wie auch in der prothetischen Versorgung der soziale Status eine große Rolle. Fakt ist, dass Zahn- und Zahnfleischerkrankungen kein Bestandteil des Alterungsprozesses sein müssen. Werden individuelle, auf das Alter abgestimmte Prophylaxemaßnahmen fortgeführt, können auch Erwachsene bis ins hohe Alter viele Zahn- und Mundkrankheiten vermeiden, ein gesundes Gebiss und ein strahlendes Lächeln behalten. Die Durchführung der Mundpflege-Maßnahmen im Alter und bei Pflegebedürftigkeit ist in **Kapitel** 7umfassend erläutert.

11.1.4 Besondere Maßnahmen bei Pflegebedürftigkeit und Beeinträchtigungen

Seit dem Jahr 2018 wurden in Deutschland die Bedingungen zur Inanspruchnahme zahnmedizinischer Versorgung für Pflegebedürftige verbessert.

Pflegebedürftige mit Pflegegrad (1–5) entsprechend § 61b SGB XII (SGB V, 2020) oder Menschen, die wegen einer seelischen oder psychischen Beeinträchtigung Eingliederungshilfe nach § 53 SGB XII (SVR Gesundheit, 2018) beziehen, können neben der regelhaften Vorsorgeuntersuchung einmal im Kalenderhalbjahr zusätzliche zahnärztliche Leistungen beanspruchen:

- Erhebung des Mundgesundheitsstatus, wozu die Beurteilung des Pflegezustandes der Zähne, des Zahnfleischs, der Mundschleimhäute und des gegebenenfalls vorhandenen Zahnersatzes gehört.
- Erstellung eines persönlichen Mundgesundheitsplanes auf einem verbindlichen Dokumentationsblatt (enthält die Befunde des Mundgesundheitsstatus, Empfehlungen für die Mund-, Zahn- und Prothesenpflege, Empfehlungen zur zahngesunden Ernährung, Hinweise an das Pflegepersonal und / oder für die pflegenden Angehörigen sowie Angaben zu einer eventuell erforderlichen Behandlung). Pflegende erhalten eine Kopie des Formulars. Voraussetzung dafür ist die Einwilligung des Pflegebedürftigen oder des Betreuers.
- Aufklärung zur Mundgesundheit: praktische Anleitungen zur Pflege der Zähne, des Zahnfleisches, der Mundschleimhaut und vorhandener Prothesen sowie Empfehlungen zur Umsetzung der Maßnahmen, die im Mundgesundheitsplan aufgeführt sind. Außerdem Erläuterungen und ggf. praktische Demonstration der empfohlenen Maßnahmen für die Klienten und ggf. für die Unterstützungspersonen.
- Entfernung von Zahnstein (BZÄK, 2019; AG ZMB, 2018; SGB V, 2020).

Bei erheblicher Beeinträchtigung der Mobilität (Pflegegrad nach § 15 SGB XI) können diese Leistungen im Rahmen der aufsuchenden zahnärztlichen Versorgung in der Pflegeeinrichtung, in der Wohnung oder in Einrichtungen, in denen Leistungen zur Teilhabe am Arbeitsleben oder am Leben in der Gemeinschaft durchgeführt werden (Statistisches Bundesamt, 2019). Die Versorgung vor Ort beschränkt sich jedoch überwiegend auf einfachere Maßnahmen, weitergehende Behandlungen sind in der Regel nur in einer Zahnarztpraxis möglich.

Ist eine notwendige Behandlung zu Hause oder in den genannten Einrichtungen nicht möglich, übernehmen gesetzliche Krankenkassen unter bestimmten Voraussetzungen auch Leistungen für einen Transport in die Zahnarztpraxis (Pflegegrad 5, 4 oder 3, bei Pflegegrad 3 mit zusätzlichem Nachweis über eine dauerhafte Mobilitätsbeeinträchtigung oder Schwerbehindertenausweis mit dem Merkzeichen „aG“, „Bl“ oder „H“) (BZÄK, 2019; AG ZMB, 2018).

Wissenstest

1. Welche typischen Veränderungen der Mundhöhle treten im Alter auf?
2. Wie kann sich eine mangelhafte zahnprothetische Versorgung auf die Ernährung auswirken?

Literatur

AG ZMB (Arbeitsgemeinschaft Zahnmedizin für Menschen mit Behinderung oder besonderem medizinischen Unterstützungsbedarf). (2018). *Infoflyer zu § 22a*. Verfügbar unter https://www.agzmb.de/downloads

BZÄK (Bundeszahnärztekammer) & KZBV (Kassenzahnärztliche Bundesvereinigung). (2017). *DMS V (Deutsche Mundgesundheitsstudie V)*. Verfügbar unter https://www.bzaek.de/fileadmin/PDFs/dms/Zusammenfassung_DMS_V.pdf

BZÄK (Bundeszahnärztekammer). (2019). *Menschen mit Pflegebedarf*. Verfügbar unter https://www.bzaek.de/praevention/alters-und-behinderten-zahnmedizin.html

SGB V (Sozialgesetzbuch V). (2020). *Gesetzliche Grundlage über neue präventive Leistungen für die zahnärztliche Versorgung von Pflegebedürftigen und Menschen mit Beeinträchtigung*. Verfügbar unter https://www.sozialgesetzbuch-sgb.de/sgbv/1.html

Statistisches Bundesamt. (2019). *Drei Viertel der Pflegebedürftigen zu Hause versorgt*. https://www.destatis.de/DE/Presse/Pressemitteilungen/Zahl-der-Woche/2019/PD1936_p002.html

SVR Gesundheit (Sachverständigenrat zur Begutachtung der Entwicklung im Gesundheitswesen). (2018). *Kurzfassung des Gutachtens zur bedarfsgerechten Steuerung der Gesundheitsversorgung*. Verfügbar unter https://www.svr-gesundheit.de/fileadmin/user_upload/Gutachten/2018/SVR-Gutachten_2018_Kurzfassung.pdf

11.2 Zerebrale, geistige und/oder seelische Beeinträchtigungen

11.2.1 Häufigkeit psychisch-geistiger Beeinträchtigungen

Der Anteil der Menschen mit einer festgestellten schweren Behinderung beträgt etwa 8 bis 10 % der Gesamtbevölkerung. Ein Anteil dieser Menschen ist pflegebedürftig. Darunter befinden sich Menschen mit neurologischen, zerebralen und psychisch-geistigen Erkrankungen, die wiederum in vielfältigen Formen auftreten können (Statistisches Bundesamt, 2018).

11.2.2 Problemlage, Ursachen und Folgen

Die Mundgesundheit von Menschen mit neurologischen und psychisch-geistigen Erkrankungen ist schlechter als im Bevölkerungsdurchschnitt. Besonders ihr Risiko für Karies-, Parodontal- und Mundschleimhauterkrankungen ist deutlich erhöht. Der Sanierungsgrad des Gebisses ist niedriger, und der Zahnverlust höher als bei Menschen ohne Behinderung (Nitschke, Hopfenmüller, Hopfenmüller & Schulte, 2012). Nicht wenige dieser Menschen sind zudem mehrfach behindert. Dank des medizinischen Fortschritts werden die Menschen mit Behinderung auch immer älter und damit pflegebedürftiger.

Häufige Ursachen und Folgen neurologischer und psychisch-geistiger Behinderung

- Demenzerkrankungen
- angeborene geistige Behinderung z. B. in Form des Down-Syndroms oder als Folge von Alkohol/ Drogenmissbrauch der Mutter
- Sauerstoffmangel und Trauma bei der Geburt
- Schädel-Hirn Trauma
- Schlaganfall
- Hirnhautentzündung
- Psychiatrische Erkrankungen, z. B. Depression, Schizophrenie, neurotische Störungen wie Angst und Phobien
- Entwicklungsverzögerungen

Folgen

Einschränkung der Selbstpflegefähigkeiten: Die Fähigkeiten zur Selbstpflege, einschließlich zur Mundhygiene sind einschränkt oder völlig aufgehoben. Nicht immer erhalten die Betroffenen die notwendige Unterstützung zur Aufrechterhaltung ihrer Mundgesundheit. Die vernachlässigte Mundpflege führt dann schnell zu weiteren Veränderungen.

Mundtrockenheit durch Nebenwirkungen von Psychopharmaka und Sedativa: Die medikamentöse Behandlung der oben erwähnten Erkrankungen hat oft Nebenwirkungen wie eine verminderte Speichelproduktion zur Folge, was wiederum das Auftreten weiterer oraler Probleme beschleunigt: quälende Xerostomie, zäher Schleim, Verkrustungen der Zunge, Probleme mit dem Zahnersatz, Infektionen und Karies.

Lähmungen der Gesichtsmuskulatur, Herauslaufen von Speichel aus dem Mund, Schluckstörungen: Neben der erschwerten Nahrungsaufnahme kann die verbale Kommunikation beeinträchtigt sein. Für Menschen mit chronisch neurologischen Erkrankungen kann das Herauslaufen von Speichel aus dem Mund ein besonders belastendes Problem darstellen. Abgesehen von der Verschmutzung der Kleidung und der Umgebung können sich depressive Symptome verstärken. Ablehnung und soziale Isolation können entstehen. Die Ursache ist nicht vermehrte Speichelbildung, sondern eher mit Schluckstörungen in Verbindung zu bringen. Der sich ständig bildende Speichel kann nicht hinuntergeschluckt werden oder es bestehen aufgrund von Nervenlähmungen Schwierigkeiten, den Speichel im Mund zu halten. Die Behandlungsmöglichkeiten sind begrenzt.

Weiterhin können infolge von Lähmung nach dem Essen Speisereste in der Mundhöhle verbleiben, ohne dass die pflegebedürftige Person dies wahrnimmt. Damit erhöht sich das Risiko einer Aspiration (**Kap. 7.4.2** Schluckstörungen).

Nicht immer nehmen betreuende Angehörige und Pflegende aufkommende Probleme gleich wahr und die Betroffenen äußern diese nicht immer. Unter anderem möchten sie „keinen zur Last fallen" oder wollen Scham und Peinlichkeiten sich selbst und anderen ersparen.

Hinweise auf orale Probleme können sein:

- Manipulationen im Gesicht, z. B. ständig eine Wange anfassen
- Ablehnung von Mahlzeiten, Abwehr beim Essen eingeben
- Verweigerung der Mundhygiene
- Ablehnung des Tragens des Zahnersatzes, obwohl diese sonst getragen wurde
- Ruhelosigkeit, Grimassieren

11.2.3 Herausforderungen in der Pflege

Bei Einschränkung der Fähigkeiten zur Mundpflege ist die Mundgesundheit gefährdet. Ohne Unterstützung kann das dazu führen, dass die ehemals in der zahnmedizinischen Prävention und Zahnerhaltung erreichten Erfolge rasch verloren gehen. Die Behinderung erfordert oft einen besonderen Unterstützungsbedarf, der die psychische und auch die physische Belastung der Pflegenden erhöht. Die Pflege erfordert einen höheren Zeitaufwand. Geduld und Verständnis sind notwendige Voraussetzungen.

Häufige Probleme sind:

- Das Zähneputzen wird vergessen oder unterbrochen, der Ablauf des Putzvorgangs wird vergessen, Hinweise können nicht umgesetzt werden.
- Demente Personen können ihre Probleme oftmals nicht mitteilen oder die Probleme sind ihnen nicht bewusst. Verbunden mit den geistigen Defiziten treten oftmals Stimmungsschwankungen mit ängstlichen oder aggressiven Verhaltensweisen auf, was die Hilfeleistung erschwert.
- Vorhandener Zahnersatz wird z. T. abgelehnt, die Neuanpassung von Zahnersatz kann schwierig oder unmöglich sein.
- Ängstliche Stimmungslagen können zu Ablehnung der Unterstützungsangebote führen, auch aggressives Verhalten gegenüber Pflegenden ist möglich (Die meisten Erkrankten nehmen jedoch die Hilfen gerne an).
- Die Betroffen sind oft ruhelos, die Zeit in denen sie kooperieren können, kann zu kurz sein, sodass die Mundpflege unterbrochen

werden muss und erst später fortgesetzt werden kann. Mitunter ist an manchen Tagen gar keine Mundpflege möglich.

Erhaltung der Selbstpflege-Fähigkeiten

Bei der Unterstützung ist nach dem Grundsatz zu verfahren, dass auch Menschen mit psychisch-geistigen Beeinträchtigungen über das Vorgehen informiert und wenn immer möglich, in die pflegerischen Entscheidungen einbezogen werden sollten. Um seine Fähigkeiten zu erhalten ist es notwendig, die Person regelmäßig zu motivieren und hinsichtlich der Auswahl geeigneter Pflegemittel und deren Gebrauch zu beraten. In Abhängigkeit vom Leistungsvermögen des Pflegebedürftigen sollte die Anwendung der Pflegemittel demonstriert und geübt werden. Gegebenenfalls ist eine Beratung durch eine zahnmedizinische Fachkraft (Prophylaxeassistentin, zahnmedizinische Fachangestellte) angezeigt. Die Berücksichtigung von Gewohnheiten und Ritualen und die Anwesenheit einer vertrauten Person kann die Hilfeleistung erleichtern. Bei Pflegebedürftigen, die sich nicht selbst äußern können, können Angehörige wichtige Informationen geben.

Teilweise Übernahme der Mundpflege durch Pflegende

Zunächst wird evtl. vorhandener Zahnersatz entfernt und die Mundhöhle inspiziert. Die pflegebedürftige Person wird gebeten, ihre Mundpflege selbstständig durchzuführen. Die Pflegeperson gibt Anleitung und Unterstützung. Nachputzen der Zähne ist meistens erforderlich. Hilfsmittel wie z. B. eine Dreikopfzahnbürste (**Kap.** 7, Abb. 7-13) können die Zahnpflege erleichtern. Bedingung für die Verwendung von Zahnpasta und Mundspülung ist, dass diese nicht verschluckt werden. Gegebenenfalls kann die Mundhygiene mit anderen Hilfsmitteln, z. B mit einer Absaugzahnbürste durchgeführt werden (**Kap.** 7, Abb. 7-15, Abb. 7-16).

Die Maßnahmen sollten immer in der gleichen Weise ablaufen, sodass sie als Rituale verinnerlicht werden. Die Einbeziehung von Möglichkeiten der oralen Stimulation (**Kap. 13**) kann hilfreich sein.

Prinzip sollte es sein, die Balance zwischen Unabhängigkeit und der Sicherstellung einer guten Mund- und Prothesenpflege zu halten. Ist die pflegebedürftige Person zur Mundhygiene nicht mehr selbst in der Lage, müssen Angehörige oder Pflegende diese Aufgabe übernehmen.

11.2.4 Verweigerung der Unterstützung

Hilfeleistung kann als Kontrolle und Eingriff in die Intimsphäre und in die freie Selbstbestimmung gedeutet werden und eine Abwehrhaltung oder Verweigerung hervorrufen. Hier müssen im Gespräch die Gründe erkundet werden. Angst, Schmerzen oder zurückliegende negative Erfahrungen könnten eine Rolle spielen. Mitunter hat die Abwehrhaltung auch keinen erkennbaren Hintergrund. In jedem Fall ist die Person umfassend über die Notwendigkeit der Mundpflege und über die Folgen ihres Ausbleibens in geeigneter Weise zu informieren. Kann auch dann keine Zustimmung erreicht werden, ist eine Lösung dieses ethischen Problems schwierig, aber notwendig. Eine Vernachlässigung der Mundpflege ist nicht akzeptabel.

Eine bewährte Form, um zu einer ethisch vertretbaren Entscheidung zu kommen, ist die Fallbesprechung. Teilnehmer sind die Bezugspflegeperson, Angehörige, ggf. die gesetzlich bestimmte Betreuungsperson und der behandelnde Zahnarzt. Gegebenenfalls kann der Hausarzt oder der betreuende Psychologe/Psychotherapeut einbezogen werden. Sie kennen die Eigenarten ihrer Patienten und können hilfreiche Informationen geben.

Bei der Festlegung einer Vorgehensweise ist einerseits die Entscheidungsfreiheit der Person zu respektieren. Andererseits sind die Folgen bei Nichtdurchführung der Mundpflege zu bedenken und zu benennen: Zahnschmerzen, Verlust vorhandener Zähne, schwere Infektionen in deren Folge aufwändig angefertigter Zahnersatz entfernt werden muss sowie umfangreiche zahnärztliche risikobehaftete Therapiemaßnahmen.

Im Interesse der betroffenen Person ist eine Entscheidung unter Beachtung der Gesamtsituation zu treffen. Möglicherweise muss die Autonomie der Person zeitweise eingeschränkt oder außer Kraft gesetzt werden, um einen größeren Schaden zu vermeiden. Situationsabhängig kann auch ein Kompromiss geschlossen werden: Die Mundpflege ist zunächst auf die unbedingt notwendigen Maßnahmen zu reduzieren, welches die pflegebedürftige Person bestimmt. Ist diese mit dem Kompromiss einverstanden und hat sie das Gefühl, die Kontrolle über die Situation zu haben, kann erfahrungsgemäß später der Umfang der Mundpflege erweitert werden. Eine weitere Möglichkeit besteht darin, der pflegebedürftige Person anzubieten, Teilschritte der Mundpflege selbst zu übernehmen.

Das-Nicht-Öffnen des Mundes zur Mundpflege bei dementen Personen darf aufgrund der eingeschränkten geistigen Fähigkeiten, verbunden mit beeinträchtigter Wahrnehmung und damit der herabgesetzten Entscheidungsfähigkeit nicht vorschnell als Verweigerung gedeutet werden. In diesen Situationen kann nachfolgend beschriebene Vorgehensweise helfen.

Gestaltung der Kommunikation und der Umgebung bei pflegerischen Hilfeleistungen und beim Zahnarztbesuch

- Sich nie dem Pflegebedürftigen von hinten nähern, sondern immer von vorne, bedrohlich wirkende Haltungen und Gesten vermeiden
- Freundlichkeit, Ruhe und Geduld ausstrahlen, auch die Umgebung soll ruhig und reizarm sein, die zu unterstützende Person soll eine bequeme Position einnehmen können, die Beleuchtung darf nicht zu grell sein
- Die Pflegeperson/der Zahnarzt stellt sich vor und informiert über das Vorhaben
- Initialberührung: mit der flachen Hand spürbar die Schulter des Betroffenen berühren
- Respektvolle Kommunikation auf Augenhöhe, keine Babysprache, sondern einfache Sprache und kurze einfache Sätze in warmer etwas tieferen Stimmlage, beim Sprechen immer Blickkontakt halten
- Die pflegebedürftige Person soll die Pflegeperson/den Zahnarzt stets sehen und hören können
- Zwischendurch loben und positive Rückmeldungen geben
- Zeit geben, um auf Fragen zu reagieren, weil die Reaktions- und Verarbeitungszeiten stark verlängert sein können
- Vorlieben und Abneigungen berücksichtigen (Informationen aus der Biografie), Mitunter kann schon der Geschmack der Zahnpasta zu ablehnendem Verhalten führen, Lieblingsmusik im Hintergrund spielen, Kuscheltiere zulassen
- Vertraute Personen können anwesend sein, die Hand halten und so Sicherheit vermitteln
- Schwierige Fragen unterlassen, sie können Unruhe und aggressives Verhalten provozieren
- Sanften Körperkontakt aufrechterhalten (Halten der Hand), das erinnert an die Anwesenheit einer Person
- Wenn Unruhe aufkommt, Schmerzäußerungen wahrgenommen werden oder die Konzentration nachlässt, kurze Pausen einfügen (Aspirationsgefahr); nichts erzwingen.
- Bei Abschluss der Handlungen: Körperkontakt der Initialberührung wiederholen

Bei Pflegemaßnahmen

- Alles was zur Mundpflege benötigt wird, in Sichtweite platzieren. Sieht die Person die Pflegemittel, erinnert und beruhigt sie sich (Nightingale, 2020)
- Die pflegebedürftige Person sollte während der Maßnahmen in einen Spiegel/Handspiegel schauen können

- Jeden Schritt beschreiben, Pflegemittel zeigen
- Während der Hilfeleistungen oder im Anschluss die Mundhöhle betrachten, um Veränderungen zu erkennen

Näheres dazu ist in **Kapitel 13** (Basale Stimulation) beschrieben.

11.2.5 Besonderheiten bei Kindern und Jugendlichen

Einige Eltern schenken der Mund- und Zahngesundheit ihrer behinderten Kinder nicht die notwendige Aufmerksamkeit (BZÄK, 2017). Häufig werden die Kinder lange mit der Flasche ernährt und erhalten über lange Zeiträume breiige oder auch flüssige Kost, oft mit viel Zucker. Die Eltern meinen es gut, jedoch ist diese Ernährungsform mit Risiken verbunden, die an anderer Stelle bereits aufgezeigt wurden. Die Prophylaxe von Karies steht daher oft im Vordergrund.

Die Selbstständigkeit kann durch frühzeitiges Einüben des Zähneputzens gefördert werden. Geduld und pädagogisches Geschick sind hierbei notwendig. Elektrische Zahnbürsten, vorzugsweise mit Andrucksensor, können bei Kindern und Jugendlichen beliebt sein und das Interesse zur Anwendung heben. Der Fluoridgehalt der Zahnpasta und ggf. der Mundspüllösung ist alters- und risikoabhängig zu wählen. Niemals sollte der Mund gewaltsam geöffnet werden, dies würde an den darauffolgenden Tagen das Abwehrverhalten verstärken. Ein individuelles Pflege- und Therapiekonzept zwischen Zahnarzt, Eltern, Pflegekräften und Therapeuten ist notwendig.

11.2.6 Zahnärztliche Prophylaxe

Aufgrund des hohen Risikos für die Mundgesundheit in dieser Personengruppe sollte der Zahnarzt wenigstens zweimal jährlich konsultiert werden, am besten in Kombination mit einer professionellen Zahnreinigung und ggf. professionellen Prothesenreinigung. Nach Möglichkeit sollte eine Zahnarztpraxis gewählt werden, die mit der Behandlung von Menschen mit psychischen und Demenz-Erkrankungen erfahren ist. Der Patient sollte möglichst schmerzfrei zur Behandlung kommen. Bei Angstzuständen wird die Anpassung der Dosis der vom Neurologen verordneten angstlösenden Medikaments empfohlen (Bedarfsmedikation in besonderen Situationen).

Abschließende Bemerkungen

Die Interprofessionelle Zusammenarbeit ist die einzige Möglichkeit, um die Lebensqualität der pflegebedürftigen Person zu erhalten. Dabei ist die Familie ein wichtiges Mitglied des therapeutischen Teams.

Eine wohlwollende Einstellung dem Menschen mit seiner psychischen- oder Demenzerkrankung reicht für eine gute Pflege nicht aus. Notwendig ist auch ein fundiertes fachliches Wissen über die Erkrankung. Pflegende sollten weiterhin mit dem Charakter und der Lebensgeschichte der pflegebedürftigen Person vertraut sein, mit ihren Stärken und Fähigkeiten, was sie mag und was nicht. Derartige Informationen können die Pflege erleichtern (Nightingale, 2020).

Fallbeispiel

Schwester Eva geht zu Herrn B. um bei ihm die Mundpflege durchzuführen. Beim Lesen des Pflegeplanes und des Verlaufsberichtes hat sie sich informiert und erkannt, dass ihr Vorhaben schwierig werden kann. Sie setzt sich auf Augenhöhe neben Herrn B. und lächelt ihn an.

Schwester Eva: *Herr B, ich möchte ihrem Mund und ihre Zähne säubern.*

Herr B.: *Nein! Nein!!*

Schwester Eva: *Es muss aber sein.*

Herr B. schreit, dreht den Kopf zur Seite, hält sich den Mund zu. Schwester Eva gibt etwas

Zahnpasta auf die Zahnbürste, berührt mit ihrer freien Hand sanft die Lippen von Herrn B. Herr B. öffnet den Mund ein wenig. Vorsichtig führt Schwester Eva die Zahnbürste in die Mundhöhle. Herr B. beißt fest auf die Zahnbürste und lässt sie nicht wieder los. Außerdem greift er die Hand, welche die Zahnbürste hält und zieht sie weg.

Auch nach gutem Zureden und einer kurzen Pause merkt Schwester Eva, dass die Mundpflege jetzt nicht mehr weiter geht und sie ihr Vorhaben abbrechen muss.

Schwester Eva: *Herr B. wir sind fertig, Sie brauchen nur noch den Mund ausspülen.* Sie reicht ihm den Becher. Herr B. gibt die Zahnbürste frei, nimmt einen kräftigen Schluck und schluckt das Wasser (mit der Zahnpasta) hinunter.

Beurteilen Sie die Situation: Wie kann die Mundpflege wirkungsvoller gestaltet werden?

Literatur

BZÄK (Bundeszahnärztekammer). (2017). *Handbuch der Mundhygiene.* Verfügbar unter https://www.bzaek.de/fileadmin/PDFs/h/files/assets/common/downloads/Mundhygienehandbuch_Pflege.pdf

Nightingale, D.J. (2020). *The pocket guide to mouth and dental hygiene in dementia care – Guidance for Maintaining Good Oral Health.* London: Jessica Kingsley Publishers.

Nitschke, I., Hopfenmüller, J., Hopfenmüller, W. & Schulte, A.G. (2012). *Zur Mundgesundheit von Pflegebedürftigen und Menschen mit Behinderungen in Deutschland – eine systematische Übersicht (Review) auf der Grundlage aktueller Einzelstudien (2000–2012).* Verfügbar unter https://www.idz.institute/publikationen/idz-information/zur-mundgesundheit-von-pflegebeduerftigen-und-menschen-mit-behinderungen-in-deutschland.html

Statistisches Bundesamt. (2018). *Pressemitteilung Nr. 228. 7,8 Millionen schwerbehinderte Menschen leben in Deutschland.* Verfügbar unter https://www.destatis.de/DE/Presse/Pressemitteilungen/2018/06/PD18_228_227.html

Empfohlene Literatur/Webseiten

Statistisches Bundesamt. (2019). *Drei Viertel der Pflegebedürftigen zu Hause versorgt.* Verfügbar unter https://www.destatis.de/DE/Presse/Pressemitteilungen/Zahl-der-Woche/2019/PD1936_p002.html

Mediathek der Bundeszahnärztekammer. Verfügbar unter https://www.bzaek.de/presse/mediathek.html

- Tipps für die Mundpflege bei Menschen mit Behinderung

11.3 Palliativpflege und terminale Lebensphase

11.3.1 Orale Probleme

Als häufigste Mundprobleme werden vom Pflegebedürftigen in der Palliativpflege orales Unbehagen und Schmerzen, oft verbunden mit trockenem Mund und klebriger, belegter Zunge, Probleme beim Kauen und Schlucken sowie Störungen des Schmeckempfindens erlebt. Weiterhin können Schwierigkeiten beim Sprechen und Probleme mit dem Zahnersatz auftreten. Die Beeinträchtigungen sind häufig mit Mundgeruch verbunden.

Mundtrockenheit

Oftmals nehmen die Betroffenen zu wenig Flüssigkeit zu sich. Die Flüssigkeitsausscheidung über Haut, Atemluft und Niere bleibt jedoch unverändert oder erhöht sich sogar. Die Flüssigkeitsbilanz wird dann per Infusion ausgeglichen. Trotzdem klagen Sterbende über Durst. Das Durstempfinden wird in diesem Fall nicht durch Flüssigkeitsmangel, sondern durch eine trockene Mundschleimhaut verursacht. Auch Pflegebedürftige, die genügend Flüssigkeit über Infusionen zugeführt bekommen, weisen eine trockene Mundschleimhaut auf und geben Durstgefühle an. Durstempfinden ist also nicht zwingend auf eine Dehydratation zurückzuführen.

Plaquebildung und Karies

Mundtrockenheit und eine vernachlässigte Mundhygiene führen zur Ansammlung von Plaque und damit zu einem erhöhten Kariesrisiko. Daneben birgt die Ernährungsform ein gewisses Kariesrisiko. Um eine hohe Energieaufnahme zu erreichen, werden hochkalorische Nahrungsmittel, meist mit hohem Zuckeranteil, in Form von fünf bis sechs Mahlzeiten täglich angeboten. Die Kariesprophylaxe ist dann schwierig, spielt jedoch in diesen Lebenssituationen nur eine untergeordnete Rolle.

Entzündungen

Auch entzündliche Zahnfleischerkrankungen kommen in der Palliativpflege oft vor. Bei stark immungeschwächten Menschen kann die Entzündung rasch zur nekrotisierenden ulzerativen Gingivitis fortschreiten und weite Komplikationen hervorrufen.

11.3.2 Pflegemaßnahmen

Die Mundpflege mit Zahnbürste und Zahnpasta durch den Pflegebedürftigen oder unter der Hilfe der Angehörigen bzw. Pflegepersonen sollte so lange wie möglich aufrechterhalten werden. Durch den stark beeinträchtigten Allgemeinzustand und mit zunehmender Schwäche ist die Person zur Selbstpflege oftmals nicht mehr in der Lage. Sie wird abhängiger und ist immer stärker auf Hilfe angewiesen. Neben der Infektionsprophylaxe kommt es v.a. darauf an, etwas Wohlbefinden zu schaffen, die Mundhöhle feucht zuhalten und von borkigen Belägen zu befreien.

Mit einer sehr weichen Zahnbürste (**Abb. 11-4**), mit Wattestäbchen, Schwammbürste (**Kap. 7**, Abb. 7-29), oder eine in einer Klemme gefassten Kompresse oder Mulltupfer kann die Mundhöhle ausgewischt und angefeuchtet werden (Verletzungsgefahr beachten!). Zur Anfeuchtung dient abgekochtes Wasser, ungesüßter frischer Kamillen- oder Salbeitee oder ggf. eine antibakterielle Lösung. Das Material soll gut feucht sein, aber nicht tropfen. Ist das Schlucken gefahrlos möglich, sollte dem Pflegebedürftigen eine häufige Mundspülung angeboten werden. Die Wirkung einer Mundspülung hängt neben der Wahl des Mittels v.a. von der Häufigkeit der Anwendung ab. Eine häufig durchgeführte Mundspülung mit einem milden, keimarmen Mittel (Natrium Chlorid-Lösung oder frisches abgekochtes Wasser) hält die Schleimhaut sauber und feucht, verhindert Verkrustungen, erleichtert das Abspucken zähflüssigen Speichels, neutralisiert ein saures Milieu, wirkt lindernd am entzündeten Zahnfleisch und der Schleimhaut und reduziert die Ansammlung von Partikeln und Bakterien im Mund. Werden wässrige Mittel verwendet, ist die Anfeuchtung häufiger notwendig, denn diese verdunsten sehr schnell. Besser ist es, die Schleimhaut mit Speichelersatzprodukten zu pflegen, bevorzugt auf Muzin-Basis. Diese wirken länger.

Bei Sterbenden ist abzuwägen zwischen Notwendigkeit und Zumutbarkeit, zwischen Handeln und Unterlassen. Vordergründiges Ziel ist ein akzeptables orales Wohlbefinden ohne Schmerzen. Die Wünsche der pflegebedürftigen Person sollten stets Priorität haben. Liegen Bewusstseinsstörungen vor, können die Möglichkeiten der Basalen Stimulation® genutzt werden (**Kap. 13**).

Ablehnendes Verhalten

Die wohlgemeinten Manipulationen der Pflegenden können Unsicherheiten und Ängste auslösen. Dies führt mitunter dazu, dass der Patient den Mund nicht öffnet und die Pflege verweigert. Interventionen sollten dann unter-

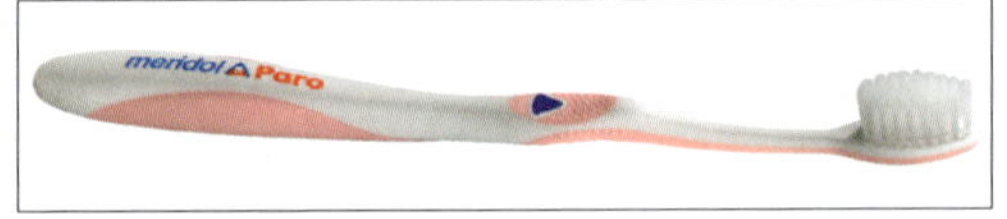

Abbildung 11-4: Zahnbürste mit mikrofeinen Borstenenden (Quelle: meridol®)

brochen oder vorübergehend ausgesetzt werden, wenn sie Unbehagen verursachen und Abwehrverhalten hervorrufen. Gute Beobachtungsfähigkeit und Einfühlungsvermögen der Pflegenden und die Zusammenarbeit mit den Angehörigen können helfen, eine individuell geeignete Vorgehensweise zu finden.

11.3.3 Einbeziehung der Angehörigen

Im Hospiz oder in der stationären Pflege

In der terminalen Phase sind die Angehörigen oft längere Zeit beim Sterbenden anwesend. Mitunter werden sie gebeten, die Mundpflege zu übernehmen. Diese Bitte kann unterschiedliche Reaktionen auslösen. Während einige Angehörige dies gern übernehmen, finden andere die Aufgabe zu schwierig. Einerseits möchten sie ihrem Nächsten „etwas Gutes tun" und die mitunter qualvollen Symptome lindern helfen, andererseits sind sie unsicher und haben Angst, etwas falsch zu machen. Die Hilflosigkeit, die sich darin ausdrückt, seinen Intimbereich Mund anderen zu überlassen, löst Peinlichkeit und Scham auf beiden Seiten aus. Dies kann dazu führen, dass Angehörige die Mundpflege ablehnen. Die Ablehnung kann in einem aggressiven Ton geschehen, um eigene Unsicherheiten zu verbergen. Es ist wichtig, den Angehörigen wenigstens die Gelegenheit dazu zu geben, bei ihrem Nächsten die Mundpflege durchzuführen. Jedoch sollten sie nicht dazu genötigt werden. Auf jeden Fall sollte das Wissen der Angehörigen um die Gewohnheiten, Vorlieben und Abneigungen erfragt und für die Pflege genutzt werden.

In der häuslichen Pflege

Wird der Patient in seiner letzten Lebensphase zu Hause versorgt, ist die Einbeziehung der Angehörigen unumgänglich. Die Mundpflege ist mitunter stündlich notwendig und der Pflegedienst kann so oft nicht anwesend sein. Die Angehörigen müssen dabei von den professionell Pflegenden ermutigt und angeleitet werden.

Wissenstest

Welche Gründe sprechen für die Einbeziehung der Angehörigen in die Mundpflege bei Menschen in der finalen Lebensphase?

Fallbeispiel

Herr M. wird auf der Palliativstation eines Krankenhauses gepflegt. Seine Mundschleimhaut ist entzündet und er klagt über Schmerzen im Mund. Die angebotene Mundpflege nimmt er dankbar an. Er erhält starke Schmerzmittel, die jedoch auch zu Bewusstseinsstörungen führen. So kommt es bei der Mundpflege und beim Reichen von Getränken immer wieder zu Schluckstörungen.

Mit Welche Maßnahmen kann die Sicherheit bei der Mundpflege und bei der Aufnahme von Getränken erreicht werden?

11.4 Intensivpflege und Menschen im Wachkoma

11.4.1 Problemlage

In der Intensivpflege (ITS) sowie bei der Pflege von Wachkomapatienten besteht ein besonders hoher allgemeiner Pflegebedarf, der auch besondere Unterstützung in der Mundpflege einschließt. Daher ist die Mundpflege oft mehrmals täglich erforderlich. In der Intensivpflege sind die Patienten meistens bewusstseineingeschränkt und intubiert. Die Ernährung erfolgt parenteral oder über eine Perkutane Endoskopische Gastrostomie-Sonde (PEG). Die sonst vorhandenen Aktivitäten des Kauens finden nicht mehr statt, die Speichelproduktion und damit ihre wichtigen Funktionen ist stark herabgesetzt. Da der Mund infolge der Intubation nicht ganz geschlossen werden kann, trocknen die Schleimhäute aus, was zu kleinen Einrissen in der Schleimhaut führen kann und das Infektionsrisiko erhöht. Zudem kann der Tubus Druckstellen verursachen. Durch Absaugen können Verletzungen hervorgerufen werden. Die Position des Tubus und der dazugehörigen Instrumente (Fixation, Beißblock) erschweren die Mundpflege. Aus Angst, eine Aspiration zu provozieren oder eine Dislokation des Trachealtubus zu verursachen, wird die Mundhygiene teilweise vernachlässigt und der Mund nur mit einem feuchten Tupfer gesäubert.

11.4.2 Liegender Trachealtubus

Alle Manipulationen am Tubus sind vorsichtig durchzuführen, um Lageveränderungen (Dislokationen) und Verletzungen an Schleimhaut und Zähnen sowie die Provokation von Würgereizen zu vermeiden. Um Druckstellen an den Schleimhäuten zu vermeiden, sollte der Tubus innerhalb eines Tages ein- bis zweimal, am besten im Zusammenhang mit der Mundpflege, von einem zum anderen Mundwinkel umgelagert werden. So ist außerdem die Mundhöhle überall zur Inspektion und Reinigung zugänglich. Außerdem können so der Pflegeaufwand und die Belastungen für den Patienten in Grenzen gehalten werden. Vor Beginn der Mundpflege ist der Cuff-Druck zu prüfen, danach erfolgt die Inspektion der Mundhöhle. Gegebenenfalls ist eine Absaugung notwendig. Die Zähne und Schleimhäute können vorsichtig mit einer Kurzkopf-, Kinder- oder auch einer Absaugzahnbürste geputzt werden. Zunächst wird eine Seite, nach der Umlagerung des Tubus die andere Seite des Mundes gesäubert. Eine sinnvolle Unterstützung in der Mundpflege bei ITS-Patienten kann die bereits erwähnte Zahnbürste mit Absaugvorrichtung (Abb. 7-15, Abb. 11-4) leisten. Die genannte wiederverwendbare Zahnbürste ist besonders zur Pflege von bettlägerigen Patienten im Intensivbereich geeignet und erhöht die Sicherheit beim Zähneputzen bei bewusstseinsbeeinträchtigten Menschen. Durch den Anschluss der Zahnbürste an eine Absaugvorrichtung wird die Aspirationsgefahr beträchtlich reduziert. Neben der Entfernung der durch das Putzen gelösten Schleimhaut- und Zahnbeläge werden Zahnpasta, Flüssigkeiten und Sekretansammlungen entfernt. Die Hygienemaßnahme kann die bakterielle Besiedelung der Mundhöhle reduzieren und so die Infektionsgefahr vermindern. Zusätzlich wird der Mundinnenraum bei Patienten mit beeinträchtigtem Bewusstsein stimuliert. Bei starker Blutungsneigung, Blutungen oder wunden Stellen kann zur Säuberung der Mundhöhle eine mit Chlorhexidin angefeuchtete Schwammbürste benutzt werden. Eine weitere Möglichkeit besteht darin, mit einer in Chlorhexidin-getränkten Gaze, die um den Finger gewickelt wird, die empfindliche Schleimhaut und die Zähne zu säubern. Ein Zahnbänkchen oder Gummikeil kann bei Manipulationen mit dem Finger im Mund des Patienten Verletzungen durch Zubeißen vermeiden. Sind die Mundschleimhäute trocken, sollten sie mehrmals täglich z. B. mit Speichel-Ersatzlösung, ungesüßtem Tee oder mit steriler physiologischer Kochsalzlösung angefeuchtet werden.

Nach Beendigung der Mundpflege ist es erforderlich, Flüssigkeitsreste und gelöstes Sekret abzusaugen, die Tubuslage und den Cuffdruck zu prüfen und die Lippen zu pflegen. Die entsprechende Dokumentation ist vorzunehmen.

Die Häufigkeit der Mundpflege richtet sich nach den individuellen Gegebenheiten, sie sollte jedoch wie sonst auch mindestens zweimal täglich durchgeführt werden.

Nach kieferorthopädischen Eingriffen sollten alle Maßnahmen mit dem Arzt abgesprochen werden.

Aufgabe

Beschreiben Sie die Mundpflege bei einem intensivpflichtigen Patienten mit liegendem Trachealtubus.

Beachte: Der Patient befindet sich in einem komatösen Bewusstseinszustand.

11.5 Onkologie

Die aggressive Therapie maligner Erkrankungen bringt unvermeidbare Nebenwirkungen auf das gesunde Gewebe mit sich. Betroffen ist u.a. die Mundschleimhaut, die zusätzlich in ihrem empfindlichen Zustand noch durch die normale, alltägliche Schleimhautbelastung (Beißen, Kauen) traumatisiert wird. Daneben kann die äußerst komplexe Mikroflora der Mundhöhle empfindlich gestört werden und weitere Symptome hervorrufen.

11.5.1 Komplikationen im Zusammenhang mit der Tumortherapie

Orale Mukositis (OM) bei Chemotherapie

Als orale Mukositis wird die Schädigung der Schleimhaut im Mund- und Rachenbereich bezeichnet, die durch eine Tumortherapie hervorgerufen wird (**Abb. 11-5**, **Abb. 11-6**). Die Schädigung ist gekennzeichnet durch eine Atrophie des Plattenepithels, Schädigung von Gefäßen, Speicheldrüsen und Ulzerationen. Die auftretenden Ulzerationen führen zu weiteren Beeinträchtigungen wie Schmerzen, eingeschränkter orale Nahrungs- und Flüssigkeitsaufnahme sowie zu einem erhöhten Infektionsrisiko. Die Lebensqualität ist dadurch deutlich eingeschränkt.

Radiogene orale Mukositis

Akut kommt es an der Schleimhaut zu einer Rötung, die in Ulzerationen übergehen kann. Die akuten Veränderungen sind überwiegend reversibel. Bei Radiotherapie im Kopf-Hals-Bereich treten Schädigungen der Speicheldrüsen auf. Sie führen zu Mundtrockenheit. Mundtrockenheit in Verbindung mit der radiogenen Mukositis beeinflusst in hohem Maße das Wohlbefinden, die Sprechfähigkeit, den Nachtschlaf und die körperliche Belastbarkeit. Außerdem führen die Beeinträchtigungen zu verringerter Zufuhr von Flüssigkeit und Nahrung, und bei fehlender Gegensteuerung bis zur Exsikkose. Langfristig besteht ein hohes Risiko für die Zahngesundheit (**Abb. 11-7**) sowie der Toleranz gegenüber Zahnersatz. Die geschädigte Schleimhaut neigt zur Superinfektion.

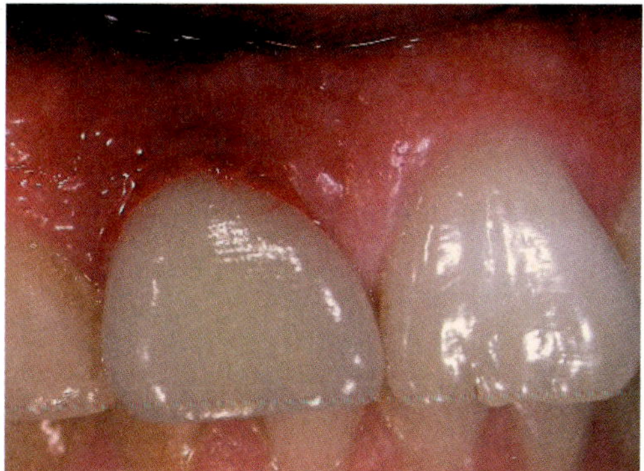

Abbildung 11-5: Orale Mukositis (Quelle: Prof. J. Becker, Uni Düsseldorf)

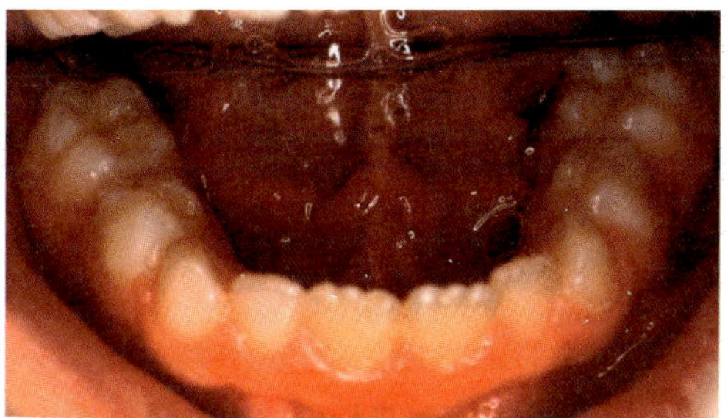

Abbildung 11-6: Orale Mukositis (Quelle: Prof. Dr. Ch.H. Splieth, Greifswald)

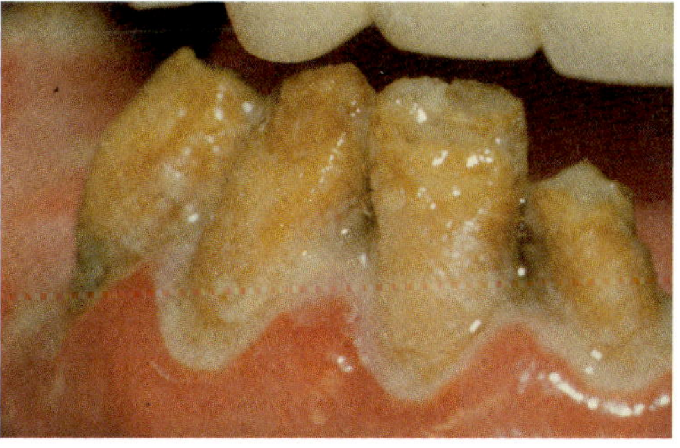

Abbildung 11-7: Strahlenkries (Quelle: Prof. R. Seemann, Uni Bern)

Die Nebenwirkungen sind abhängig von der Strahlendosis und werden durch eine begleitende Chemo- oder Antikörpertherapie verstärkt. Abhängig von der Akutreaktion treten auch Spätfolgen im Langzeitverlauf auf.

Orale Mukositis durch kombinierte Chemo- und Strahlentherapie

Bei kombinierter Tumortherapie besteht eine besonders hohe Mukositisgefahr, da die Toxizität beider Therapieformen kumulieren kann. Gerade bei Tumoren im Kopf-Hals Bereich wird die kombinierte Therapie häufig angewandt.

Patientenbezogenen Risikofaktoren, welche die Inzidenz und Ausprägung der oralen Mukositis erhöhen (Leitlinienprogramm Onkologie, 2020):

- schlechte Mundgesundheit und -hygiene
- reduzierter Speichelfluss
- genetische Faktoren, eingeschränkte Nieren-/Leberfunktion und eine vorausgegangene Tumortherapie

Zahnarztbesuch: Um die therapiebedingten Risiken für die Mundgesundheit zu reduzieren, sollten Patienten vor einer geplanten Tumortherapie eine Zahnarztpraxis aufsuchen. Zahn- und Zahnfleischprobleme wie Zahnfleischentzündungen oder -taschen können so vorab behoben werden (dkfz-Krebsinformationsdienst, 2014).

11.5.2 Mundpflege-Ziele während der Tumortherapie

Die Ziele bestehen darin, therapiebedingte Symptome wie Schmerz oder Blutungen zu reduzieren und Infektionen der Mundhöhle mit systemischen Komplikationen zu vermeiden.

Jedoch sind die Möglichkeiten zur Prophylaxe und Behandlung dieser Symptome begrenzt, sodass diese beinahe unvermeidbar auftreten. Durch frühzeitiges Erkennen und gut aufeinander abgestimmte Maßnahmen können jedoch weitere und schwerwiegendere Komplikationen oft vermieden oder zumindest in ihrem Schweregrad begrenzt werden. Deshalb sollten die zur Verfügung stehenden Möglichkeiten konsequent genutzt werden. Als wirksame Maßnahme, die der Prophylaxe und Therapie der Mukositis gleichermaßen dient, hat sich die Anwendung von Mundpflegestandards (Mundpflegeprotokollen) bewährt. Der Patient sollte zur konsequenten Durchführung motiviert werden. Nach systematischer Anleitung der Patienten und seiner Bezugspersonen durch die Pflegenden kann der Patient diese meist selbst anwenden. Daher sollten sie in der Anwendung einfach und verständlich sein (MASCC, 2014; Leitlinienprogramm Onkologie, 2020).

Die pflegerischen Strategien zur Beherrschung der oralen Nebenwirkungen unterscheiden sich prinzipiell nicht davon, ob sie Folge der Chemotherapie, der Hochdosis-Chemotherapie bei einer Stammzellen-Transplantation oder der Bestrahlung sind.

11.5.3 Pflegeplanung

Für alle Patienten mit Chemo- und/oder Radiotherapie ist es sinnvoll, vor Therapiebeginn eine Pflegeplanung zu erstellen. Diese berücksichtigt die individuellen Besonderheiten des Patienten sowie die zu erwartenden Nebenwirkungen in den jeweiligen Therapiephasen. Dazu sind Informationen vom gesamten Behandlungsteam einzuholen. Wichtig ist, dass der Patient über die potenziellen Nebenwirkungen der Therapie informiert ist und wie er durch entsprechende Selbstpflege diese vermeiden oder lindern kann. Alle geplanten Ziele und Maßnahmen sollten mit dem Patienten abgestimmt werden. Dies wirkt motivierend auf seine Mitarbeit. Im Vordergrund stehen die Mundhygiene und die Symptomlinderung.

Inhalte der Pflegeplanung

- Ernährung
- Beratung zu Rauchen und Alkoholkonsum

- Instruktionen und Motivierung zur Mundpflege vor, während und nach der Krebstherapie
- Instruktionen zum Selbstassessment der Mundhöhle durch den Patienten oder Assessment der Mundhöhle durch Pflegepersonen; Dokumentation des Verlaufes (**Kap. 9**)
- Tragen der Zahnprothese/Prothesenkarenz
- Kontrolle der Mundhygiene durch die Pflegenden (Gründlichkeit, sichere Anwendung der Hygieneartikel, atraumatisches Vorgehen).

Erläuterungen zur Pflegeplanung

Ernährung

Sie sollte ausgewogen, vitaminreich und im Energiegehalt eher über als unter dem normalen Bedarf liegen. Ist der Organismus mit allen Nährstoffen gut versorgt, kann er den Belastungen der Therapie besser widerstehen. Weiterhin ist eine bessere Schleimhaut- bzw. Geweberegeneration und Infektabwehr möglich. Sehr scharfe, heiße oder saure Getränke und Speisen gilt es ebenso wie scharfkantige Speisen zu vermeiden, denn sie reizen die Mundschleimhaut (dkfz-Krebsinformationsdienst, 2014).

Bei hohem Infektionsrisiko sollten potenziell mit Bakterien oder Pilzen belastete Lebensmittel vermieden werden, z.B. Blattsalat, Schimmelkäse, Joghurt und Kefir. Getränke müssen stets frisch zubereitet sein, angebrochene Flaschen im Kühlschrank aufbewahrt und innerhalb eines Tages verbraucht werden. Das Obst ist gründlich unter fließendem Wasser zu waschen.

Nikotin- und Alkoholkonsum

Sie begünstigen das Entstehen der Mukositis und verschlechtern die Heilung. Die meisten Patienten sind um die Zeit der Tumor-Diagnose zur Aufgabe des Rauchens motiviert.

Tägliche Mundpflege

Die mechanische Plaquekontrolle vor, während und nach der Therapie ist wesentliches Element zur Vermeidung bzw. Reduzierung oraler Nebenwirkungen (zur Durchführung siehe nachfolgend: Standardisierte Mundpflege zur Prophylaxe oraler Mukositis für Risikopatienten). Die in diesem Standard empfohlene Mundspülung sollte 4- bis 6-mal täglich für etwa 1 Minute mit 15 ml der Spülflüssigkeit durchgeführt werden (dkfz-Krebsinformationsdienst, 2014). Nach dem Spülen ist für ca. eine halbe Stunde auf Essen und Trinken zu verzichten (dkfz-Krebsinformationsdienst, 2014).

Hinweis: Patienten, die ihre Zahnzwischenräume bisher nicht gereinigt haben, sollten mit Beginn der Tumortherapie aufgrund der damit verbundenen Verletzungsrisiken damit nicht beginnen (dkfz-Krebsinformationsdienst, 2014).

Mit der zeitgleichen Diagnose eines bösartigen Leidens erhält die Zahn- und Mundgesundheit für den Patienten jedoch eine subjektiv nur geringe Bedeutung. Hinzu kommt, dass die Hygienemaßnahmen bei bestehender schmerzhafter Mukositis erschwert werden. Anleitung und Motivierung sind daher notwendig.

Bei Zahnfleischblutungen und schweren Schleimhautschädigungen erhöht sich das Infektionsrisiko. Trotzdem sollte das Zähneputzen so lange wie möglich durchgeführt werden, denn das Aussetzen der mechanischen Plaqueentfernung ist ebenso mit Risiken verbunden. Hier sei nochmals auf die Bedeutung der sorgfältigen Mundhygiene vor Therapiebeginn hingewiesen – sie schafft eine gute Ausgangsbasis.

Beurteilung der Mundhöhle (Assessment)

Die Inspektion der Mundhöhle ist während der gesamten Therapie in individuell festzulegenden Zeitintervallen notwendig, um das Auftreten der Mukositis, von Blutungen oder Infektionen rechtzeitig zu erkennen, den Verlauf zu beurteilen und geeignete Maßnahmen einzuleiten. Die Inspektion und Dokumentation können von geschulten Patienten, von Pflegenden oder von Ärzten vorgenommen werden. Näheres zum oralen Assessment enthält **Kapitel 9**.

Tragen der Zahnprothese/ Prothesenkarenz

Auf den hygienischen Umgang mit dem Zahnersatz ist besonderen Wert zu legen (**Kap. 8,5, Kap. 8-6**). Wie dort beschrieben, sollte die Zahnprothese auch während des Schlafens entfernt werden, trocken aufbewahrt oder in eine desinfizierende Lösung eingelegt werden.

Zum Schutz der Mundschleimhaut können zusätzliche Maßnahmen erforderlich sein, z.B. eine strenge Prothesenkarenz über einen längeren Zeitraum oder das Tragen der Zahnprothese nur während der Mahlzeiten.

Die Risiken einer Mukositis sind abhängig von der Therapieform und von der Art des Zahnersatzes. Schleimhaut-getragener Zahnersatz im Unterkiefer ist mit einer höheren Schleimhautbelastung verbunden als schleimhautgetragener Zahnersatz im Oberkiefer oder Zahnersatz, der von Implantaten oder Pfeilerzähnen getragen wird.

Eine Hochdosis-Chemotherapie oder eine Bestrahlung im Kopf-Hals Bereich besonders in Verbindung mit einer Chemotherapie ist ebenfalls mit einer sehr hohen Schleimhautbelastung verbunden.

In der Phase einer akuten oder subakuten Mukositis sollten keine Zahnprothesen, Spangen, Brücken usw. getragen werden, bis die Entzündung ausgeheilt ist.

Pflegende sollten mit den behandelnden Ärzten ein individuell angepasstes Vorgehen absprechen.

11.5.4 Mundpflege bei erhöhtem Infektionsrisiko

Die gesunde Mundschleimhaut bildet eine Barriere gegen das Eindringen von Krankheitserregern in den Organismus. Verschiedene Faktoren wie Verletzungen des Epithels, verminderte Speichelsekretion und Schwächung des Immunsystems (therapie- oder krankheitsbedingt) können diese natürliche Barriere empfindlich stören.

Als Erreger kommen sowohl Keime der physiologischen Mundflora als auch Hospitalkeime infrage. Möglich sind bakterielle, virale und fungale Infektionen, wobei die Gefahr der systemischen Ausbreitung der Erreger besteht. Innerhalb der Mundhöhle können neben der Schleimhaut die Zähne bzw. Zahnwurzeln und der Zahnhalteapparat von akuten Infektionen betroffen sein. Die Infektionen wiederum erhöhen den Schweregrad der Mukositis.

Pflegerische Maßnahmen zur Prävention

- Information des Patienten über das erhöhte Infektionsrisiko
- Assessment/Selbstassessment der Mundhöhle täglich
- Sorgfältige Mundhygiene nach jeder Mahlzeit mit weicher Zahnbürste; da die Zahnbürste als eine potenzielle Infektionsquelle gilt, sollten hygienische Regeln eingehalten werden (**Kap. 7.3.4**).
- Zahnzwischenräume mit Zahnseide oder Zahnzwischenraumbürste reinigen, aber nur wenn eine geübte und sichere Anwendung garantiert und das Zahnfleisch unversehrt ist.
- Ist das Zähneputzen und die Säuberung der Zahnzwischenräume nicht möglich, sind antiseptische/antibakteriell wirkende Mundspülungen indiziert. Alternativ kann der Mund mit Wattestäbchen, die zuvor in der Lösung getränkt wurden, ausgewischt werden. Um alle Stellen zu erreichen, ist auf ein systematisches Vorgehen zu achten.
- Mundspülung, mehrmals täglich (z.B. tagsüber zweistündlich) mit 0,9 % NaCl-Lösung; Zusätzlich kann eine milde antiseptisch wirkende Mundspülung vor der Nachtruhe angewendet werden.

Weiterhin gelten die allgemeinen Maßnahmen der Infektionsprophylaxe, die bei Patienten mit erhöhter Infektionsgefahr Anwendung finden.

11.5.5 Mundpflege bei erhöhtem Blutungsrisiko

Die Tumortherapie ist oft mit Nebenwirkungen auf das blutbildende System verbunden. Folgender Zusammenhang lässt sich herstellen:

Chemo-/Radiotherapie → Knochenmarktoxizität → Thrombozytopenie → Blutungsgefahr
Blutungen treten z. B. als Petechien an den Lippen, am weichen Gaumen, am Mundboden aber auch in der gesamten Mundschleimhaut auf. Vorbestehende entzündliche Schleimhaut- und Zahnfleischerkrankungen sowie Infektionen der Mundhöhle erhöhen die Blutungsneigung. Schleimhautblutungen gehen mit einem erhöhten Infektionsrisiko einher, welches zusätzlich noch durch eine vorhandene Immunschwäche gesteigert werden kann.

Pflegerische Maßnahmen

- Instruktion des Patienten: Auch leichte Blutungen können Sorgen und Ängste beim Patienten oder seinen Angehörigen hervorrufen. Der über die Risiken und über die Vorsichtsmaßnahmen informierte Patient ist meist kooperativ und weniger ängstlich.
- Schleimhautreizungen bzw. -traumatisierungen vermeiden, um zum Stillstand gekommene Blutungen nicht neu zu provozieren (weiche Kost, „sanfte" Zahnputztechnik mit einer weichen Zahnbürste wie oben beschrieben).
- Mit dem Zähneputzen erst aussetzen, wenn Blutungen auftreten.
- Muss die mechanische Reinigung der Zähne ausgesetzt werden, sind chemische Mittel zur Plaquekontrolle indiziert (z. B. Chlorhexidin).
- Keine Munddusche, keine Zahnseide oder Zahnstäbchen anwenden.
- Zahnprothese mit Einschränkungen tragen, um Traumatisierungsgefahr der empfindlichen Schleimhaut zu verringern.
- Tägliche Mundinspektion durch den Patienten oder durch Pflegende (Mundschleimhaut auf frischen Blutaustritt oder geronnenes Blut sowie Schleimhautläsionen kontrollieren); die Mundinspektion vorsichtig durchführen, um keine Blutung zu provozieren.
- Regelmäßige Kontrolle der Thrombozytenwerte, über die Kontrollintervalle entscheidet der Arzt in Abhängigkeit von den Laborwerten.
- Mundspülung zur Wundreinigung und Entfernung oberflächlicher Verkrustungen. Die Spülung sollte vorsichtig erfolgen, um geronnene Wundverschlüsse nicht aufzubrechen und die Abheilung nicht zu stören. Das Lutschen von Eiswürfel kann, wenn es vom Patienten toleriert wird, hilfreich sein.
- Nach ärztliche Anordnung Anwendung von Vasokonstriktoren, z. B. die Applikation von Thrombin (mit der verdünnten Lösung und einem Wattestäbchen werden die blutenden Stellen betupft).

11.5.6 Beeinträchtigungen des Schmeckens (Dysgeusie)

Ursächlich kommen direkte Schädigungen der Geschmacksknospen und der Speicheldrüsen durch die Chemo- oder Radiotherapie sowie Schädigungen der Mundschleimhaut einschließlich der Zunge in Betracht. Psychische Faktoren im Sinne einer Konditionierung können beeinflussend wirken.

Folgen: Störungen der Schmeckwahrnehmung können zu Appetitsverlust führen. Sie können die ohnehin bestehenden Appetitsbeeinträchtigungen durch Mukositis, Xerostomie, Schluckstörungen, Nausea und Vomiting noch verstärken, was insgesamt zur Herabsetzung des Ernährungszustandes mit Beeinträchtigung der Lebensqualität führt (zu Schmeckstörungen siehe auch **Kap. 10-9**.

11.5.7 Schmerzen

Orale Veränderungen in Form einer Mukositis sind meist mit anhaltenden Schmerzen verbunden. Die Mundschleimhaut ist sehr sensibel und daher entsprechend schmerzempfindlich. Die Schmerzen verstärken sich meist beim Essen und Trinken sowie bei der Durchführung der Mundpflege. Schmerzfreiheit ist anzustreben, damit der Patient diese Lebensaktivitäten ausführen kann. Schmerzfreiheit ist darüber hinaus ein überaus wichtiges Merkmal allgemeiner Lebensqualität. Sie zu erreichen ist daher ein wesentliches Ziel des Behandlungsteams.

Für die Pflegenden ergeben sich neben der korrekten Verabreichung der vom Arzt verordneten Schmerzmittel die Beobachtung, Schmerzerfassung und Dokumentation (VAS, Schmerzprotokoll). Bei der Schmerzerfassung gilt die Einschätzung der Schmerzstärke durch den Patienten als Maßstab, nicht die von dem Behandlungsteam vermuteten und auf der Grundlage des Schweregrades der Veränderungen eingeschätzten Schmerzen.

Die Schmerzbekämpfung kann lokal oder systemisch erfolgen

Die Entscheidung über die Verordnung liegt in der Hand des Arztes (empfohlene Schmerzmittel siehe **Kap. 11.5.8**). Lokal verabreichte Mittel können nur richtig wirken, wenn sie die Schleimhaut erreichen. Die Schleimhaut muss daher unmittelbar vor der Verabreichung gereinigt werden. Die Reinigung kann durch eine Mundspülung oder durch Auswischen des Mundes mit Wattestäbchen (angefeuchtet mit physiologischer Kochsalzlösung) erreicht werden.

Außerdem ist die Verabreichungszeit zu beachten. Die Applikation ist so durchzuführen, dass das Schmerzmittel während der Essenszeit wirkt (Angabe des Herstellers beachten, z.B. zehn Minuten vor Beginn der Nahrungsaufnahme).

Werden Lokalanästhetika schlecht toleriert, können sie zusammen mit Fruchtsaft oder Tee zu Würfeln eingefroren werden, die dann vom Patienten gelutscht werden können. Ein im Eis eingefrorenes Holzstäbchen ermöglicht das Halten des Eiswürfels.

Die Applikation von Lokalanästhetika im Mund- und Rachenbereich kann zur Beeinträchtigung des Schluckaktes führen, es besteht Aspirationsgefahr.

11.5.8 Empfohlene Arznei- und Pflegemitteln gegen Nebenwirkungen

Die nachfolgenden Ausführungen stützen sich überwiegend auf die Informationen

- der S3-Leitlinie Supportive Therapie der oralen Mukositis bei onkologischen Patienten mit systemischer Tumortherapie, veröffentlicht im Februar 2020 (Leitlinienprogramm Onkologie, 2020).
- der Multinational Association of Supportive Care in Cancer (MASCC), Mucositis Guidelines, 2007 und 2014 (MASCC, 2014).

Alle aufgeführten Empfehlungen sind evidenzbasiert bzw. beruhen auf evidenzbasierten Statements (MASCC, 2014). Um die Ausführungen nicht zu verfälschen, wurde überwiegend die Form der Originaltexte beibehalten. Wirksame Maßnahmen sind farblich hervorgehoben.

Prophylaxe Oraler Mukositis

Standardisierte Mundpflege zur Prophylaxe oraler Mukositis für Risikopatienten

Sie gilt für alle Altersgruppen und bei allen Krebsbehandlungsarten mit einem Risiko für OM.

- Mundspülung (= regelmäßige Mundbefeuchtung)*
- Pflege der Zähne mit einer weichen Zahnbürste
- Reinigung der Zahnzwischenräume mit Zahnseide und/oder Interdentalbürsten

- Vermeidung von Noxen (Alkohol- oder zuckerhaltige Lösungen, Tabak, scharfe und heiße Speisen, säurehaltige Lebensmittel)
- fortlaufende Kontrolle auf Läsionen und Schmerzen
- Ergänzend dazu: Risikoadaptierte vorbeugende Maßnahmen durch den Zahnarzt und engmaschige klinische Kontrolle, die eine Befragung und Untersuchung in angemessenen Abständen beinhaltet. Gegebenenfalls interdisziplinäre Betreuung (Dentalhygieniker, Ernährungsberater und Pharmazeut).

* Diese kann mit Wasser oder NaCl 0,9 Prozent erfolgen. Der Nutzen anderer Inhaltsstoffe ist nicht belegt, eine Empfehlung kann demnach nicht gegeben werden. Grundsätzlich ist der Nutzen von Mundspülungen/ Mundbefeuchtung eindeutig erwiesen. Mit NaCl 0,9 % hat man eine physiologische Lösung, die häufig eingesetzt wurde und sicher ist. Sie kann daher ebenso empfohlen werden wie Wasser.

Prophylaxe der Mukositis bei Chemotherapie

30 Minuten orale Kryotherapie (Lutschen von Eiswürfeln) bei Patienten, die eine Bolus 5-Fluorouracil Chemotherapie erhalten.

Keine ausreichende Evidenz für oder gegen den Einsatz liegt für die folgenden Substanzen (topisch oder systemisch) vor: Allopurinol, Capsaicin, Glutamin i.v. oder oral, Honig, Kamille, Kamillosan, Kaugummi, Kefir, Methadon, Nystatin, Pentoxyphillin, Povidon-Jod, Rhodiola algida, Tetrachlorodecaoxid (TCDO), Vitamin A, Vitamin E, Kombinationen von Vitaminen.

Sucralfat soll nicht zur Prophylaxe einer oralen Mukositis bei Patienten mit Chemotherapie eingesetzt werden.

Prophylaxe der Mukositis bei Hochdosis-Chemotherapie

Orale Kryotherapie durch Lutschen von Eiswürfeln bei Patienten mit einer hämatopoetischen Stammzelltransplantation (HSZT) mit Hochdosis-Melphalan (mit oder ohne Ganzkörperbestrahlung).

Keine ausreichende Evidenz, um eine Empfehlung für oder gegen den Einsatz zu rechtfertigen, liegt für folgende Substanzen vor: Aciclovir, chinesische Kräuter, Clarithromycin, Colchizin, Glutamin oral oder in Kombination von oral mit iv, Immunglobuline, Misoprostol, Nystatin, Povidon-Jod, Propanthelin, Traumeel S®, Vitamin A.

Evidenzbasierte Empfehlungen zur *Nichtanwendung* zur Prophylaxe der oralen Mukositis bei Patienten mit HSZT (mit oder ohne Ganzkörperbestrahlung): Glutamin als intravenöse Verabreichung, Pentoxifyllin per os, Pilocarpin in Tablettenform.

Therapie oraler Mukositis

Die standardisierte Mundpflege (siehe oben) sollte begleitend zur Therapie der oralen Mukositis fortgeführt werden. Ein spezieller Zusatz wird nicht empfohlen.

Schmerztherapie

Bei Bedarf sollten Opioide in der systemischen Schmerztherapie bei oraler Mukositis durch Chemotherapie eingesetzt werden, auch Mundspülung mit Doxepin (0,5 %) kann angewendet werden.

Sucralfat soll nicht zur Therapie von oraler Mukositis bei Patienten mit Chemotherapie eingesetzt werden.

Für folgende Substanzen liegt keine ausreichende Evidenz vor, um eine Empfehlung für oder gegen den Einsatz zur Therapie der oralen Mukositis bei Chemotherapie zu rechtfertigen: Honig, KGF/Palifermin (syst.), Capsaicin, Methadon, Schmerztherapie mit Dyclonine oder Benzocain.

Therapie der oralen Mukositis bei HSZT

Orale Mundpflegestandards sollten begleitend zur Therapie der oralen Mukositis fortgeführt werden. Ein spezieller Zusatz wird nicht empfohlen.

Schmerztherapie

Analgesie mit Opioiden bei Bedarf zur Therapie der oralen Mukositis bei Patienten mit HSZT (mit oder ohne Ganzkörperbestrahlung).

Sucralfat Mundspülung soll nicht zur Therapie der oralen Mukositis bei Patienten mit hämatopoetischer Stammzelltransplantation (mit oder ohne Ganzkörperbestrahlung) angewendet werden.

Für folgende Substanzen liegt keine ausreichende Evidenz vor, um eine Empfehlung für oder gegen den Einsatz zur Therapie der oralen Mukosistis bei Patienten mit hämatopoetischer Stammzelltransplantation (mit oder ohne Ganzkörperbestrahlung) zu rechtfertigen: Benzydamin, Diphenhydramin, Mesalazin, Prostaglandin E2.

Prophylaxe der akuten Mukositis

Standardisierte Mundpflege bei allen Patienten.

Benzydamin bei alleiniger Strahlentherapie mit moderater Dosis, Zink (orale Einnahme).

Antibiotisch oder antimykotisch wirksame Mundspülungen sollen nicht in der Prophylaxe der radiogenen oralen Mukositis eingesetzt werden.

Sucralfat soll nicht in der Prophylaxe der radiogenen oralen Mukositis eingesetzt werden.

Misoprostol Mundspülung soll nicht zur Prophylaxe der radiogenen oralen Mukositis angewendet werden.

Honig soll nicht zur Prophylaxe von radiogener oraler Mukositis gegeben werden.

Zur Anwendung von Kryotherapie (dem Lutschen von Eiswürfeln) in der Prophylaxe der radiogenen oralen Mukositis liegt keine ausreichende Evidenz vor, um eine Empfehlung für oder gegen den Einsatz zu rechtfertigen.

Zur Anwendung von Palifermin in der Prophylaxe der radiogenen oralen Mukositis kann keine Empfehlung erfolgen.

Für folgende weitere Substanzen ist aufgrund fehlender oder widersprüchlicher Daten eine Empfehlung für oder gegen die Prophylaxe der radiogenen oralen Mukositis nicht möglich:

Aloe vera Mundspülung, Amifostin, Azelastin-Tabletten, Betamethason-Mundspülung, Bethanechol, Flurbiprophen als intraorales Pflaster, GCSF, Glutamin, Hyaluronsäure, Immunglobuline i.m., Indogowood-Mundspülung, Indomethacin-Tabletten, Kamille, Kefir, Manuka/Kanuka-Öl, Mucotrol, Collagenspray, Papayor, Pilocarpin, Prostaglandin E2 Mundspülung, Speichelersatzmittel, Superoxid-Dismuthase i.m., Vitamin A, Vitamin E, Mischvitamine, Wobe-mugos®.

Therapie der akuten Mukositis

Regelmäßige Untersuchungen der Mundhöhle sowie die Erfassung von Schmerzen, Schluckbeschwerden und Superinfektion; die Erfassung der Symptome ermöglichen die frühzeitige symptomorientierte und antiinfektive Therapie.

Schmerztherapie

Primär sollen topische Schmerzmittel zur Linderung von Schmerzen in der Mundhöhle eingesetzt werden.

Mundspülungen mit Morphin (0,2%, Rezeptur) oder mit Doxepin (0,5%, Rezeptur) können für die topische Behandlung von Schmerzen infolge einer radiogenen oralen Mukositis eingesetzt werden.

Sucralfat soll nicht zur Behandlung der radiogenen oralen Mukositis eingesetzt werden.

Für folgende Substanzen ist auf Grund fehlender oder widersprüchlicher Daten keine Empfehlung für eine Therapie der radiogenen oralen Mukositist möglich:

Amethocain, Amifostin, Aspirin, Benzydamin, Capsaicin, Chlorhexidin, Cocain, Diphenhydramin-Mundspülung, Gabapentin, G-CSF, Glutamin, Ketamin, Kryotherapie, Nortryptiline, Prostaglandin E2 Mundspülung, Tetracain, Triclosan.

Prophylaxe der radiogenen Xerostomie

Amifostin ist wirksam in der Prophylaxe der radiogenen Xerostomie unter Berücksichtigung des Nebenwirkungsprofils und kann eingesetzt werden.

Pilocarpin sollte in der Prophylaxe der radiogenen Xerostomie nicht eingesetzt werden.

Der prophylaktische Einsatz der klassischen Akupunkturtherapie verbessert subjektive und objektive Parameter der radiogenen Xerostomie. Sie kann eingesetzt werden.

Für oder gegen den Einsatz der folgenden Substanzen in der Prophylaxe der radiogenen Xerostomie ist aufgrund fehlender Evidenz keine Empfehlung möglich: Selen, Bethanechol.

Therapie der radiogenen Xerostomie

Pilocarpin soll unter Berücksichtigung von Wirksamkeit und Nebenwirkungen für die Behandlung der radiogenen Xerostomie eingesetzt werden. Empfohlen ist eine Dosis von 3 × tgl. 5 mg durch orale Applikation.

Speichelersatzmittel können eingesetzt werden.

Akupunktur kann die subjektiven Parameter der Xerostomie verbessern und kann eingesetzt werden.

Allgemeine Maßnahmen zur Mundpflege bei Strahlentherapie

Diese werden in der Leitlinie der MASCC (2007, 2014) vom Expertenpanel wie folgt dargestellt:

- Regelmäßige Mundpflege mit Zahnbürste, Zahnseide, milden Spüllösungen („bland rinses") und Flüssigkeitszufuhr
- Verwendung einer weichen Zahnbürste, die regelmäßig ersetzt wird
- Standardisiertes Protokoll vor Ort unter Einbeziehung der beteiligten Disziplinen (Strahlentherapie, Onkologie, Zahnmedizin und MKG-Chirurgie, HNO-Heilkunde)
- Eine zur Mundpflege spezialisierte Pflegekraft zur Aufklärung und Beratung, regelmäßiger Untersuchung und Beurteilung der Mundhöhle auch vor Therapiebeginn, Dokumentation der Mucositis und Erfassung von Schmerz in der Mundhöhle
- Topische Schmerztherapie bei beginnenden Schmerzen, bei nicht ausreichender Schmerzbesserung systemische Schmerzbehandlung

- Fluoridierung bei vorhandener, eigener Zahnhartsubstanz mit einer Schiene. Sie dient der Härtung dieser und kann damit den langfristigen Erhalt der eigenen Zähne fördern. Die vor der Radiotherapie anzufertigenden Schienen sollen vor der Nachtruhe mit wenigen Tropfen eines fluoridhaltigen Gels befüllt und dann für 10 min eingesetzt werden. Nach Entnahme soll nicht mehr gespült, nur ausgespuckt werden. Bei beginnender symptomatischer Mukositis brennt das Gel, weshalb ein Aussetzen dieser Therapie erlaubt werden kann, sie sollte aber nach der Mucosaregeneration wieder einsetzen und dann langfristig, im Grunde bis ans Lebensende der Zähne, fortgeführt werden (dkfz-Krebsinformationsdienst, 2014).

Wissenstest

1. Warum sollte vor Beginn einer Krebstherapie ein orales Assessment vorgenommen werden?
2. Begründen Sie die Notwendigkeit zahnärztlicher Kontroll- und Therapiemaßnahmen vor Beginn einer Chemo- bzw. Radiotherapie.
3. Beschreiben Sie pflegerische Möglichkeiten zur Linderung einer radiogenen Xerostomie.
4. Nennen Sie Möglichkeiten zur Prophylaxe und Therapie der Mukositis infolge einer Chemotherapie.
5. Welchen Nutzen weist eine täglich mehrmalige Mundspülung während der Tumortherapie mit einer milden Natriumchloridlösung auf?

Literatur

dkfz (Deutsches Krebsforschungszentrum)-Krebsinformationsdienst. (2014). *Leben mit Krebs*. Verfügbar unter https://www.krebsinformationsdienst.de/leben/

MASCC (Multinational Association of Supportive Care in Cancer). (2014). *Mucositis Guidelines, 2007-2014*. Verfügbar unter https://www.mascc.org/mucositis-guideline-publications

Leitlinienprogramm Onkologie (Deutsche Krebsgesellschaft, Deutsche Krebshilfe, AWMF). (2020). *Supportive Therapie bei onkologischen PatientInnen – Langversion 1.3, 2020*. Verfügbar unter https://www.leitlinienprogramm-onkologie.de/leitlinien/supportive-therapie/

Empfohlene Literatur

Deutsches Krebsforschungszentrum, Krebsinformationsdienst (Stand Februar 2014). Verfügbar unter: https://www.krebsinformationsdienst.de/leben/.

11.6 Baby und Kleinkind

11.6.1 Ernährung und Kariesprophylaxe

Neugeborene haben eine sterile Mundhöhle. Die bakterielle Erstbesiedlung findet durch den Kontakt mit der mütterlichen Mundflora oder bereits während der Geburt im Geburtskanal statt (RKI, 2009). Um die Übertragung kariogenen Mikroorganismen (säurebildende Streptokokken) von den Bezugspersonen auf das Kind einzuschränken, sollten Speichelkontakte möglichst vermieden werden, z.B. den Löffel abzulecken oder den Flaschensauger in den Mund zu nehmen und dann dem Kind zu geben. Auch sollte der Schnuller nicht in Honig, Marmelade oder ähnlichem getaucht werden, bevor er dem Kind gegeben wird.

Außerdem sollten Kinder im ersten Lebensjahr kein Zucker bekommen. Wenn die Kinder keine gesüßten Speisen und Getränke kennen, vermissen sie diese auch nicht.

Bei Säuglingen und Kleinkindern ist die durch süße Getränke ausgelöste kariöse Zerstörung der Zähne unter dem Begriff „Nursing-Bottle-Syndrom“ (Nuckelflaschenkaries) bekannt geworden. Hauptsächlich entsteht diese schwerwiegende Zerstörung des Milchgebisses durch häufiges und langanhaltendes Trinken oder Nuckeln von süßen und/oder säurehaltigen Getränke aus der Saugerflasche. Die in den Getränken enthaltenen Zucker und/oder Säuren haben durch das andauernde Nuckeln stetigen Kontakt zu den Zähnen. Die Inhaltsstoffe des Speichels haben keine Zeit, ihre schützende Wirkung zu entfalten. Die Kariesbakterien werden optimal mit Nahrung versorgt. In extremen Fällen können die Zähne bis zum Zahnfleischrand zerstört sein (**Abb. 11-8, Abb. 11-9**). Statt süßer Getränke sollten die Kleinen lieber ungesüßte Tees oder Wasser bekommen und möglichst frühzeitig lernen, aus einem Becher oder einer Tasse zu trinken.

Die Milchzähne haben eine hohe Bedeutung. Mit ihnen können sich die Kinder altersgerecht ernähren und feste Speisen zu sich nehmen. Außerdem ermöglichen sie ihnen richtig sprechen zu lernen, dienen als Platzhalter für die bleibenden Zähne und verhindern die Verformung und Fehlstellung des Gebisses.

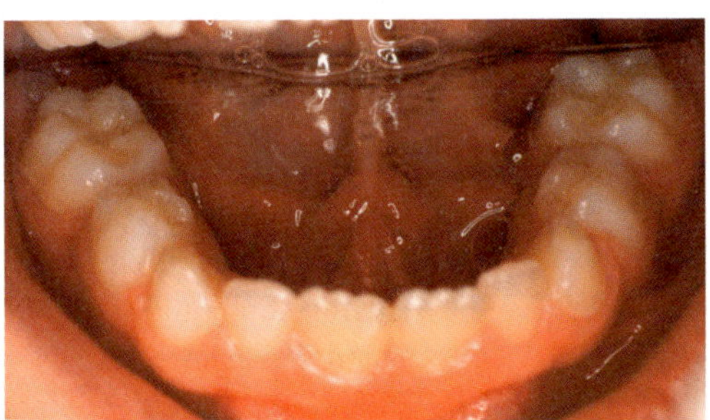

Abbildung 11-8: Gesunde Milchzähne (Quelle: Prof. S. Zimmer, Uni Witten-Herdecke)

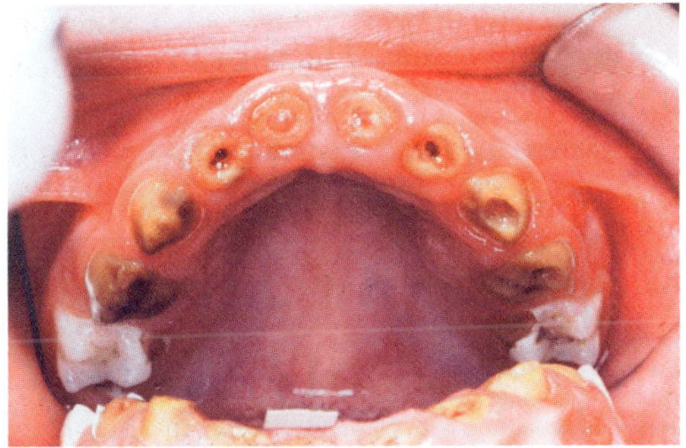

Abbildung 11-9: „Nursing-Bottle-Syndrom" (Quelle: Prof. S. Zimmer, Uni Witten-Herdecke)

11.6.2 Zahnpflege

Nach den Empfehlungen der Bundeszahnärztekammer (BZÄK, 2019)

Nach Durchbruch der ersten Milchzähne (etwa im sechsten Lebensmonat) beginnt die Zahnpflege. Die Zähnchen des Kindes sollten einmal, ab dem zweiten Lebensjahr zweimal täglich mit einer kleinen, sehr weichen Kinderzahnbürste geputzt werden. Dabei wird jeweils eine erbsengroße Menge fluoridhaltiger Kinderzahnpasta (0,05 % oder 500 ppm Fluorid) auf die Zahnbürste gegeben. Kinderzahnpasta sollte nicht süß sein, da der süße Geschmack dazu verleitet, die Zahnpasta zu verschlucken. Das Verschlucken von Kinderzahnpasta ist jedoch nicht mit gesundheitlichen Störungen verbunden (Bundesinstitut für Risikobewertung).

Im Alter von eineinhalb bis zwei Jahren sind die motorischen Fähigkeiten des Kindes soweit ausgebildet, dass das Kind spielerisch an die selbstständige Zahnpflege herangeführt werden kann. Mit ca. acht Jahren ist das Kind meistens zur selbständigen Zahnpflege in der Lage. Bis zu dieser Zeit sollte nachgeputzt und kontrolliert werden. Regelmäßigkeit ist eine notwendige Bedingung, damit die Mundpflege vom Kind als Selbstverständlichkeit wahrgenommen und dauerhaft beibehalten wird. Kinder übernehmen die Verhaltensweisen der Eltern, die Eltern sollten daher eine Vorbildwirkung bei der täglichen Mundpflege ausüben.

Ab dem sechsten Lebensjahr sollte das Kind Fluoridzahnpasta für Erwachsene verwenden. Daneben ist die Verwendung von jodiertem und fluoridiertem Kochsalz sinnvoll, wobei dann Fluoridtabletten nicht noch zusätzlich eingenommen werden dürfen. Unter zahnärztlicher Kontrolle können ab dem dritten Lebensjahr zum weiteren Kariesschutz Fluoridlacke, Fluoridgele oder fluoridhaltigen Mundspüllösungen eingesetzt werden.

Vitamin D Substitution

Die tägliche Vitamin D Gabe dient neben der Rachitis-Prophylaxe auch der Prophylaxe weiterer Erkrankungen. Da in der Muttermilch allein nicht genügend Vitamin D vorhanden ist, sollten Still- als auch Flaschenkinder ausreichend mit Vitamin D versorgt werden. Die Supplementierung könnte auch über die Mutter (mit dadurch erhöhter Vitamin-D-Dosis in der Muttermilch) erfolgen (Umaretiya et al., 2017)

11.6.3 Zahnarztkonsultationen

Nach den Empfehlungen der Bundeszahnärztekammer (BZÄK, 2019)

Im ersten Lebensjahr, spätestens nach dem Durchbruch des ersten Milchzahnes sollte der erste Zahnarztbesuch erfolgen, ab dem zweiten Lebensjahr halbjährlich. Abhängig vom Risiko wird der Zahnarzt individuell angepasste Konsultationstermine vorschlagen. Dabei gewöhnt sich das Kind an den Zahnarztbesuch und hat dann später meist weniger Angst. Die ersten Zahnarztbesuche beinhalten Informationen an die Eltern zur Förderung der Zahngesundheit ihres Kindes.

Wegen der Gefahr der Übertragung von Mundhöhlenbakterien sollte auch bei den Eltern eine sorgfältige tägliche Mundhygiene und regelmäßige zahnärztliche Vorsorgeuntersuchungen selbstverständlich sein. Es gilt: Je gesünder der Mund der Bezugsperson, desto geringer die Übertragungsgefahr karieserzeugender und anderer Bakterien.

Wissenstest

Begründen Sie, warum die Eltern eines Neugeborenen ihre eigene Mundpflege besonders sorgfältig vornehmen sollten.

Literatur

BZÄK (Bundeszahnärztekammer). (2019). *Entwicklung und Pflege der Zähne im Säuglings- und Kindesalter*. Verfügbar unter https://www.bzaek.de/fuer-patienten/zahn-und-mundgesundheit/kinder.html

Robert Koch Institut & Statistisches Bundesamt (Hrsg.). (2009). *Gesundheitsberichterstattung des Bundes. Heft 47. Mundgesundheit*. Berlin: Robert Koch-Institut.

Umaretiya, P.J., Oberhelman, S.S., Cozine, E.W., Maxson, J.A., Quigg, S.M. & Thacher, T.D. (2017). Maternal Preferences for Vitamin D Supplementation in Breastfed Infants. *Annals of Family Medicine, 15*(1), 68–70. https://doi.org/10.1370/afm.2016

11.7 Schwangerschaft

11.7.1 Risiken für die Mundgesundheit

Durch die hormonellen Veränderungen in der Schwangerschaft wird das Zahnfleisch stärker durchblutet, ist empfindlich und kann leicht anschwellen. Außerdem lockert sich das Bindegewebe. Die Veränderungen können dazu führen, dass die tägliche Mundpflege als unangenehm empfunden und vernachlässigt wird, was die Grundlage zu einer weiteren Verschlechterung bildet. Es kann durch die Ansiedlung von Bakterien zur Plaquebildung sowie zur Zahnfleischentzündung (Schwangerschafts-Gingivitis) mit Blutungsneigung kommen. Wird die Erkrankung nicht behandelt, kann sie zu einer Parodontitis mit der Tendenz zur Bildung von Zahnfleischtaschen führen. Das Immunsystem reagiert auf die Entzündung mit der Bildung von Entzündungs-Botenstoffen, die über den Blutweg in den gesamten Organismus gelangen und unerwünschte Reaktionen, auch in der Gebärmutter, auslösen können.

Obwohl in der Schwangerschaft generell kein erhöhtes Kariesrisiko besteht, kann die Gefahr der Kariesentstehung durch die mit den Entzündungen einhergehenden verminderten Mundhygienemaßnahmen als auch durch veränderte Ernährungsgewohnheiten erhöht sein. Es wird häufiger gegessen, wobei die Mahlzeiten oft säure- oder zuckerreich sind. Das während der ersten drei Schwangerschaftsmonate häufig auftretende Erbrechen kann die Zähne zusätzlich durch die damit verbundene Säureeinwirkung schädigen und Karies und Erosionen begünstigen. In seltenen Fällen kann es zu Zahnfleischwucherungen kommen. Sie sind meist schmerzunempfindlich. gegebenenfalls ist eine chirurgische Entfernung notwendig (KZBV, n.d.).

11.7.2 Mundpflege

- Sie sollte besonders sorgfältige durchgeführt werden.
- Bei Schwangerschaftserbrechen den Mund anschließend mit Wasser oder Mundspüllösung gut ausspülen, damit die Säure neutralisiert wird. Falls durch starke Entzündungen oder Brechreiz das Zähneputzen mit Zahnbürste und Zahncreme nicht möglich ist, kann auch die Anwendung einer bakterienhemmenden Mundspüllösung eine Alternative sein. (BZÄK, n.d.; DAJ, 2011). Dies sollte jedoch nur eine kurzfristige Zwischenlösung sein.

11.7.3 Zahnärztliche Vorsorge

- Aufsuchen der Zahnarztpraxis zu Vorsorgeuntersuchungen schon bei bestehendem Kinderwunsch.
- Weitere zahnärztliche Kontrolltermine möglichst in den ersten Monaten nach der Empfängnis. Der Zahnarzt ist dabei auf die Schwangerschaft hinzuweisen.
- Wahrnehmung weiterer zahnärztlich empfohlenen Kontroll- und Prophylaxetermine im Verlauf der Schwangerschaft; ggf. stellt der Zahnarzt einen Behandlungsplan zur Aufrechterhaltung der Mundgesundheit während der Schwangeren auf.

11.7.4 Ernährung

- Aufgrund der Gefahr der Zahnschädigung sollte der häufige Verzehr zuckerhaltiger und säurereicher Lebensmittel und Süßigkeiten als Zwischenmahlzeiten vermieden werden, besser ist es den Verzehr auf die Hauptmahlzeiten zu verlegen.
- Eine ausgewogene, bewusste Ernährung mit frischem Obst und Gemüse, Vollkorn- und Milchprodukten sowie magerem Fleisch oder Fisch wird empfohlen. Als Getränke eignen sich vor allem kalziumreiche Mineralwässer. Auch für die Entwicklung des Kindes (einschließlich seiner Zähne) ist diese Ernährungsform von Bedeutung (KZBV, n.d.).

Literatur

BZÄK (Bundeszahnärztekammer). (n.d.). *Mundgesundheit von Anfang an. Prophylaxekonzepte für Mutter und Kind.* Verfügbar unter https://www.bzaek.de/fileadmin/PDFs/presse/mdm05/brosch05.pdf

DAJ (Deutsche AG für Jugendzahnpflege). (2011). *Tipps zur Mundgesundheit in der Schwangerschaft.* Verfügbar unter https://www.daj.de/fileadmin/user_upload/PDF_Downloads/Tipps-WGT-stillendeMutter0606.pdf

KZBV (Kassenzahnärztliche Bundesvereinigung). (n.d.) *Zahngesundheit während der Schwangerschaft.* Verfügbar unter https://www.kzbv.de/zahngesundheit-waehrend-der-schwangerschaft.47.de.html

11.8 Häusliche Pflege

Im häuslichen Bereich können bei der Mundpflege verschiedene Konstellationen vorliegen:

- Die pflegebedürftige Person führt ihre Mundpflege eigenständig oder mit Unterstützung der Angehörigen oder professionell Pflegender aus.
- Die Mundpflege wird ausschließlich von Angehörigen übernommen.
- Professionell Pflegende übernehmen vollständig die Mundpflege.

Angehörigen fällt die Übernahme der Mundpflege oft nicht leicht. Es bestehen Unsicherheiten und Hemmungen. Ekelgefühle können aufkommen, besonders wenn der Mund unsauber ist und starker Mundgeruch besteht. Ebenso kann das Ein- und Ausgliedern von Zahnersatz mit Schwierigkeiten verbunden sein.

Angehörige sollten daher durch Pflegende in der häuslichen Umgebung beraten und angeleitet werden. Voraussetzung für Beratungs- und Anleitungsleistungen ist ein vereinbarter Leistungsumfang mit der Pflegeeinrichtung. Informationen und Anleitung können darüber hinaus von darin qualifizierten Mitarbeitern der Versicherungsträger durchgeführt werden. In die Anleitung sind die Risiken (z. B. Aspirationsrisiko) einzubeziehen und Strategien zu ihrer Vermeidung aufzuzeigen.

Verschiedene Institutionen stellen zudem speziell für pflegende Angehörige schriftliche Materialien kostenfrei zur Verfügung.

Beispiele für Infomaterial

Handbuch Mundhygiene von der Bundeszahnärztekammer (BZÄK), verfügbar unter https://www.bzaek.de/fileadmin/PDFs/h/files/assets/common/downloadsMundhygienehandbuch_Pflege.pdf

Mundpflege-Praxistipps für den Pflegealltag. Hrsg.: Zentrum für Qualität in der Pflege. Verfügbar unter https://www.zqp.de/wp-content/uploads/ZQP-Ratgeber-Mundpflege.pdf

12 Einbeziehung der pflegebedürftigen Person

Zu den wichtigsten Maßnahmen der Prävention und Behandlung oraler Erkrankungen zählt die intensive Einbeziehung des betroffenen Menschen. Aktivierende Pflege in Verbindung mit Information, Beratung und Anleitung wirkt motivierend auf die Erhaltung der Unabhängigkeit und kann die Effektivität und den Erfolg bei der Bewältigung von Mundproblemen langfristig erhöhen. Die Förderung und Erhaltung der Fähigkeit zur Selbstpflege ist dabei ein vorrangiges Ziel.

12.1 Information, Beratung, Anleitung

Inhalt, Umfang und Vorgehensweise sind individuell auf die pflegebedürftige Person abgestimmt. Vorhandene Krankheiten sind zu berücksichtigen, ebenso Beeinträchtigungen der Sinnesorgane. Psychische Belastungen und kognitive Defizite können die Aufnahmefähigkeit einschränken. Die Verarbeitung von Informationen kann verlangsamt sein.

Beratungsgespräche sollten möglichst kurz sein, in ruhiger Umgebung und in geeigneter sprachlicher Form geführt werden. Fremdwörter sind zu vermeiden. Gezieltes Hinterfragen gibt darüber Auskunft, ob die Informationen verstanden wurden. Bei mentalen Beeinträchtigungen können die Angehörigen einbezogen werden.

Mögliche Inhalte:

- Informationen über den Mundzustand (Ergebnis der Mundinspektion durch die Pflegefachkraft)
- Informationen über situationsabhängig und individuell geeignete Mundpflegemaßnahmen und geeignete Hilfsmittel (welche Zahnbürste ist geeignet? Wie soll der Zahnersatz gepflegt werden? Welche Mundspülung ist geeignet?)
- Informationen über mögliche Nebenwirkung aktueller Therapiemaßnahmen und zur Verfügung stehende präventive Möglichkeiten
- Demonstrieren und Üben von Pflegetechniken und der Anwendung von Hilfsmitteln
- Anleitung zur Selbst- Inspektion des Mundes und Informationen darüber, bei welchen wahrgenommenen Symptomen eine Fachkraft hinzuzuziehen ist
- Beratung zu einer geeigneten Ernährung und Flüssigkeitszufuhr sowie zum Alkohol und Nikotinkonsum.

Es ist zu bedenken, dass Empfehlungen nur dann umgesetzt werden, wenn der Pflegebedürftige sie versteht, akzeptiert und in der Lage dazu ist. Die Kombination von mündlichen und schriftlichen Informationen ist in vielen Fällen von Vorteil.

Bei *Beratungsgesprächen* kann die Verwendung einer Checkliste sinnvoll sein. Sie strukturiert das Gespräch und sorgt dafür, dass wichtige Informationen nicht vergessen werden.

Informationsblätter haben den Vorteil, dass die Betroffenen und ihre Angehörigen die Inhalte in Ruhe nachlesen können. Diese müssen für einen Laien verständlich sein, realistische und eindeutige Informationen enthalten und inhaltlich nicht überladen sein.

Qualitativ gute Informationsblätter

- sind optisch ansprechend gestaltet
- sind auf die jeweilige Zielgruppe genau zugeschnitten
- spiegeln das aktuell verfügbare Wissen wider
- sind für den Patienten leicht verfügbar, frei von kommerziellen Interessen und kostenfrei.

Voraussetzungen für eine gute Informations- und Beratungsqualität sind, dass die Inhalte sich am besten aktuell verfügbaren Wissen orientieren. Dies erfordert, dass die Inhalte regelmäßig auf Aktualität überprüft und ggf. angepasst werden müssen.

12.2 Motivation

Viele Menschen müssen erst durch andere zur Umsetzung von Empfehlungen motiviert werden. Beim Motivieren sind positive Verstärkungen durch das Lob einzusetzen. Es hat sich gezeigt, dass besonders ältere Menschen auf Lob positiv reagieren. Im motivierenden Gespräch kann genutzt werden,

- dass ein gesunder Mund zur Steigerung des Wohlbefindens entscheidend beiträgt
- dass eine hygienisch einwandfreie und gut passende Zahnprothese das Wohlbefinden, den Kaukomfort und damit die Verdauung fördert
- dass von einer sauberen Schleimhaut und gepflegten Zähnen weniger Mundgeruch ausgeht
- dass die Schmeckwahrnehmung bei einer sauberen Schleimhaut intensiver wird, womit sich auch der Appetit verbessern kann
- dass lokale Mittel (gegen Schmerzen, gegen Soor) auf der „sauberen“ Schleimhaut besser wirken

Weiterhin kann es notwendig sein, die pflegebedürftige Person zum regelmäßigen Aufsuchen der Zahnarztpraxis zu motivieren.

12.3 Aktivierende Pflege

Durch gezielte aktivierende Pflege kann die Selbstständigkeit der pflegebedürftigen Person erhalten oder wenigstens teilweise wieder hergestellt werden. Dies entspricht der gesellschaftlichen Auffassung eines eigenständigen, selbstbestimmten und aktiven Lebens. Der Mensch lernt mit Unterstützung des Pflegenden, sein Defizit zu überwinden oder zu kompensieren. Er lernt beispielsweise Pflegetechniken und Hilfsmittel anzuwenden, um die Zähne trotz seiner Einschränkungen selbst putzen zu können. Die Pflegeperson übernimmt nur das, was die pflegebedürftige Person nicht selber kann. Die Aktivierung kann durch ergotherapeutische (Übungen zur Verbesserung der Feinmotorik) oder logopädische Maßnahmen (z. B. Schlucktraining) unterstützt werden. Die aktivierende Unterstützung ist mit Motivierung zu verbinden.

Die aktivierende Pflege erfordert einen höheren Zeitaufwand und wird deshalb in der Praxis oft vernachlässigt. Die vollständige Übernahme der Mundpflege durch Pflegende erfordert weniger Zeit – letztendlich wird damit jedoch die Unselbständigkeit und Abhängigkeit des Pflegebedürftigen gefördert. Aktivierende Pflege dagegen kann langfristig den Helfenden entlasten. Der Erfolg fördert zudem das Selbstvertrauen des Menschen.

Aktivierende Maßnahmen fügen sich gut in das Konzept der Salutogenese ein: Der

Mensch lernt, seine Probleme zu verstehen und sie nicht als Last, sondern als Herausforderung zu sehen. Er erkennt, dass es sich lohnt, Energie zu investieren, um eigene Ressourcen zur Erhaltung seiner Gesundheit zu entwickeln.

12.4 Beaufsichtigung, Kontrolle

Zu einer guten und effektiven Zusammenarbeit mit der pflegebedürftigen Person gehört es auch, seine Mundpflege zu überprüfen. Hat sich das Erscheinungsbild des Mundes verändert? Werden die Hinweise befolgt? Werden die empfohlenen Hilfsmittel benutzt? Hat sich die Fähigkeit zur Selbstpflege im zeitlichen Verlauf geändert?

Abhängig von der Beantwortung der Fragen ist ggf. eine erneute Maßnahmenplanung notwendig.

12.5 Soziale Unterstützung

Schwere orale Erkrankungen können viele Lebensaktivitäten und Körperfunktionen beeinträchtigen. Einige der Betroffenen lehnen Aktivitäten wie gemeinsame Mahlzeiten ab, sind frustriert und reagieren depressiv oder aggressiv. Nicht nur aufgrund ihrer oral bedingten Kommunikationsprobleme gelangen sie deshalb leicht ins soziale Abseits. Daher sind neben der Symptomlinderung auch Hilfeleistungen bei der Ausführung der Lebensaktivitäten und Beratung hinsichtlich der Lebensführung wichtige Aufgaben der Pflegenden.

Ausbildung der Pflegenden

Für Pflegende stellt sich oftmals die Frage, wie sie Patienten am besten dazu motivieren können, die Mundpflege entsprechend den Empfehlungen umzusetzen oder schädigende Verhaltensweisen aufzugeben. Pflegende müssen darin ausgebildet sein, Patienten und Angehörige professionell anzuleiten. Sie sollten auch dazu in der Lage sein, Instruktionsblätter zu entwickeln, die den Patienten ausgehändigt werden können und sie zum Selbstmanagement befähigen. Dazu müssen sie über das notwendige Wissen auf dem Gebiet der Schleimhaut-, Zahn- und Prothesenpflege verfügen. Nicht zuletzt benötigen sie ein gewisses Maß pädagogischer Fähigkeiten und sozialer Kompetenz. All dies muss in der Ausbildung berücksichtigt werden.

Übung

Beurteilen Sie die Qualität der Zusammenarbeit mit einem Ihnen anvertrauten pflegebedürftigen Menschen. Beantworten sie dazu folgende Fragen:

- Haben Sie mit ihm die wesentlichen Pflegeziele gemeinsam festgelegt?
- Kann die Person selber Vorschläge über Pflegeleistungen einbringen und werden diese mit ihr diskutiert?
- Hat die Person alle Informationen verstanden? (Überprüfen Sie dies, indem Sie zu ihrem Wissensstand gezielte Fragen stellen)
- Können Sie einschätzen, inwieweit die Person zur Selbstpflege in der Lage ist, bzw. welche Hilfeleistungen sie genau benötigt?
- Fühlen Sie sich gut ausgebildet, um einen Menschen mit bestimmten Mundproblemen über die geeignete Pflege zu beraten?

13 Basale Stimulation® und Aromatherapie

13.1 Grundlagen

Der Mensch lässt sich nur theoretisch in seine einzelnen Funktionen zerlegen, in der Realität ist er eine Einheit aus Körper, Seele und Geist.

Aus der Pränatalforschung weiß man, dass bereits das ungeborene Kind über drei elementare (basale) Wahrnehmungsmöglichkeiten verfügt:

- somatische Wahrnehmung (Informationen über den eigenen Körper, Oberflächen- und Tiefensensibilität)
- vestibuläre Wahrnehmung (Gleichgewicht, Lage im Raum)
- vibratorische Wahrnehmung (der Embryo nimmt Bewegungen und Körperfunktionen der Mutter wahr, z. B. das Gehen und den Herzschlag)

Daneben entwickeln sich, ebenfalls in der embryonalen Phase, weitere Wahrnehmungsformen:

- orale und olfaktorische Wahrnehmung (Schmecken und Riechen)
- auditive Wahrnehmung (Stimmen und Geräusche)
- taktil-haptische Wahrnehmung (Berühren, Tasten, Greifen)
- visuelle Wahrnehmung (Sehen und Erkennen der Umwelt)

Die Basale Stimulation® knüpft an diese Wahrnehmungsmöglichkeiten an. Sie ist eine Methode zur Wahrnehmungsförderung bei Menschen mit Beeinträchtigungen des Bewusstseins. Eine Grundannahme der Basalen Stimulation® ist, dass es eine vollständige Bewusstlosigkeit nicht gibt und dass die Wahrnehmungsfähigkeit durch gezielte Reize gefördert werden kann. Auch die Sinne eines Menschen, den wir gemeinhin als bewusstlos bezeichnen, können stimuliert werden, er nimmt also wahr.

Wir können aber nicht wissen, was der Mensch wirklich wahrnimmt, wie viel er vom Gesagten aufnimmt und wie er es versteht und verarbeitet. Die Sprache ist zwar als Kommunikationsmittel nicht wegzudenken, aber nicht die einzige Möglichkeit zur Kontaktaufnahme und Verständigung unter Menschen. Ist die Möglichkeit der sprachlichen Verständigung beeinträchtigt, tritt die Kommunikation über den taktilen Bereich in den Vordergrund. Diese Form kann ebenso eindeutig sein und Informationen vermitteln. Die Kommunikationsform ist in jedem Fall an die vermutete Wahrnehmungsfähigkeit des Menschen anzupassen.

Wahrnehmung setzt immer die Aufnahme und Verarbeitung von Reizen voraus. Bei schweren Erkrankungen kann die Wahrnehmungsfähigkeit sehr stark eingeschränkt sein. Die Körperfunktionen konzentrieren sich auf die Erhaltung des Lebens. Störungen treten generalisiert auf, jedoch in den einzelnen Wahrnehmungsbereichen unterschiedlich stark. Während der Mensch im Bett liegt, erreichen ihn nur sehr wenige Informationen. Er sieht nur die weiße Zimmerdecke und spürt durch (Super-) Weichlagerung seinen eigenen Körper nicht mehr. Neben dieser Reizverarmung kann andererseits zeitweilig auch eine Reizüberflutung auftreten, die die Möglichkeiten der Verarbeitung überschreiten (Alltagslärm im Pflegebereich, unbekannte Stimmen, Geräusche von Überwachungsgeräten).

Wenn über längere Zeit keine Informationen angeboten werden oder infolge Reizüberflutung die Informationen nicht adäquat verarbeitet werden können, ist die Wahrnehmung nicht nur eingeschränkt, sie kann auch qualitativ verändert sein. In solchen Situationen können Desorientiertheit und Verwirrtheit entstehen. Bei Reizverarmung kann es vorkommen, dass sich Menschen selbst Reize zuführen, um ihre Sinne zu stimulieren (Nesteln an der Bettdecke, Schmatzen).

Die Methode der Basalen Stimulation® schließt alle Wahrnehmungsformen ein. Wesentliche Elemente dabei sind Berührung, Bewegung und Kommunikation. Dies sind auch wesentliche Elemente in der Pflege. Alle pflegerischen Handlungen beeinflussen den Menschen als Ganzes. Somit bietet die Pflege und speziell die Basale Stimulation® in der Pflege viele Möglichkeiten zur Förderung der Wahrnehmungsfähigkeit. Sie versteht sich als ein Angebot an den Menschen, das an keine Voraussetzungen seinerseits geknüpft ist.

Der Mensch wird darin unterstützt:

- mit anderen Menschen zu kommunizieren
- die Umgebung und vor allem sich selbst wahrzunehmen
- sich in Bewegung zu erleben und auszudrücken

Die Pflegenden erkennen die Ressourcen des Menschen und geben ihm Sicherheit im Sinne eines Grundvertrauens durch individuell angepasste Rituale und Wiederholungen. Der/die Pflegende sollte die Umgebung aus der Perspektive der pflegebedürftigen Person betrachten. Alltägliche Dinge erscheinen dann in einem anderen Licht und können eine ganz andere Bedeutung bekommen.

Basale Stimulation® ist immer eine interaktive Pflege, bei der beide Seiten Erfahrungen machen. Die Anwendung setzt Grundkenntnisse über die Methode sowie ein gutes Zusammenarbeiten im Team voraus.

13.2 Erfolgsfördernde Bedingungen

Die Pflegeperson muss persönlich geeignet sein, d.h. sie muss sich mit den Möglichkeiten der Basalen Stimulation® auseinandergesetzt haben. Sie muss zur Durchführung motiviert sein und auch dazu, vorsichtig zu experimentieren.

Die Anzahl der Kontaktpersonen ist auf einige wenige zu beschränken. Dies sollten vertraute Personen sein (Angehörige, Freunde, pflegende Bezugsperson), denn möglicherweise erkennt die pflegebedürftige Person die Stimme und die Berührungsqualität wieder.

Die Pflegeperson bewegt sich bei ihren Handlungen stets im Blickfeld des Pflegebedürftigen, das macht die Handlungen nachvollziehbar. Vertrauen und gegenseitiges Verstehen ist die Basis für den Erfolg der Maßnahmen.

Sehr wichtig ist eine ruhige und störungsfreie Atmosphäre ohne Zeitdruck. Unnötige Irritationen, beispielsweise durch Unterbrechungen, sind zu vermeiden.

Die Gewohnheiten, Vorlieben und Abneigungen des Betroffenen sollten bei der Anwendung berücksichtigt werden (biografische Anamnese).

Der Dialog muss sorgfältig und unter guter Beobachtung aufgebaut werden, besonders wenn die Art der Reaktion nicht klar ist. Die dabei gegebenen Informationen (nicht nur die verbalen) an den Menschen sollten einfach und eindeutig sein. Die verbale Kommunikation kann dadurch unterstützt werden, indem die Pflegeperson den verbal benannten Körperteil eindeutig berührt.

13.3 Orale Stimulation

Der Mund besitzt eine sehr hohe Wahrnehmungsfähigkeit. Erste Informationen über die Umwelt und sich selbst gewinnen Säuglinge und Kleinkinder über den Mund (Kontakt zur Mutter während des Stillens, Lutschen am eigenen Daumen oder an der großen Zehe). Während des gesamten Lebens sind viele Aktivitäten wie Essen, Sprechen und der Austausch von Küssen an die Intaktheit des Mundes gebunden. Die schon bei der Geburt vorhandene Wahrnehmungsfähigkeit im oralen Bereich bleibt wahrscheinlich bei Bewusstseinsbeeinträchtigungen zumindest teilweise erhalten. Bei schweren Erkrankungen kommt der Kontaktaufnahme zur Außenwelt über den Mund deshalb eine vorrangige Bedeutung zu (Bienstein & Fröhlich, 2016).

Gleichzeitig zählt der Mund zu den intimsten Körperzonen des Menschen. Im Unterschied zu den anderen Intimbereichen bleibt der Mund für den Menschen während des gesamten Lebens von gleich hoher Bedeutung. Bei stark pflegeabhängigen Menschen mit Bewusstseinsstörungen sind das Schutzbedürfnis und die Empfindungen des oralen Bereiches meist stärker ausgeprägt als das des Genitalbereiches. Entsprechend hoch ist seine Verletzlichkeit (Bienstein & Fröhlich, 2016; Nydahl & Bartoszek, 2020).

Neben genereller Bewusstseinsbeeinträchtigung kommen für den oralen Bereich einige Faktoren hinzu, die die Wahrnehmungsfähigkeit weiter einschränken: Der Geruchs- und Schmecksinn und die haptisch-taktile Wahrnehmung (auf die Hautsinne wie Berührung Temperatur- und Tastempfindung bezogene Wahrnehmung) sind reduziert, wenn keine Reize erfolgen. Dies ist bei fehlender oraler Nahrungsaufnahme der Fall. Das Gehirn erhält keine oder nur wenige Informationen aus der Peripherie (Mund) und kann das Körperbild nicht mehr herstellen. Der Mund wird nicht mehr gespürt. Reaktionen, auch über das vegetative Nervensystem (Speichelsekretion) bleiben aus. Eine Folge sind u. a. fehlende Kau- und Schluckbewegungen (Bienstein & Fröhlich, 2016; Bucholz & Schürenberg, 2013; Nydahl & Bartoszek, 2020).

Die Basale Stimulation® setzt darauf, dass neben Berührungsreizen im Zusammenspiel mit der Nase Geschmacksstoffe wahrgenommen werden können. Als Ziele der oralen Stimulation lassen sich zusammenfassen (Bienstein & Fröhlich, 2016):

- Steigerung der Wachheit und des Wohlbefindens durch Hervorrufen von Erinnerungen an vertrauten Geschmack und vertrauter Berührung
- Ermöglichen der Mundöffnung zur Mundpflege
- Förderung/Anregung der Kau- und Schluckbewegungen zur Nahrungsaufnahme, Anregung des Schmeck- und Geruchssinnes durch Verwendung angenehmer aromatischer Stoffe
- Förderung des Wohlbefindens.

13.4 Durchführung der oralen Stimulation

Die orale Stimulation kann für sich allein oder in Verbindung mit der Mundpflege durchgeführt werden. Hier wird die Kombination beider Maßnahmen beschrieben. Sie stimuliert den Speichelfluss, regt Schluckbewegungen an und fördert die Mundöffnung, sodass die Mundpflege ermöglicht wird.

Die Pflegeperson stellt sich vor und informiert mit einfachen Worten und ruhiger Stimme, worum es geht. Dabei und während des weiteren Vorgehens sollte die Pflegeperson im Blickfeld des Patienten sein.

Die Körperhaltung des Menschen mit beeinträchtigter Wahrnehmung sollte zur oralen Stimulation und Mundpflege möglichst aufrecht sein. Ist die Oberkörperhochlagerung nicht möglich, kann die orale Stimulation in Seitenlagerung oder in der Schiefen Ebene vorgenommen werden. Gut geeignet ist auch eine halbsitzende Position mit angezogenen Knien.

Unterstützend können die Hände der pflegebedürftigen Person in den Schulter- oder Mundbereich gebracht oder sogar in die Handlungen einbezogen werden. Auch das Abtasten des eigenen Gesichts wirkt stimulierend.

Wichtig ist ein schrittweises Herantasten an diesen sensiblen Bereich. Die Pflegeperson führt zunächst eine Initialberührung durch. Dies ist eine Information an die Person über den Beginn der Handlungen und wird mit flach aufgelegter Hand (am besten an der Schulter) unter spürbarem Druck und mit Ruhe ausgeübt. Die Initialberührung sollte vor allen Pflegehandlungen und immer an derselben Stelle vorgenommen werden (Bienstein & Fröhlich, 2016; Bucholz & Schürenberg, 2013; Nydahl & Bartoszek, 2020). Die Hand der Pflegeperson bleibt mit der betroffenen Person ständig in Kontakt, evtl. liegt eine Hand der betroffenen Person auf einen Arm des Pflegenden. Dann kann zur Einleitung der oralen Stimulation durch sternförmige Streichbewegungen mit dem Finger von den Wangen hin zu den Lippen die Aufmerksamkeit des Pflegebedürftigen auf den Mund gerichtet werden.

Im nächsten Schritt wird durch behutsames Streichen oder kreisförmiges Umfahren der Lippen des Pflegebedürftigen darüber informiert, in welchem Bereich wir mit ihm kommunizieren möchten und in welchem Bereich der Pflegende tätig sein möchte.

Zeichen, dass die Reize verarbeitet werden und die Aufmerksamkeit des Pflegebedürftigen gesteigert ist, sind Augenbewegungen, Veränderung des Muskeltonus der Schultern, Beschleunigung bzw. Verlangsamung der Atmung, Schmatzen bzw. Lippen- und Kaubewegungen. Durch langsames Vor- und Zurückbewegen des Fingers gelangt man dann in den Vorraum des Mundes. Wird das Handeln akzeptiert, lässt sich der Mund meist für weitere Pflegehandlungen öffnen.

Alle Berührungen sollten langsam und eindeutig sein. Gut angepasste Pausen dienen der Verarbeitung der Informationen. Während des Vorgehens ist gezieltes Beobachten und, wenn möglich, Befragen unerlässlich, um die Reaktionen zu erfassen.

Mit dem leicht umwickelten Finger (Mullgaze) oder mit einer weichen Zahnbürste wird die Mundhöhle mit kreisenden Bewegungen ausgewischt. Dabei wird mit den vorderen Wangentaschen begonnen, es folgen Zahnfleisch und Zunge (Vorsicht Beißgefahr! Evtl. Gummikeil zum eigenen Schutz verwenden). Von der Manipulation mit Klemme und Tupfer im Mund ist abzusehen.

Vertraute und angenehme aromatische Geruchs- und Geschmacksstoffe lösen Erinnerungen aus und wirken gustatorisch-olfaktorisch stimulierend (z.B. die vertraute Zahnpasta). Je nach Vorlieben können besonders saure, alkoholhaltige oder zuckerhaltige Stoffe stark stimulierend wirken (Informationen über Vorlieben von den Angehörigen einholen).

Ist dem Patienten eine elektrische Zahnbürste vertraut, kann diese auch benutzt werden und durch ihre Vibration zusätzlich wahrnehmungsfördernd wirken. Einleitend können die Lippen mit einer wohlriechenden und wohlschmeckenden Flüssigkeit benetzt werden.

Bei Widerstand oder wenn keine Reaktion sichtbar wird, ist das Abbrechen der Handlungen sinnvoll. Dagegen können bestimmte Sequenzen mit sichtbar wohltuender Wirkung wiederholt werden.

Während der Durchführung der oralen Stimulation ist die Inspektion der Mundhöhle vorzunehmen, um Veränderungen zu erfassen.

Am Ende der Handlungen verabschiedet sich die Pflegeperson verbal. Zusätzlich kann die Berührung zur Verabschiedung eingesetzt werden. Der Pflegende wiederholt dazu noch einmal kurz die Initialberührung.

Beachte: Werden zur oralen Stimulation zucker- oder säurehaltige Stoffe verwendet, ist deren schädigendes Potential für die Zähne zu berücksichtigen und möglichst zu neutralisieren.

13.5 Negativstimulierung

Negativstimulierung heißt, dass negative Reize wie Kneifen oder lautes Ansprechen eingesetzt werden, um die Tiefe der Bewusstlosigkeit zu überprüfen oder um die Aufmerksamkeit der pflegebedürftigen Person zu wecken. Negative Reize haben jedoch oft einen weiteren Rückzug zur Folge.

Negativ stimulierend im oralen Bereich wirkt aber auch, wenn das Öffnen des Mundes zur Mundpflege oder zur Nahrungsaufnahme erzwungen wird. Der Betroffene nimmt die an ihm vorgenommene Handlung wahr, kann sie zunächst nicht deuten und wehrt sich dagegen. Möglich ist auch, dass die Handlung mit unangenehmen Erinnerungen assoziiert wird, beispielsweise mit einer schmerzhaften Situation beim Zahnarzt oder einer von Pflegenden früher unsanft durchgeführten Mundpflege. Der Mund wird dann mit aller Kraft verschlossen. Die Abneigung zum Öffnen des Mundes kann aber auch an den dazu benutzten Instrumenten (z. B. Kornzange) oder Lösungen (z. B. Chlorhexidin) liegen.

13.6 Aromatherapie

Ätherische Öle können einen entspannenden oder anregenden Effekt ausüben und damit die Wirkung von Pflegemaßnahmen unterstützen. Sie können zur Raumaromatisierung, als Zusatz zum Waschwasser bei der Körperpflege, bei Massagen, Wickel und Auflagen eingesetzt werden. Zitronenduft beispielsweise spricht die meisten Menschen positiv an und erleichtert die Kontaktaufnahme, Lavendelöl kann zur entspannenden Raumaromatisierung beitragen.

Die Anwendung dieser Therapieform sollte den in dieser Methode Erfahrenen vorbehalten bleiben. Der Einsatz ätherischer Öle direkt im Mundbereich zur Behandlung von Irritationen der Schleimhaut ist derzeit nicht gerechtfertigt, da keine Wirkungsnachweise vorliegen. Vorteil ist die Freiheit von Nebenwirkungen, Vorsicht ist aber bei Allergikern, Schwangeren, Kleinkindern und Epileptikern geboten. Vor der Anwendung sollte daher immer ein Test auf Akzeptanz seitens des Pflegebedürftigen sowie auf Verträglichkeit erfolgen.

13.7 Abschließende Bemerkungen

Die orale Stimulation kann die Wahrnehmungsfähigkeit fördern, wodurch der Zugang zum Menschen mit beeinträchtigter Wahrnehmung erleichtert werden kann. In der Folge ist die Durchführung der Mundpflege oftmals erst möglich. Orale Stimulation und Mundpflege können miteinander kombiniert werden, verfolgen jedoch prinzipiell unterschiedliche Ziele: Wahrnehmungsförderung – saubere Mundhöhle.

Neben der Basalen Stimulation® kann man die allgemeine Wachheit auch durch andere Methoden wie eine belebende Ganzkörperwaschung, der genannten Aromatherapie oder eine atemstimulierende Einreibung fördern. Daneben lässt sich die orale Stimulation mit einer vestibulären Stimulation, eine Form der Basalen Stimulation® kombinieren. Dabei wird der Kopf des Patienten in beide Hände genommen und langsam und gleichmäßig in beide Richtungen geschaukelt. Danach kann die Pflegeperson auf den oralen Bereich zugehen.

Bei allen Methoden sollte standardisiertes routinemäßiges Handeln möglichst vermieden werden, ausprobieren empfiehlt sich. Vielmehr sollen die Methoden den individuellen Bedürfnissen und der Situation angepasst sein.

Bei oral intubierten Patienten kann die orale Stimulation auch unerwünschte Effekte auslösen: Der infolge Habituation (allmähliches Verschwinden einer Wahrnehmung infolge Gewöhnung) kaum wahrgenommene Tubus und die damit verbundene Situation wird dem Kranken bewusster.

Wissenstest

Welche Sinneseindrücke können über den oralen Bereich aufgenommen werden und wie können diese positiv stimuliert werden?

Literatur

Bienstein, C. & Fröhlich, A. (2016). *Basale Stimulation in der Pflege. Die Grundlagen* (7., korrig. u. erg. Aufl.). Bern: Hans Huber, Hogrefe.

Bucholz, T. & Schürenberg, A. (2013). *Basale Stimulation® in der Pflege alter Menschen* (4., vollst. überarb. u. erweit. Aufl.). Bern: Hans Huber, Hogrefe.

Nydahl, P. & Bartoszek, G. (2020). *Basale Stimulation - Neue Wege in der Pflege Schwerstkranker.* München: Urban & Fischer.

14 Ernährung und Mundgesundheit

Eine gesunde und ausgewogene Ernährung hat sowohl positive Auswirkungen auf die Allgemeingesundheit als auch auf die Mundgesundheit (**Abb. 14-1**). So sind nicht nur Übergewicht und viele der sog. Zivilisationskrankheiten, sondern auch Karies und Parodontitis durch eine „mundgesunde" Ernährung häufig vermeidbar. Im Folgenden wird die Bedeutung einzelner Nahrungsbestandteile für die Mundgesundheit aufgezeigt.

14.1 Kohlenhydrate

Heute ist der Zusammenhang zwischen Karies und der Menge sowie der Häufigkeit des Konsums von zuckerhaltigen Mahlzeiten oder Getränken wissenschaftlich ausreichend abgesichert. Zur Vorbeugung der Kariesentstehung sollte mit dem Verzehr von Zucker bewusst umgegangen werden. Speisen und Getränke ohne Zucker sind zu bevorzugen und Zucker sowie zuckerhaltige Mahlzeiten und Getränke sollen grundsätzlich in Maßen konsumiert werden. Die Art des Zuckers spielt dabei keine Rolle, denn alle natürlichen Zuckerarten wirken kariogen. So wirkt brauner Zucker genauso kariogen wie weißer. Klebrige Süßigkeiten wie Honig oder Trockenobst sind besonders kariogen, da sie leicht an den Zähnen haften und damit längere Zeit für Zuckernachschub sorgen, mit dem sich die kariogenen Bakterien ernähren können.

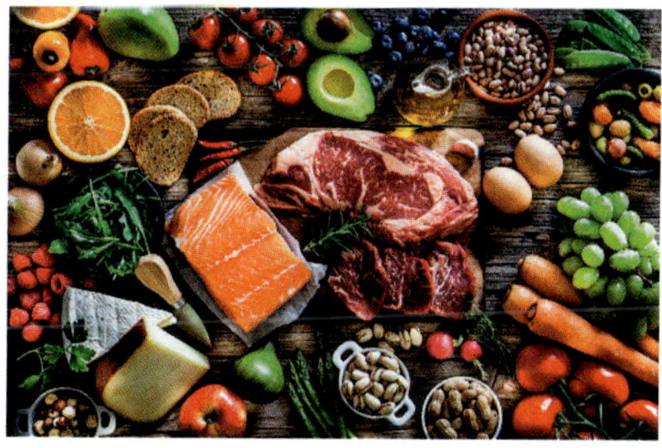

Abbildung 14-1: Zahngesunde Ernährung (Quelle: Pixabay)

Viele greifen heute auf die als „zuckerfrei" deklarierten Lebensmittel zurück. Doch Vorsicht ist geboten, denn als zuckerfrei können alle Lebensmittel bezeichnet werden, die in 100 Gramm oder 100 Milliliter eines Lebensmittels nicht mehr als 0,5 Gramm Zucker (Saccharose) enthalten. Andere Karies auslösende Zuckerarten wie Fruktose (Fruchtzucker), Maltose (Malzzucker) oder Laktose (Milchzucker) können in diesen Produkten trotzdem enthalten sein.

Das Kariesrisiko kann durch Verwendung von Zuckeraustauschstoffen oder Zuckerersatzstoffen vermindert werden. Diese wirken nicht kariogen, weil orale Mikroorganismen sie nicht oder kaum zu Säuren verstoffwechseln können (Hellwig, 2018). Zuckeraustauschstoffe, z. B. Sorbit, Mannit und Xylit besitzen eine ähnliche oder meist sogar höhere Süßkraft als Zucker. In größeren Mengen können sie abführend wirken. Auch Stevia, der süße Pflanzenstoff oder Sucralose (E 955) sind eine Zucker-Alternative.

Dem Zuckeralkohol Xylit (Xylitol) wird sogar eine Karies reduzierende Wirkung zugeschrieben. Xylit erschwert das Anlagern der Bakterien am Zahnschmelz. Diese können dann leichter vom Speichel weggespült werden. Es reduziert die Plaquebildung und senkt die Zahl der Streptokokken in der Plaque und im Speichel deutlich. Ein weiterer Effekt von Xylit ist, dass es die schädliche Säurebildung in der Plaque reduziert. Xylit findet seinen Einsatz vor allem in zahnfreundlichen Kaugummis (Pharmazeutische Zeitung, 2007).

Empfehlung: Mit dem Zahnmännchen gekennzeichnete Süßwaren verursachen weder Karies- noch Erosionsschäden an den Zähnen. Für diese von der „Aktion zahnfreundlich e. V." getesteten Süßwaren werden keinerlei zahnschädigende Zutaten verwendet, die Zahnfreundlichkeit ist wissenschaftlich getestet und wird garantiert (**Abb. 14-2**).

Ernährungsberater empfehlen, Produkte aus kurzkettigen, schnell aufspaltbaren Kohlenhydraten wie z. B. Weißbrot, Kuchen, und Weizennudeln zu vermeiden und lieber Kohlenhydrate in komplexer Form aufzunehmen, da deren langkettige Zuckermoleküle nur langsam aufgespalten werden können. Sie werden nur bei längerer Verweildauer im Mund in Zwei- bzw. Einfachzucker aufgespalten. Zu den Lebensmitteln, die günstige Kohlenhydrate enthalten, gehören vollwertige Getreideprodukte, Hülsenfrüchte, Gemüse und Kartoffeln.

Für die Erhaltung der Zahngesundheit sind besonders Nahrungsmittel geeignet, die kräftig gekaut werden müssen. Das Kauen von rohem Gemüse sowie Obst, festem Brot oder Müsli aus Getreide ist ein gutes Training für die Kiefermuskulatur, massiert und stärkt das Zahnfleisch, reinigt die Zähne und regt die Speichelproduktion an. Außerdem enthalten Obst und Gemüse zahlreiche Vitamine, Mineralstoffe und Spurenelemente. Diese fördern das Wachstum, die Regeneration und die Aufrechterhaltung der Gesundheit oraler Gewebe und Strukturen.

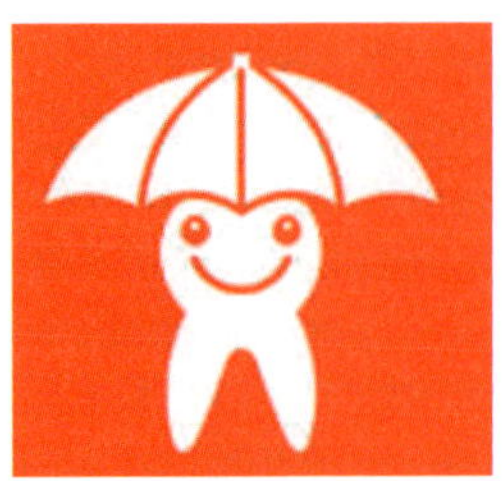

Abbildung 14-2: Zahnmännchen (Quelle: Aktion Zahnfreundlich e.V.)

Viele Lebensmittel enthalten sog. versteckte Zucker. Als Zuckerfallen gelten v. a. Grillsaucen und Ketchup, Trockenobst, gesüßte Obstkonserven, Müsliriegel und Fruchtjoghurts, Limonade, Eistee, Fruchtsaftgetränke, Frühstückszerealien, Smoothies oder auch Alkoholika wie Sekt und Wein. Ebenso ist versteckter Zucker in einer Vielzahl von Knabbereien enthalten, z. B. in Kartoffelchips. Hinzu kommt, dass Chips stark an der Zahnoberfläche kleben und dadurch längere Zeit kariogen wirksam sind. Letztendlich ist derjenige, der beim stundenlangen Fernsehen gewohnheitsmäßig Kartoffelchips konsumiert, einem gleich hohen Kariesrisiko ausgesetzt wie derjenige, der Süßigkeiten verzehrt.

Häufige kleine Zwischenmahlzeiten gefährden die Zähne stärker als weniger größere, da der pH-Wert durch häufige Mahlzeiten immer wieder in den sauren Bereich fällt. Ähnlich ist es mit häufigem Zuckerkonsum.

Daher wird immer wieder propagiert, dass es zur Kariesvermeidung günstiger sei, eher die Häufigkeit als die Menge der Zuckerzufuhr zu reduzieren, also einmal am Tag beispielsweise ein paar Stückchen Süßigkeiten zu essen statt immer wieder zwischendurch ein Stück. Jedoch ist diese Kompromiss-Empfehlung ebenfalls als problematisch anzusehen, da sie Über- und Fehlernährung fördern kann.

Ebenso wie bei den kohlenhydratreichen Zwischenmahlzeiten sollten auch zuckerhaltige Getränke nicht über den Tag verteilt zu sich genommen werden. Nächtliches Trinken, z. B von süßem Tee im Babyfläschchen oder der

Schnabeltasse im Krankenhaus ist deshalb besonders kritisch, weil der Speichelfluss nachts stark eingeschränkt ist. Der natürliche Spüleffekt fehlt und der durch Trinken verdünnte Speichel ist weniger wirksam.

Unmittelbar nach dem Verzehr von Süßigkeiten oder süßen Fruchtsäften sollten möglichst die Zähne geputzt oder wenigstens der Mund mit Wasser gespült werden.

14.2 Säurehaltige Speisen und Getränke

Sie weichen den Zahnschmelz auf, lösen Mineralien heraus und führen damit zum Verlust von Zahnsubstanz in Form von Säureerosionen. Erosionen (**Kap. 10.2**) werden u. a. durch einen hoch frequenten Konsum säurehaltiger Speisen und Getränke, v. a. Zitrusfrüchte, Limonaden, Fruchtsäfte, Softdrinks und Sportdrinks hervorgerufen. Wird die Aufnahme von Säuren mit kalziumhaltigen Lebensmitteln wie Joghurt oder Milch kombiniert, können sie neutralisiert werden.

14.3 Kombination von Säure und Zucker

Viele Getränke enthalten Säuren und Zucker gleichermaßen und wirken daher besonders zahnschädigend. Der Zuckergehalt ist dem Konsumenten oft nicht bewusst, da er durch den geschmacksverstärkenden Zusatz von Säuren überdeckt wird. Wenn jemand beispielsweise bei der Arbeit oder als Patient im Krankenhaus schluckweise über den Tag verteilt säurehaltige Getränke (Obstsäfte oder Fruchtsaftschorle) zu sich nimmt, kommt neben dem erosiven noch ein kariogener Effekt aufgrund des Zuckergehaltes hinzu. Die Kombination von Säure plus Zucker wirkt besonders kariogen und sollte daher vermieden werden.

In normalen Mengen genossen besitzen Obst- und Obstsäfte kaum kariogene und erosive Eigenschaften. Sie können sogar einen positiven Effekt ausüben: Die Fruchtsäure regt den Speichelfluss an, wodurch der Zucker vom Speichel weggespült wird. Trotzdem sollte zur Neutralisation der Säuren der Mund mit Wasser oder Fluoridlösung gespült werden. Auch das Kaugummi-Kauen ist eine gute Alternative.

14.4 Flüssigkeitsaufnahme

Grundsätzlich ist das Trinken für die Mundgesundheit von Vorteil, da es einen Spüleffekt bewirkt und die Flüssigkeit zur Speichelbildung benötigt wird.

14.5 Fette

Fette können schützend für die Zahnhartsubstanz wirken, da sie sich als Schutzfilm um die Zähne legen. Hinsichtlich der Zahngesundheit wäre daher bei Zwischenmahlzeiten anstelle von zuckerhaltigen Speisen eher fetthaltige Produkte wie Käse und Wurst der Vorzug zu geben. Allerdings muss natürlich die Gesamtenergiebilanz beachtet werden.

14.6 Eiweiß/Milchprodukte, Mineralstoffe, Spurenelemente

Den Fetten ähnliche Eigenschaften werden einigen Käsesorten zugesprochen. Sie können sich als Schutzfilm auf den Zahnschmelz legen. Weiterhin können sie auf Säure neutralisierend wirken, was eine Demineralisation verhindert. Durch ihren Gehalt an Mineralstoffen, v. a. Kalzium und Phosphaten sowie Vitamin D, können Milchprodukte zudem die Remineralisation fördern. Milchprodukte, insbesondere Käse, bewirken demnach einen gewissen Schutz vor Karies und Abrasionen. Auch bei veganer Ernährung kann man durch Verzehr von dunkelgrünen Gemüsesorten wie beispielsweise Brokkoli, Grünkohl und Lauch eine ausreichende

Kalziumzufuhr sicherstellen. Auch Soja ist mit Kalzium angereichert. Außerdem gibt es Fruchtsäfte und Mineralwässer mit Kalzium-Anreicherung. Einige Nuss-Sorten (Erdnuss, Mandel, Cashew und Walnuss) enthalten viel Kalzium, Vitamine, Eisen, Magnesium und Zink. Sie nützen damit ebenfalls der Zahngesundheit.

Fluoride

Die Bedeutung von Fluoriden für die Zahngesundheit wurde in **Kapitel 7.8** beschrieben. Um die Fluoridaufnahme zu erhöhen, wird neben der Verwendung fluoridhaltiger Zahnpasta empfohlen, fluoridiertes Speisesalz zu verwenden. Die Fluoridaufnahme kann weiterhin durch Fisch, fluoridhaltige Mineralwässer und schwarzen oder grünen Tee gesteigert werden. Diese Teesorten enthalten Polyphenole, was die Produktion kariesverursachender Säuren eindämmt und Zahnfleischentzündungen reduziert.

Schlussfolgern kann gesagt werden, dass es in Deutschland trotz verbreiteter widersprüchlicher Konzepte hinsichtlich einer gesunden Ernährung möglich ist, Ernährungsempfehlungen auszusprechen, die sowohl dem ernährungswissenschaftlichen als auch dem zahnärztlichen Wissensstand hinsichtlich der Mundgesundheit entsprechen.

Wissenstest

1. Welche Getränke sollte ein Patient, der unter Mundtrockenheit leidet, bevorzugt zu sich nehmen? Wie begründen Sie ihre Antwort gegenüber dem Patienten?
2. Nennen Sie einige Lebensmittel, die als zuckerarme Zwischenmahlzeiten und Zwischengetränke geeignet sind.
3. Warum ist die Kombination von Säure- und zuckerhaltigen Lebensmitteln ein besonders hohes Risiko für die Zahngesundheit?

Literatur

Hellwig, E. (2018). *Kariesprophylaxe-Leitlinie.* Verfügbar unter https://www.zm-online.de/archiv/2018/06/zahnmedizin/die-kariesprophylaxe-leitlinie-und-ihre-empfehlungen/

Pharmazeutische Zeitung. (2007). *Zuckeraustauschstoff gegen Karies.* Verfügbar unter https://www.pharmazeutische-zeitung.de/ausgabe-382007/zuckeraustauschstoff-gegen-karies/

Empfohlene Webseiten

Mediathek der Bundeszahnärztekammer. Verfügbar unter https://www.bzaek.de/presse/mediathek.html

- Zahngesunde Ernährung im Alter, Suppe oder Kauen

15
Pflegeprozess und Fallbeispiele

15.1 Pflegeprozess und evidenzbasierte Pflege

Pflegeprozess

Der Pflegeprozess ist eine systematische, zielgerichtete und auf Problemlösung orientierte Darstellung der Pflege in Einzelschritten. Möglich sind verschiedene Vorgehensweisen, die alle zum gleichen Ziel führen. Nachstehend werden die einzelnen Schritte dargestellt.

Informationssammlung
Eigeneinschätzung der pflegebedürftigen Person
- Die pflegebedürftige Person bekommt Gelegenheit, sich über (gesundheitliche) Probleme, die damit im Zusammenhang bestehenden Wünsche und Erwartungen sowie über ihren Unterstützungsbedarf frei zu äußern.

Informationen aus der Lebensgeschichte (Biografie)
- Ergänzend können bestimmte Ereignisse, Gewohnheiten und Rituale aus der Biografie für die Pflege von Bedeutung sein.

Informationen von Bezugspersonen und weiteren Quellen
- Ergänzend können Informationen von den Angehörigen und Betreuungspersonen erfasst werden (bedeutsam bei mentalen Defiziten).
- Weiterhin können relevante Informationen aus Pflegeüberleitungsbögen, Arztberichten etc. als Informationsquelle zur Verfügung stehen.

Befragen des Pflegebedürftigen durch die Pflegefachkraft in Verbindung mit der Beurteilung des klinischen Bildes
- Durch Wahrnehmungen, Beobachtungen und dem Stellen von gezielten offenen Fragen über Probleme in den Lebensaktivitäten und zu verfügbaren Ressourcen (soweit von der pflegebedürftigen Person nicht schon selbst geäußert) werden weitere Informationen gewonnen. Orientierung bieten die in den Pflegemodellen beschriebenen Lebensaktivitäten bzw. die in der Strukturierten Informationssammlung (SIS) enthaltenen Themenfelder:

Als Hilfsmittel zur Beurteilung der Schweregrade von Pflegeproblemen und Risiken können Checklisten, Assessmentinstrumente und -Skalen herangezogen werden. Die Informationen von der pflegebedürftigen Person und den Angehörigen werden seitens der Pflegefachkraft bewertet (sog. pflegefachlicher Filter) (BMG, 2018). Die Informationssammlung ist nie abgeschlossen, sondern wird stets ergänzt.

Benennung von Problemen und Ressourcen

Wenn alle relevanten Informationen vorliegen, können Ressourcen und die Probleme benannt werden. Ressourcen können in den Bereichen Können, Wissen oder einer Bereitschaft vorliegen. Dokumentation von Problemen und Ressourcen

- so kurz und knapp wie möglich (keine langen Sätze, Beschränkung auf das Wesentliche)
- so exakt und spezifisch wie nötig (Art und Weise des Defizits, Zeitpunkt des Auftretens des Problems und Ursache)
- so objektiv wie möglich (ohne persönliches Werturteil)

Im nun folgenden **Verständigungsprozess** (BMG, 2018) bespricht und klärt die/der Pflegende gemeinsam mit der pflegebedürftigen Person und ggf. seinen Angehörigen /Betreuer den Hilfebedarf. Die/der Pflegende macht darüber hinaus auf Risiken aufmerksam, die von der pflegebedürftigen Person nicht selbst erkannt wurden.

Die/der Pflegende bietet Lösungsvorschläge für die Pflegeprobleme unter Berücksichtigung der individuellen Wünsche der pflegebedürftigen Person an. Dazu gehört auch, wie die Ressourcen eingesetzt werden können. Gegebenenfalls werden Probleme oder unterschiedliche Auffassungen zu Risiken und Hilfebedarf geklärt (BMG, 2018).

Im Ergebnis dieses Verständigungsprozesses kennt und akzeptiert die pflegebedürftige Person die vorgesehenen Maßnahmen. Sie ist über die Ziele der Pflege informiert.

Pflegeziele

Sie sind problemspezifisch realistisch, erreichbar und überprüfbar zu formulieren.

Maßnameplanung

Auf der Grundlage der Pflegeziele kann der Maßnahmenplan erstellt werden. Die Maßnahmen müssen geeignet sein, die vorgegebenen Pflegeziele zu erreichen. Sie sind mit dem Team abgestimmt und genau (eindeutig), kurz und für alle verständlich formuliert.

Für bestimmte und häufig wiederkehrende Pflegehandlungen können Pflegestandards (Verfahrensanleitungen, Verfahrensanweisungen, Leitlinien) (BMG, 2018) angewendet werden. In der Maßnahmenplanung sind Termine für die Evaluation festgelegt. Diese sind abhängig von der Dringlichkeit: einige Pflegeziele müssen kurzfristig überprüft werden.

Durchführung der Maßnahmen

Die geplanten Maßnahmen werden umgesetzt Dabei gilt der Maßnahmenplan als eine für alle verbindliche Handlungsanweisung. Änderungen müssen begründet und dokumentiert werden (Pflegebericht).

Pflegeevaluation

Die Wirksamkeit der geleisteten Pflege wird eingeschätzt. Gegebenenfalls ist eine Neuanpassung der Maßnahmen notwendig. Die Pflegedokumentation ist für alle an der Versorgung der pflegebedürftigen Person zugänglich aufzubewahren.

Evidenz-basierte Pflege

Bei der Maßnahmenplanung sollte überprüft werden, ob die gewählten pflegerischen Interventionen auf dem derzeit besten Wissen beruhen, d.h. evidenz-basiert sind. Evidenzbasiertes Wissen liefert die Pflegewissenschaft und weitere mit der Pflege in Verbindung stehende wissenschaftliche Disziplinen. Mit Hilfe des Konzepts evidenzbasierter Interventionen soll der Transfer von Forschungsergebnissen in die Praxis gewährleistet werden. Die Notwendigkeit von EBN ergibt sich aus mehreren Gründen: (Behrens & Langer, 2016)

Wenn Pflegeanwendungen Linderung oder Heilung bewirken sollen und die beste Versorgung das Ziel ist, dann sollte auch bewiesen sein, welche Maßnahmen auf gesicherten Erkenntnissen beruhen und somit am besten wirksam sind. Damit werden unnötige Maßnahmen vermieden. Auch die Ausbildungsgesetze in den Pflegeberufen und die Erwartungen der Versicherungsträger geben vor, dass die Pflege auf den allgemein anerkannten pflegewissenschaftlichen Erkenntnissen beruht.

Weiterhin ist es unter dem Kostendruck notwendig, dass pflegerische Leistungen wirksam, zweckmäßig und wirtschaftlich erbracht werden. Die Methode leistet einen wichtigen Beitrag zur weiteren Professionalisierung der Pflegepraxis. Neben den Erkenntnissen der Pflegewissenschaft sind weitere Faktoren für eine pflegerische Entscheidungsfindung bedeutsam (Behrens & Langer, 2016):

- Die persönliche klinische Erfahrung der Pflegenden,
- vorhandene Ressourcen (Rahmenbedingungen, wie z. B. Personalressourcen, Vorhandensein von Pflegemitteln) und
- Patientenwünsche bzw. -vorstellungen

Dieser Ansatz der evidenz-basierten Pflege beinhaltet den wichtigen Aspekt der Beteiligung der pflegebedürftigen Person an Entscheidungsprozessen. Je nach Konstellation des Einzelfalls können die klinische Erfahrung der Pflegeperson und die Patientenwünsche gegenüber den anderen Komponenten überwiegen (Behrens & Langer, 2016).

Die Anwendung der Methode von EBN am Arbeitsplatz in der Pflege ist jedoch mit Problemen verbunden. Pflegepersonen empfinden es schwierig, die Methode EBN im Berufsalltag umzusetzen. Zum einem fehlt meist der Zugriff auf die Informationen. Zum anderen ist es für den Pflegepraktiker schwierig, wissenschaftliche Literatur zu lesen und zu bewerten. Ein weiteres, großes Hemmnis stellt die Arbeitsrealität dar, die durch unzureichende personelle Ressourcen, Zeitmangel und unzureichende Handlungsspielräume für die Umsetzung von EBN gekennzeichnet ist. Daher sollten die Erkenntnisse der Pflegeforschung für die Pflegepraktiker anwendbar aufbereitet und zur Verfügung gestellt werden. Beispielhaft sollen hierzu die vom Deutschen Netzwerk für Qualitätsentwicklung in der Pflege (DNQP) erarbeiteten Expertenstandards genannt werden.

Wenn pflegewissenschaftliche Erkenntnisse unverzichtbare Grundlage pflegerischen Handelns werden müssen, muss dies auch in der Ausbildung stärker berücksichtigt werden.

15.2 Fallbeispiel 1

Frau Hildegard W. ist eine 83-jährige alleinstehende Frau, die eine kleine Wohnung in einem mehrstöckigen Haus bewohnt. Der Ehemann starb vor drei Jahren. Gesundheitlich geht es ihr nicht so gut. Ihre Mobilität ist infolge allgemeiner Schwäche und einer rheumatischen Erkrankung stark eingeschränkt. Die Finger sind etwas verkrümmt, sodass sie nicht mehr richtig zufassen kann. Auch das Gedächtnis lässt nach, manchmal leidet sie tagelang unter einer depressiven Stimmungslage. Alltägliche Dinge wie die Zubereitung von Mahlzeiten und die Körperhygiene werden dann vernachlässigt. Die Wohnung kann sie ohne fremde Hilfe nicht mehr verlassen. Das Nötigste für den alltäglichen Gebrauch besorgt ihr die Nachbarin, die gleich nebenan wohnt. Frau W. hat einen Sohn, der sie jede Woche einmal (sonntags) besucht. Früher war Frau W. eine lebenslustige Frau, die gern soziale Kontakte pflegte.

Aufnahme in ein Alten- und Pflegeheim

Der Gesundheitszustand von Frau W. verschlechtert sich. Der Sohn bittet die Hausärztin telefonisch um einen Hausbesuch. Während des Hausbesuchs ist der Sohn anwesend. Im Gespräch wird ihr klar, dass sie in ihrer Wohnung nicht länger alleine zurechtkommt. Frau W. nimmt den Rat der Ärztin und des Sohnes an und erklärt sich schließlich bereit, in eine stationäre Altenpflegeeinrichtung umzuziehen. Gemeinsam stellen sie einen Antrag auf eine Begutachtung zur Anerkennung der Pflegebedürftigkeit. Der Sohn kümmert sich gleich um einen Heimplatz. Frau W. hat Glück, dass gerade ein schönes Einzelzimmer in einem Altenpflegeheim frei geworden ist. Schon nach kurzer Zeit kann sie einziehen. Inzwischen wurde bei der Begutachtung die Pflegebedürftigkeit bestätigt.

Am 01. Juni erfolgt der Umzug. Die Wohnbereichsleiterin begrüßt sie freundlich und nimmt die erforderlichen persönlichen Daten auf.

Beachte: Im Folgenden werden aus Gründen der Übersichtlichkeit nur die Mundprobleme und die Mundpflege berücksichtigt. Das Pflegeteam orientiert sich bei seiner Arbeit am Pflegeprozess (**Kap. 15.1**). Der Mundpflegeplan ist in den Pflegeplan zu integrieren.

Aufnahmegespräch

I. Feststellen von Problemen und Ressourcen

Ein paar Tage später, am 04. Juni, nachdem sich Frau W. eingerichtet, und ihre erste Aufregung sich gelegt hat, wird von der zuständigen Bezugspflegekraft das Aufnahmegespräch geführt. Ziel ist es, alle notwendigen Informationen für den Pflegeprozess zu gewinnen.

Die Bezugspflegekraft stellt Fragen nach der Selbständigkeit, fragt nach vorhandenem Hilfebedarf und ermittelt Ressourcen.

Ergebnisse

Frau W. antwortet auf die Fragen zur Selbstständigkeit bei der Mundpflege:

- *Zähneputzen geht nicht richtig, vom Rheuma sind meine Finger ein bisschen krumm und steif, eine Zahnbürste kann ich nicht richtig fassen. Abends geht es besser, dann kann ich mir die Zähne putzen, meistens.*

Fragen zum Zahnersatz:

- *Meine Prothese kann ich nicht mehr reinmachen, sie ist schon lange kaputt.*

Fragen zum Zahnarztbesuch:

- *Bei meiner Zahnärztin war ich schon lange nicht mehr, mindestens fünf Jahre nicht, weil ich es alleine nicht schaffe, hinzukommen. Meinen Sohn wollte ich nicht bitten, dass er mich fährt, er hat genug zu tun. Jetzt ist meine Zahnärztin in Rente.*

Fragen zum oralen Wohlbefinden:

- *Mein Mund ist immer trocken, das ist lästig, sonst bin ich zufrieden.*

Beobachtungen vom Pflegepersonal während der ersten Tage ihres Aufenthaltes:

- Essen und Trinken kann Frau W. ohne Hilfe, wenn Kartoffeln zerdrückt werden und das Fleisch klein geschnitten wird. Tagsüber trinkt sie gern Kaffee und abends und nachts (mit Honig gesüßten) Tee.
- Die Mundpflege führt sie nur abends aus, dies gelingt ihr nur mit viel Mühe. Die Zahnbürste kann sie nicht fest fassen, so dass sie ihre Zähne nur unzureichend putzen kann. Zahnbürste, Zahnpasta und Becher sind vorhanden.

Von der Pflegedienstleitung ist festgelegt, dass neu aufgenommene Bewohner zeitnah (nach der ersten Eingewöhnungsphase, jedoch innerhalb der ersten zehn Tage nach Einzug) ein orales Assessment „OHAT“ erhält (Abb. 9-5). Das Assessment wird am 04. Juni von der Bezugspflegekraft vorgenommen.

Zusammenfassung der Ergebnisse des Assessments

- Lippen: trocken
- Zunge: trocken mit starken Belägen
- Zahnfleisch: gerötet, bei Berührung leicht blutend
- Speichel: wenig, Frau W. klagt über Mundtrockenheit
- Zähne oben: rechts 4 Backenzähne, links 3 Backenzähne
- Zähne unten: 2 nebeneinanderstehende Schneidezähne (einer locker), links 2 Backenzähne, rechts 3 Backenzähne
- Zahnersatz: Teilprothese (Klammerprothese unten) wird nicht getragen

- Sauberkeit des Mundes: Nahrungspartikel, viel Plaque und Zahnstein an den meisten Zähnen, Mundgeruch.

Nach den Ergebnissen des Assessments werden in der Fallbesprechung erste Maßnahmen festgelegt. Diese werden mit Frau W. besprochen. Sie ist mit allem einverstanden, möchte so gut wie möglich mitarbeiten und bedankt sich für die Unterstützung.

Erste (vorläufige) Pflegemaßnahmen

1. Benachrichtigung des Vertrags-Zahnarztes (06. Juni). Das Ergebnis des Assessments erfordert, dass unverzüglich eine zahnärztliche Expertise hinzuzuziehen ist.
2. Trinkprotokoll (wahrscheinlich besteht ein Flüssigkeitsdefizit, Beratungsgespräch zur Flüssigkeitsaufnahme, Bereitstellen von Getränken)
3. Während der morgendlichen Körperpflege wird der Mund mit Wasser gespült
4. Mundpflege (morgens nach dem Frühstück und abends vor dem Schlafengehen):

- Frau W. wird ins Bad begleitet
- Pflegemittel werden von der Pflegefachkraft vorbereitet
- Frau W. spült sich den Mund und putzt sich die Zähne selbst so gut es geht
- Nachputzen durch Pflegekraft, Mund wird ausgespült.

Beachte: Teilprothese nicht einsetzen! Bei Zeichen von Erschöpfung Pausen einlegen.

Vertragszahnarzt

Die Konsultation am 20. Juni umfasst folgende Maßnahmen:

- Erhebung des Mundgesundheitsstatus
- Erstellung eines Mundgesundheitsplanes (Empfehlungen für die Mund-, Zahn- und Prothesenpflege, Empfehlungen zur zahngesunden Ernährung)
- Aufklärung zur Mundgesundheit (zur Pflege der Zähne, des Zahnfleisches, der Mundschleimhaut und vorhandener Prothesen)

Frau W. ist einverstanden, dass die Ergebnisse der zahnärztlichen Konsultation an die Pflegepersonen weitergegeben werden.

22. Juni: Nach dem Gespräch zwischen Zahnarzt und Bezugspflegekraft werden gemeinsam mit Frau W. die Ziele der Mundpflege festgelegt und ein Mundpflegeplan erarbeitet. Der Sohn wird telefonisch darum gebeten, eine weiche Zahnbürste und einen Zungenreiniger zu besorgen.

II. Pflegeziele

1. Frau W. fühlt sich im Mund wohl und ist frei von Schmerzen
2. Sie hat einen funktionsfähigen Zahnersatz
3. Sie hat eine saubere, feuchte Mundhöhle, die frei von Blutungen ist
4. Sprechen, Schmecken und Schlucken sind weiterhin ohne Probleme möglich
5. Sie kann ihre tägliche Mundpflege selbständig ausführen
6. Sie nimmt tgl. 1.200 ml bis 1.500 ml Flüssigkeit auf, nach dem abendlichen Zähneputzen keine zuckerhaltigen Getränke.

III. Pflegemaßnahmen

Anleitung und Unterstützung bei der Mundpflege durch die Pflegeperson bei allen Maßnahmen

1. 2 × tgl. Zähneputzen am Waschbecken mit weicher Zahnbürste und fluoridierter Zahnpasta (Frau W. putzt selbst, Pflegeperson putzt nach)
2. 2 × tgl. (bis Beläge vollständig entfernt sind): Auflegen von etwas Butter auf die Zunge zur Lösung der Beläge – einige Min. einwirken lassen, danach mit dem Zungenreiniger entfernen und Mund spülen
3. 2 × tgl. Auftragen von Vaseline auf die Lippen, nach der Mundpflege
4. 2 × tgl. jeweils nach den Mahlzeiten (ca. 12.00 Uhr und 15.00 Uhr) Mund mit milder Kochsalzlösung spülen (1/4 Teel. Salz auf 250 ml frisches Leitungswasser)
5. Wenn Zahnersatz wieder vorhanden: nach jeder Mahlzeit unter fließendem Wasser

abspülen, 2 × tgl. mit milder Flüssigseife und Prothesenbürste säubern, zur Nacht entfernen und trocken aufbewahren
6. Ergotherapie zur Verbesserung der Feinmotorik und zur Anpassung von Hilfsmitteln (Rezept für Ergotherapie vom Hausarzt)
7. Trinkprotokoll führen, immer wieder zum Trinken anregen, sie dahingehend beraten, nach dem abendlichen Zähneputzen keine zuckerhaltigen Getränke/Speisen aufzunehmen

Eine *Behandlung in der Zahnarztpraxis* ist dringend erforderlich.

Diese beinhaltet: Überprüfung der vorhandenen Teilprothese, falls erforderlich Neuanfertigung von Zahnersatz, Extraktion des lockeren Zahnes, Entfernung von Zahnstein, Sanierung der kariösen Zähne (mehrere Sitzungen).

Der Fahrdienst wird organisiert. Die defekte Teilprothese nahm der Zahnarzt am 20.06. mit. Am 25.06. wird Fr. W. in die Zahnarztpraxis gefahren, von einer Pflegeperson begleitet.

III. Durchführung der Pflege

Sämtliche im Pflegeplan festgelegten Maßnahmen werden durchgeführt. Besonderheiten werden im Verlaufsbericht dokumentiert. Zur Überprüfung der Wirkung der durchgeführten Pflege (Evaluation) wird der 15. Juli festgelegt.

IV. Evaluation (15. Juli)

- Frau W. muss oft daran erinnert werden, zur Körperhygiene ins Bad zu gehen.
- Das Zähneputzen fällt ihr schwer, sie unterbricht es nach kurzer Zeit, kann die Zahnbürste nicht fest greifen, Nachputzen durch Pflegekraft ist immer erforderlich. Dabei kommt es zu leichtem Zahnfleischbluten. Das Nachputzen ist ihr unangenehm. *„Ich wäre froh, wenn ich wieder alles alleine machen könnte"*.
- Die verkrusteten Beläge auf der Zunge haben sich mit der Butter gut gelöst. Beim Entfernen der Beläge mit dem Zungenreiniger kam es stets zu starkem Würgereiz, sodass der Mund dann lediglich gespült werden konnte. Nach einer Woche war die Zunge sauber, sodass die Maßnahme beendet werden konnte.
- Die Mundspülungen führt sie gerne aus, die Mundschleimhaut sieht sauberer und feucht aus.
- Die Flüssigkeitsaufnahme ist ausreichend, 1.000 bis 1.200 ml werden täglich erreicht, muss aber sehr oft erinnert werden. Auch nach dem Beratungsgespräch nimmt sie sich gesüßten Tee für die Nacht.
- Die Übungen zur Verbesserung der Feinmotorik werden konsequent durchgeführt, Fortschritte sind erkennbar. Die Physiotherapeutin denkt, dass Frau W. nach weiterem Üben mit einer elektrischen Zahnbürste/Schallzahnbürste ihre volle Selbständigkeit beim Zähneputzen erreichen könnte. Durch Demonstrieren der Funktion eines solchen Gerätes konnten die Bedenken bei Fr. W. beseitigt werden. Sie rief ihren Sohn an, der ihr eine Schallzahnbürste besorgen möchte.
- Information vom Zahnarzt: Die vorhandene Klammerprothese kann aufgrund fehlender Zähne zur Befestigung nicht mehr verwendet werden. Frau W. lehnt alternativen Zahnersatz konsequent ab.

Pflegeziel Zahnersatz wird aufgegeben.

Änderung des Pflegeplanes

Anleitung und Unterstützung bei der Mundpflege durch PFK bei allen Maßnahmen:

1. 2 × tgl. Zähneputzen am Waschbecken mit weicher Zahnbürste und fluoridierter Zahnpasta (Frau W. putzt selbst, PFK putzt nach), bei Bedarf Pausen einlegen
2. 2 × tgl. Auftragen von Vaseline auf die Lippen, nach der Mundpflege
3. 2 × tgl. jeweils nach den Mahlzeiten (ca. 12.00 Uhr und 15.00 Uhr) Mund mit milder Kochsalzlösung spülen (1/4 Teel. Salz auf 250 ml frisches Leitungswasser), Mundspülung bereitstellen, an Durchführung erinnern

4. Ernährung: Vollwertkost, feste Speisen kleinschneiden
5. Ergotherapie zur Verbesserung der Feinmotorik (Rezept für Ergotherapie vom Hausarzt), Anleitung zum Gebrauch der Schallzahnbürste durch Pflegeperson, Übung der Anwendung
6. Trinkprotokoll führen, immer wieder zum Trinken anregen, sie dahingehend beraten, nach dem abendlichen Zähneputzen keine zuckerhaltigen Getränke/Speisen aufzunehmen

Als Termin für die nächste Evaluation und einem erneuten Assessment der Mundhöhle wird der 30. August festgelegt.

Evaluation (30. August)

- Bei der Mundpflege ist die Anwesenheit einer Pflegeperson weiterhin erforderlich, um Hilfestellung zu geben. Frau W. kann mit Schallzahnbürste umgehen, wenn zwischendurch kurze Pausen eingelegt werden.
- Trinkprotokoll ist nicht mehr erforderlich, Frau W. trinkt ausreichend und süßt jetzt ihre Getränke abends und für die Nacht mit Süßstofftabletten
- Ergotherapie ist weiterhin notwendig, um den Bewegungsumfang der Fingergelenke zu erhalten (Rezept gilt bis 22. September)
- Assessment: die Mundhöhle befindet sich in ausreichend gutem Zustand, es besteht keine Blutungsneigung mehr.

Anmerkung: die morgendliche Mundpflege wird nach dem Frühstück durchgeführt, weil die Kraft und Beweglichkeit der Finger dann besser sind.

15.3 Fallbeispiel 2

Herr Klaus Dietrich ist 55 Jahre alt und leidet seit einiger Zeit unter fortschreitender Demenz vom Alzheimer-Typ. Mit dem Voranschreiten der Erkrankung treten zunehmend Angstzustände auf.

Zunächst hat die manuelle Geschicklichkeit nachgelassen, sodass ihm das Zähneputzen immer schwerer fällt. Schließlich vergisst er auch die Bewegungsabläufe und gibt seine Mundpflege vollständig auf. Motivierungen führten zu keinem Erfolg.

Seine Ehefrau Heidi sorgt sich um seine Gesundheit und möchte ihrem Ehemann helfen, seine Fähigkeiten wieder zu erlangen oder das Verbliebene so lange wie möglich zu erhalten. Auf Hilfeleistungen reagiert Klaus ablehnend und sehr ängstlich. Manchmal wird die Mahlzeit verweigert. Klaus fasst sich oft an die Wange und stöhnt. Heidi deutet dies als Schmerzäußerungen.

Heidi möchte, dass Klaus eine Zahnarztpraxis aufsucht. Der letzte Zahnarztbesuch liegt nunmehr zwei Jahre zurück. Die Sorge um die Krankheit, Diagnostik- und Therapiemaßnahmen sowie die ablehnende Haltung von Klaus führten dazu, dass der Besuch in der Zahnarztpraxis immer wieder hinausgeschoben wurde.

Heidi bereitet nun den Zahnarztbesuch vor. In einem telefonischen Vorab-Gespräch mit dem Hauszahnarzt der Familie teilt dieser ihr mit, dass er die Behandlung nicht übernehmen möchte. Er vermittelt ihr jedoch einen Kollegen, der erfahren ist bei der Behandlung von Patienten mit mentalen Störungen und die Behandlung übernehmen möchte.

Persönliches Gespräch zwischen Heidi und dem Zahnarzt

Zahnarzt: Welche Stärken hat Klaus, welche Schwächen, was mag er und was nicht?

Heidi: Er liebt Musik von Bob Dylan, trinkt sehr gern ein Bier, wollte nie bevormundet werden, war früher ein lustiger Mensch, der gerne Witze erzählt hat.

Der Zahnarzt gibt Heidi einige Hinweise zur Hilfeleistung bei der Mundpflege zu Hause, die in einem Flyer zusammengefasst sind.

Der Konsultationstermin wird so vereinbart, dass nach Klaus keine weiteren Termine vergeben sind. Der Zahnarzt bittet Heidi darum, die Lieblings-CD von Klaus zum Termin mitzubringen.

Zahnarztkonsultation

- Die Mitteilung an Klaus zum Zahnarztbesuch löst bei ihm starke Unruhezustände aus. Er erhält am Morgen seine Medikation, darunter ein vom Neurologen verordnetes Angst-lösendes Mittel. In stressbelasteten Situationen wie an diesem Tag ist eine Erhöhung der Dosis vorgesehen und wird auch vorgenommen.
- Heidi begleitet Klaus in den Behandlungsraum, in dem jetzt nur der Zahnarzt anwesend ist. Im Hintergrund läuft seine Lieblingsmusik.
- Der Zahnarzt begrüßt Klaus, stellt sich vor und legt seine Hand unter spürbarem Druck auf die Schulter von Klaus. Damit informiert er Klaus über den Beginn der Handlungen.
- Während des weiteren Vorgehens strahlt der Zahnarzt Ruhe aus, bleibt stets in Blickkontakt mit Klaus, vermeidet hektische Bewegungen und das Klappern von Instrumenten. Nach einem beruhigenden Gespräch, gespickt mit einigen Scherzen, wird die Behandlung vorsichtig eingeleitet. Heidi hält die Hand von Klaus.
- Die Behandlung ist von kurzer Dauer und mit möglichst wenig unangenehmen Gefühlen und Schmerzen verbunden. Dabei zeigt und erklärt der Zahnarzt Klaus eine Schallzahnbürste, welche dann auch ausprobiert wird. Klaus ist zunächst skeptisch, akzeptiert diese dann aber.
- Die nächsten Termine werden in einem Abstand von zwei Wochen vereinbart. So kann sich Klaus an die Zahnarztbesuche gewöhnen. Sind die dringend notwendigen Therapien abgeschlossen, werden die Intervalle verlängert.

Auf Wunsch erhält Klaus nach den Zahnarztkonsultationen zu Haus eine Flasche Bier.

Mundpflege zu Hause

Heidi ist bemüht, die Hinweise des Zahnarztes umzusetzen.

- Zur Mundpflege sitzt Klaus im Bad vor dem Waschbecken auf einem bequemen Stuhl. Die Füße haben festen Bodenkontakt.
- Alle benötigten Dinge zur Mundpflege werden in Sichtweite gestellt, das soll Erinnerungen hervorrufen und die Angst nehmen.
- Routine ist wichtig, d.h. die Bewegungsabläufe beim Zähneputzen laufen immer in gleicher Weise ab. Heidi spricht in einfachen, kurzen Sätzen und lobt häufig.
- Jeder Schritt wird erklärt und die Pflegemittel werden vor der Anwendung gezeigt. Angepasste Pausen dienen der Verarbeitung der Informationen.
- Im Hintergrund läuft in angenehmer Lautstärke die Musik von Bob Dylan. Beginnt Klaus unruhig zu werden, singt Heidi leise mit. Wird die Unruhe zu stark, wird eine Pause eingelegt. Auch sonst, wenn Klaus müde ist oder unkonzentriert wird, sind immer mal kleine Pausen notwendig, um ein Verschlucken mit Husten und Aspiration vorzubeugen. Das Telefon legt Heidi während der Pflege in das Nebenzimmer, um Störungen zu vermeiden.
- Heidi bemerkt, dass sich bei Klaus Angst und Ablehnung steigern, wenn sie Kleidung in ihrer Lieblingsfarbe Rot trägt. Das vermeidet sie nun und sie tauscht auch den roten Plastikbecher für die Mundspülung gegen einen lustig bunten aus. (Anmerkung: Die Farbe Rot deutet im Allgemeinen auf Gefahren hin).
- Klaus putzt sich mit der Schallzahnbürste die Zähne, wobei er nur die vorderen Zahnreihen erreicht. Heidi übernimmt das Putzen des Restgebisses. Mit einem Handspiegel „kontrolliert" Klaus das Vorgehen. Klaus hat dabei das Gefühl, dass er die Kontrolle hat und die Vorgehensweise selbst bestimmt. An manchen Tagen gelingt Klaus das Zähneputzen nicht. Heidi setzt sich dann vor ihm und

putzt ihre Zähne. Dabei bittet sie Klaus zur Nachahmung der Bewegungen bei sich selbst. Das Ausspülen des Mundes gelingt meist ohne Probleme.

- Wenn es die Situation erlaubt und nach Möglichkeit einmal wöchentlich, inspiziert Heidi mit einer Taschenlampe die Mundhöhle, um Veränderungen festzustellen.

Heidi wird täglich vor neuen Herausforderungen gestellt. Kein Tag gleicht dem anderen. Zusätzliche Hilfe findet sie in einer Selbsthilfegruppe für pflegende Angehörige von Demenzkranken. Da Klaus immer mehr Unterstützung in seinen Lebensaktivitäten benötigt, ist die Hilfe eines professionellen Pflegedienstes vorgesehen.

Fragen

Fallbeispiel 1

1. Wurde Frau W. ausreichend in die Maßnahmenplanung einbezogen?
2. Entsprechen die Maßnahmen den notwendigen zahnmedizinischen und pflegerischen Erfordernissen?
3. Inwieweit wurden die vorhandenen Ressourcen der Bewohnerin genutzt?
4. Tragen die pflegerischen Maßnahmen dazu bei, die Selbständigkeit bei der Ausführung der Mundpflege zu fördern?

Fallbeispiel 2

1. Wurden individuelle Bedürfnisse, Vorlieben und Abneigungen des Pflegebedürftigen ausreichend berücksichtigt?
2. Konnte die Würde der Person durch die Vorgehensweise erhalten werden?

Literatur

Behrens, J. & Langer, G. (2016). *Evidence based Nursing and Caring. Methoden und Ethik der Pflegepraxis und Versorgungsforschung* (4. Aufl.). Bern: Hogrefe.

BMG (Bundesministerium für Gesundheit). (2018). *Entbürokratisierung in der Pflegedokumentation.* Verfügbar unter https://www.bundesgesundheitsministerium.de/themen/pflege/entbuerokratisierung.html

Empfohlene Literatur

Nightingale, D.J. (2020). *The pocket guide to mouth and dental hygiene in dementia care - Guidance for Maintaining Good Oral Health.* London: Jessica Kingsley Publishers.

16 Pflegeprozess, -klassifikationen und Mundgesundheit

Jürgen Georg

Der folgende Beitrag verortet Phänomene und Konzepte der Mund- und Zahngesundheit in den Pflegeprozess und erläutert selbigen mit seinen Schritten und Elementen. Er zeigt, wie im Pflegeprozess Probleme, Risiken und Entwicklungen der Mund- und Zahngesundheit eingeschätzt, erkannt und benannt werden sowie gezielt vereinbar und geplant beeinflussbar und evaluierbar gemacht werden können.

16.1 Der Pflegeprozess

Der Pflegeprozess ist ein logischer, klientenzentrierter, zielgerichteter, universell anwendbarer und systematischer Denk- und Handlungsansatz, den Pflegende während ihrer Arbeit nutzen (Wilkinson, 2012). Im Rahmen dieses Prozesses werden problemfokussierte, aktuelle und potenzielle Gesundheitsprobleme, komplexe Pflegesituationen, Entwicklungspotenziale und Ressourcen eingeschätzt und diagnostiziert sowie gezielte Interventionen geplant, ausgeführt und bewertet, um Ressourcen und Möglichkeiten zur Förderung der Gesundheit zu nutzen, zu entwickeln und aktuelle sowie potenzielle Gesundheitsprobleme und Krisen zu lösen, zu lindern oder Menschen mit Mund- und Zahnproblemen bei deren Bewältigung zu unterstützen. Die einzelnen Schritte des Pflegeprozesses (•) werden in der **Abbildung 16-1** dargestellt. Eine Pflegediagnose wird nach einem *Pflegeassessment* erstellt. Dabei schätzen Pflegende systematisch Menschen mit Mund- und Zahnproblemen ein, indem sie diese beobachten, befragen und untersuchen. Das Pflegeassessment klärt, ob Bedarf an pflegerischen Interventionen besteht, weil Gesundheitsverhaltensmuster nicht mehr funktionell ausgeführt werden können.

Die *Pflegediagnose* bildet den Ausgangspunkt, um mit Menschen mit Mund- und Zahnproblemen festzulegen, wie sie prioritär betreut und beraten werden möchten und um gemeinsame *Pflegeziele* und Kriterien für die Bewertung der Ergebnisse und der Pflegeinterventionen zu vereinbaren. Ausgehend von den Einfluss- oder Risikofaktoren der Pflegediagnosen wird ein *Pflegeplan* zur pflegerischen Betreuung entwickelt, der geeignete und effektive *Pflegeinterventionen* auswählt und festlegt, um aktuelle Gesundheitsprobleme zu lösen, zu lindern oder zu bewältigen, um potenziellen Gesundheitsproblemen vorzubeugen und um dem Wunsch nach Gesundheitsförderung nachzukommen. Im Rahmen der *Pflegeinterventionen* werden Ressourcen genutzt, Maßnahmen ausgeführt und der Gesundheitszustand von Patienten und Angehörigen kontinuierlich eingeschätzt. Abschließend wird mittels der *Pflegeevaluation* bewertet, ob die angestrebten Ziele erreicht wurden, das Assessment umfassend, die Diagnosen akkurat und die geplanten Interventionen effektiv waren.

Parallel zum Pflegeprozess läuft ein *Beratungs-* und *Entlassungsprozess*. Während des *Be-*

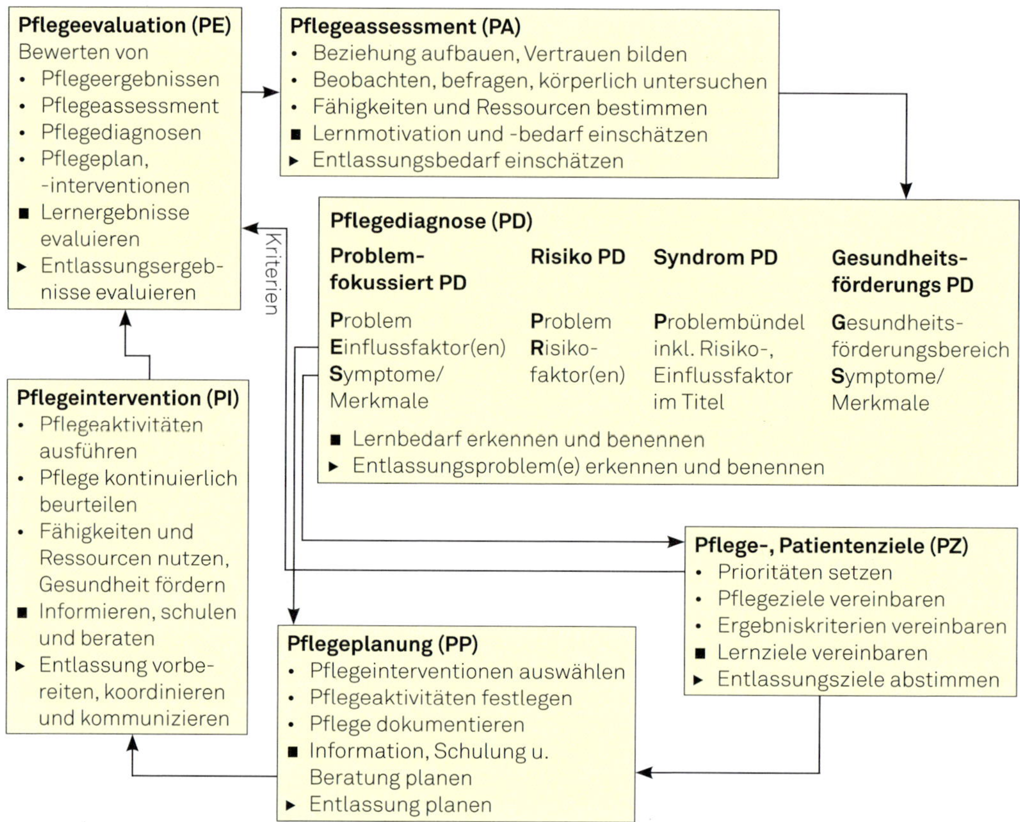

Abbildung 16-1: Pflegeprozess, Beratungs- und Entlassungsprozess (© Jürgen Georg) (Doenges, Moorhouse & Geissler-Murr, 2019, S. 95).

ratungsprozesses (■) werden die Lernfähigkeit und -motivation eingeschätzt, der Lernbedarf wird benannt, Lernziele werden vereinbart und ein Informations-, Schulungs- und Beratungsplan wird entwickelt, durchgeführt und bewertet. Im Rahmen des *Entlassungsprozesses* (▸) wird prognostiziert, ob der Mensch mit Mund- und Zahnproblemen nach der Entlassung noch von einer Pflegeperson betreut oder beraten werden muss. Während des Entlassungsprozesses werden mögliche Entlassungsprobleme erkannt und benannt, Entlassungsziele gemeinsam formuliert, ein Entlassungsplan entwickelt, ausgeführt und bewertet.

16.1.1 Pflegeassessment

Das Pflegeassessment ist der erste Schritt des Pflegeprozesses. Mittels eines Pflegeassessments schätzen Pflegende Patienten ein. Der Begriff des Assessments wurde aus dem Englischen (*assessment* = Einschätzung, Beurteilung, Bewertung, Einstufung) übernommen. Bezogen auf die Pflege von Menschen mit Mund- und Zahnproblemen geht es darum, deren Mund- und Zahngesundheit systematisch einzuschätzen. Pflegende tun dies, indem sie Menschen mit Mund- und Zahnproblemen beobachten, befragen und körperlich untersuchen. Als Systematik dienen Strukturierungshilfen für pflegerische Informationen wie funktionelle Gesundheitsverhaltensmuster (Gordon & Georg, 2020). Pflegende schätzen in diesem Sinne systematisch die Ressourcen, gesundheitlichen Entwicklungspotenziale, Risiken und Pflegeprobleme sowie potenziellen Komplikationen ein. Sie erkennen damit aktuelle und potenzielle Gesundheitsprobleme und Entwicklungspotenziale bezüglich der funktionellen Ausführung gesundheitsbezogener Verhaltensmuster oder andere Themenfelder.

Pflegeassessments erfolgen zeitlich betrachtet *initial*, zu Beginn einer professionellen Pflegebeziehung, *fortlaufend* während des Pflegeprozesses und *rückwirkend*, um Pflegeergebnisse zu bewerten oder zu evaluieren. Ein Pflegeassessment kann übersichtsartig *(Screening-Assessment)*, umfassend *(Basisassessment)* und/oder spezifisch *(Fokusassessment)* sein und umfasst die *Elemente* des Beobachtens, Befragens und Untersuchens. *Ziel* des Pflegeassessments ist es, einzuschätzen, ob eine Person oder Familie pflegebedürftig ist. Bei dem Pflegebedarf kann es sich um aktuelle und potenzielle Gesundheitsprobleme oder Entwicklungspotenziale handeln, die mit Pflegediagnosen benannt werden. Pflegeassessments lassen sich mit verschiedenen Strukturmodellen strukturieren, wie funktionellen Gesundheitsverhaltensmustern (Georg, 2018).

Allegorisch gesprochen geht es bei einem Pflegeassessment darum, sich ein Bild des Patienten zu machen, indem man Stück für Stück einzelne Puzzleteile (Informationen) in einem Rahmen (Pflege[struktur]modell) zu einem Ganzen zusammenfügt (Georg, 2004). Ein Pflegeassessment stellt, wie eingangs beschrieben, den ersten Schritt im Rahmen des Pflegeprozesses dar. Es bildet die Informationsbasis, aus der sich evtl. Pflegediagnosen, Ressourcen und potenzielle Komplikationen ableiten lassen. Ohne ein systematisches Pflegeassessment ist es nicht möglich, Pflegebedürftigkeit oder Probleme der Mundgesundheit verlässlich festzustellen und mit akkuraten und genauen Pflegediagnosen zu benennen (Lunney, 2007; Wilkinson, 2012). Der Weg vom Pflegeassessment zur Pflegediagnose wird in Form des *diagnostischen Prozesses* beschrieben. Im Rahmen des diagnostischen Prozesses werden Informationen über den Gesundheitszustand einer Person gesammelt, geprüft, geordnet, Muster erkannt, erste Eindrücke getestet und Informationen berichtet und dokumentiert, um über das Deuten und Erklären der Informationen zu einer Pflegediagnose zu gelangen (Alfaro-LeFevre, 2013).

Pflegeassessment und Pflegeevaluation (frz. *évaluer* = [ab]schätzen, berechnen) sind einschätzende und bewertende Elemente am Anfang und am Ende des Pflegeprozesses. Beim Pflegeassessment handelt es sich primär um das initiale und fortlaufende Einschätzen der Pflegebedürftigkeit. Bei der Pflegeevaluation wird rückwirkend bewertet, ob Pflegediagnosen akkurat gestellt, Pflegeziele erreicht wurden und Pflegeinterventionen wirksam waren.

16.1.1.1 Pflegeassessmentformen

Hinsichtlich der Spezifität der gesammelten Informationen lassen sich drei Formen des Pflegeassessments – Screening-, Basisassessment und Fokusassessment – unterscheiden.

Ein *Screening-Assessment* (engl.: *to screen sb/st* = etwas genauer untersuchen, jemanden einer Auswahlprüfung unterziehen, jemanden auf etwas hin untersuchen, durchsieben) stellt eine initiale Einschätzung des Gesundheitszustands eine Menschen dar, die dazu dient, sich einen ersten Eindruck über möglicherweise vorliegende Gesundheitsprobleme zu verschaffen. Man arbeitet mit einem groben Raster an geschlossenen Fragen, Beobachtungskriterien und Untersuchung und schaut was im „Sieb" hängen bleibt (Alfaro-LeFevre, 2013; Reuschenbach & Mahler, 2020). Ein Screening zur Einschätzung der Mundhöhle wird in Kapitel 9.1. dargestellt.

Ein *Basisassessment* stellt eine umfassende initiale Informationssammlung über den Gesundheitszustand einer Person mittels Gespräch, Beobachtung und Untersuchung dar. Es dient dazu, den Gesundheitszustand und die Pflegebedürftigkeit des Klienten umfassend einzuschätzen und eine professionelle Pflegebeziehung aufzubauen (Alfaro-LeFevre, 2013; Wilkinson, 2012). Informationen aus einem Basisassessment können mit dem ABEDLs von Krohwinkel (2013) oder den funktionellen Gesundheitsverhaltensmustern von Gordon (Gordon & Georg, 2020) strukturiert werden, wie in **Abbildung 16-2** dargestellt.

Ein *Fokusassessment* stellt eine spezifische Form der Informationssammlung dar. Sie erhebt weitergehende Informationen über ein spezifisches Problem oder einen spezifischen Zustand (Alfaro-LeFevre, 2013; Wilkinson, 2012; Carpenito, 2014). Schlüsselfragen im Rahmen eines Fokusassessments sind:

- Was ist der gegenwärtige Status des Problems oder Entwicklungspotenzials; liegen Symptome oder Risikofaktoren eines Problems oder Schutzfaktoren eines Entwicklungspotenzials vor?

Zusammenhang zwischen Pflegemodellen (ABEDL, Funktionelle Gesundheitsverhaltensmuster) und Pflegeprozess (•). Die Kästchen (■) kennzeichnen die Elemente des parallel verlaufenden Beratungsprozesses. Die Schritte des Entlassungsprozesses (▶) werden durch einen Pfeil gekennzeichnet (Georg, 2006).

Lebensspanne/Lebensprozesse

Empfängnis – Pränatalstadium – Geburt – Säuglingsalter – Kindheit – Pubertät – Adoleszenz – Erwachsenenalter – Menopause – Alter – hohes Alter/Frailty – Tod

Abhängigkeits-/Unabhängigkeits-kontinuum	**Aktivitäten, Beziehungen und Existenzielle Erfahrungen d. Lebens (ABEDL)** (Krohwinkel, 2013)	**Einflussfaktoren/ Risikofaktoren**	**Funktionelle Gesundheits-verhaltensmuster** (Gordon, 2020)	**Funktions-/Dysfunktions-kontinuum**
↔	1. Kommunizieren	• (patho)physiologische	1. Wahrnehmung und Umgang mit der eigenen Gesundheit	↔
↔	2. Sich bewegen	• behandlungsbezogene	2. Ernährung und Stoffwechsel	↔
↔	3. Vitale Funktionen des Lebens aufrechterhalten	• entwicklungsbezogene	3. Ausscheidung	↔
↔	4. Sich pflegen	• psycho-soziale	4. Aktivität und Bewegung	↔
↔	5. Essen und Trinken	• politische ökonomische	5. Schlaf und Ruhe	↔
↔	6. Ausscheiden	• sozio-kulturelle	6. Kognition und Perzeption	↔
↔	7. Sich kleiden	• spirituelle	7. Selbstwahrnehmung und Selbstkonzept	↔
↔	8. Ruhen, Schlafen und Entspannen	• umgebungbezogene	8. Rollen und Beziehungen	↔
↔	9. Sich beschäftigen, lernen, sich entwickeln,		9. Sexualität und Reproduktion	↔
↔	10. Eigene Sexualität leben		10. Bewältigungsverhalten und Stresstoleranz	↔
↔	11. Für eine sichere/ fördernde Umgebung sorgen		11. Werte und Überzeugungen	↔
↔	12. Soziale Bereiche des Lebens sichern/ gestalten			
↔	13. Mit existenziellen Erfahrungen des Lebens umgehen			

Abbildung 16-2: Pflegerische Bezugsrahmen und -modelle für den Pflegeprozess und Pflegediagnosen mit „Aktivitäten, Beziehungen und existenziellen Erfahrungen des Lebens (ABEDL) nach Krowinkel (2013) und funktionellen Gesundheitsverhaltensmustern nach Gordon (Gordon & Georg, 2020).

- Weisen die mit den Ausgangsinformationen verglichenen Daten daraufhin, dass sich das Problem gebessert, verschlechtert hat oder unverändert ist?
- Welche (Risiko-/Schutz-)Faktoren beeinflussen das (mögliche) Problem oder Entwicklungspotenzial; wie wurde bislang mit diesen Faktoren umgegangen?
- Wie sieht der Klient das Problem; wie wurde bislang damit umgegangen?

Im Rahmen eines Fokusassessments können auch sogenannte *Pflegeassessmentinstrumente* genutzt werden (Reuschenbach & Mahler, 2020), die zur Quantifizierung der Einschätzungsbefunde dienen und es mit Hilfe von Bewertungskriterien und/oder numerischen Einschätzungsskalen erlauben, den Ausprägungsgrad des jeweiligen Kriteriums zu messen. In Kapitel 9.7 werden verschiedene Assessmentinstrumente vorgestellt, wie der Fragebogen zur mundgesundheitsbezogenen Lebensqualität (OHIP-G 14, Oral Health Impact Profile), ein Selbsteinschätzungsinstrument zur mundgesundheitsbezogenen Lebensqualität für Träger von Zahnprothesen, der German GOHAI (Geriatric Oral Health Assessment Index), das Dental Screening Survey, die Brief Oral Heatlh Status Examination (BOHSE), das Oral Health Assessment Tool (OHAT), der OAH (Oral Assessment Guide) zur Einschätzung des Mukositis-Schweregardes bei Patient*innen mit Chemo- oder Radiotherapie, ein orales Assessment in der onkologischen Pflege (WCCNR), die WHO Oral Toxicity Scale sowie der Oral Mucositis Daily Questionaire (OMDQ).

16.1.2 Pflegediagnosen und -diagnostik

Pflegediagnosen bilden den zweiten Schritt des Pflegeprozesses. Pflegediagnostisch geht es darum, den Gesundheitszustand eines Klienten unterscheidend zu beurteilen, zu erkennen und zu benennen. Die Liste der diagnostischen Begriffe umfasst zurzeit rund 244 Pflegediagnosen (Doenges, Moorhouse & Geissler-Murr, 2019; Gordon & Georg, 2020; Herdman & Kamitsuro, 2019).

16.1.2.1 Pflegediagnosendefinitionen

Was Pflegediagnosen sind, lässt sich konzeptionell, kontextuell und strukturell auf drei Ebenen definieren:

1. *konzeptionell:* Was versteht man unter Pflege und wie definiert man den Gegenstand von Pflege (→ Pflegeverständnis)?
2. *kontextuell:* In welchen Prozess sind Pflegediagnosen eingebettet, und wie sind sie mit den anderen Elementen des Prozesses verknüpft (→ Pflegeprozess)?
3. *strukturell:* Welche Arten von Pflegediagnosen gibt es, und wie sind sie aufgebaut?

Die bekannteste Definition der NANDA International lautet: „Eine Pflegediagnose stellt eine klinische Beurteilung der Reaktion eines Individuums, einer Familie, einer Gruppe oder einer Gemeinde auf Gesundheitszustände/Lebensprozesse dar oder die Beurteilung der Gefährdung für eine solche Reaktion. Eine Pflegediagnose bildet die Grundlage zur Auswahl von pflegerischen Interventionen, um Ergebnisse zu erzielen, für deren Erreichung die Pflegeperson verantwortlich ist." (Herdman & Kamitsuru, 2019, S. 65).

Diese Definition fußt konzeptionell auf einem Pflegeverständnis des amerikanischen Pflegeverbandes (ANA, 2015). Die ANA versteht Pflege als „[...] Diagnose und Behandlung menschlicher Reaktionsmuster [...]" (ANA, 2015, S. 1). – Legt man zur Klärung des Pflegeverständnisses konzeptionell die Aktivitäten, Beziehungen und existenziellen Erfahrungen des Lebens (AEBDL) aus dem Modell der „fördernden Prozesspflege" von Monika Krohwinkel (2013) oder die funktionellen Gesundheitsverhaltensmuster von Marjory Gordon (Gordon & Georg, 2020) zu Grunde und definiert man *kontextuell* den Prozess, in den Pflegediagnosen eingebettet sind, als Pflegeprozess, in dem aktuelle und potenzielle Gesundheitsprobleme eingeschätzt (Pflegeassessment), benannt (Pflegediagnose) sowie gezielt (Pflegeziele) und geplant (Pflegeplan) gelöst (Pflegeintervention) und die Pflegeergebnisse bewertet (Pflegeevaluation) werden, dann kann man Pflegediagnosen auch folgendermaßen definieren: „Eine Pflegediagnose ist eine unterscheidende Beurteilung, die von einer Pflegefachperson nach einem Assessment – bestehend aus Beobachtung, Interview, körperlicher Untersuchung und Ressourceneinschätzung – gemacht wird. Diese Beurteilung bezieht sich auf die Art, die möglichen Einflussfaktoren und die Merkmale oder Risikofaktoren für aktuelle oder potenzielle Gesundheitsprobleme oder -syndrome und Entwicklungspotenziale von Individuen und Familien, deren Unabhängigkeit hinsichtlich der *Aktivitäten, Beziehungen und existenziellen Erfahrungen des Lebens (ABEDL)* oder der *funktionellen Gesundheitsverhaltensmuster* gestört, beeinträchtigt oder entwicklungsfähig sind. Pflegefachpersonen sind für das Stellen von Pflegediagnosen zuständig und verantwortlich. Pflegediagnosen bilden die Grundlage, um Interventionen auswählen, planen und durchführen zu können, und um gemeinsam vereinbarte Ziele und Ergebnisse erreichen und bewerten zu können.“ (Georg, 2018, S. 712).

Die *konzeptionelle Definition* von Pflegediagnosen wird im oberen Teil der Abbildung 16-2, S. 206 veranschaulicht. Pflegende betreuen, beraten und überwachen Individuen und Familien über die gesamte Spanne des Lebenslaufs. Ziel ihrer Arbeit ist, Gesundheit und Wohlergehen von Individuen und Familien zu erhalten und zu fördern. Ein weiteres Ziel ist es, Individuen und Familien dabei zu unterstützen, unabhängig und selbstbestimmt Aktivitäten auszuführen, Beziehungen zu gestalten, existenzielle Erfahrungen des Lebens zu bewältigen und bei vorübergehend beeinträchtigter Unabhängigkeit für Individuen und Familien zu sorgen, sie zu betreuen und zu beraten, bis sie ihre Autonomie wiedererlangen. Dabei greifen Pflegende auf ihr Wissen über (patho-)physiologische, behandlungs-, entwicklungs- und umgebungsbezogene sowie psychosoziale, politisch-ökonomische, kulturelle und spirituelle Einfluss- und Risikofaktoren zurück, die es fördern oder behindern, Aktivitäten, Beziehungen und existenzielle Erfahrungen des Lebens unabhängig auszuführen, zu gestalten und zu bewältigen. Aus Sicht des Modells von Marjory Gordon betrachtet, sorgen Pflegende dafür, dass Individuen und Familien funktionelle Gesundheitsverhaltensmuster ungestört ausleben und entwickeln können, und sie erkennen, benennen und behandeln gestörte gesundheitsbezogene Verhaltensmuster in Form von Pflegediagnosen (Georg, 2018).

Die *strukturelle Definition* einer Pflegediagnose beschreibt, welche Diagnosentypen es gibt und wie diese aufgebaut sind und dokumentiert werden können. **Tabelle 16-1** gibt

Tabelle 16-1: Pflegediagnosen – Typen, Definitionen, Aufbau, Dokumentation und Beispiele (Quelle: Georg, 2018, S. 714)

Typen	Definition	Struktur	Beispiel	PD-Titel (Bsp.)
Problem-fokussierte Pflege-diagnosen	Die Beurteilung der Reaktion eines Individuums, einer Familie oder Gemeinschaft, die tatsächlich vorliegt und durch Symptome und Kennzeichen angezeigt wird	dreiteilig; PES, **P**roblemtitel, **E**influssfaktor, **S**ymptom und Merkmal	P: Selbstversorgungsdefizit [zu spezifizieren], beeinflusst durch (b/d) E: einschränkte körperliche Mobilität, (a/d) S: Unfähigkeit, sich selbstständig Rücken und Beine zu waschen	Selbstversorgungsdefizit, beeinträchtigte körperliche Mobilität, Inkontinenz, gestörtes Körperbild, beeinträchtigte Integrität der Mundschleimhaut akute Verwirrtheit, chronischer Schmerz, Machtlosigkeit

Tabelle 16-1: *Fortsetzung*

Typen	Definition	Struktur	Beispiel	PD-Titel (Bsp.)
Risikopflegediagnosen	Die Beurteilung unerwünschter menschlicher Reaktion, die sich bei einem verletzlichen, vulnerablen Individuums, einer Familie oder Gemeinde entwickeln können	zweiteilig; PR, **P**roblemtitel, **R**isikofaktor	P: Risiko eines Dekubitus, beeinflusst durch (b/d) R: lang anhaltende Druckeinwirkung infolge eingeschränkter Bewegung und auftretender Scherkräfte beim Lagern	Risiko eines Dekubitus, Risiko einer Infektion, Risiko einer beeinträchtigten Integrität der Mundschleimhaut, Risiko einer Mundtrockenheit, Risiko einer Verletzung, Risiko einer Rollenüberlastung pflegender Bezugspersonen, Risiko eines Sturzes, Risiko eines Suizids
Syndrompflegediagnose	Die Beurteilung der komplexer Reaktionen eines Individuums, einer Familie oder Gemeinschaft, die durch Bündelungen (Cluster) einzelner Pflegediagnosen angezeigt wird	einteilig; Pflegediagnosentitel gibt Hinweis auf die Ursache und Einflussfaktoren des Problems	Gefahr eines Immobilitätssyndroms	Frailty-Syndrom im Alter, Gefahr eines Immobilitätssyndroms, posttraumatisches Stresssyndrom, Relokationsstresssyndrom, chronisches Schmerzsyndrom, Vergewaltigungssyndrom
Gesundheitsförderungspflegediagnose	Die Beurteilung eines Wunsches und der Motivation eines Individuums, einer Familie oder Gemeinschaft, das Niveau eines funktionellen Gesund heitsverhaltensmusters und des Wohlbefindens zu steigern oder zu verbessern und durch eine Bereitschaft zur Förderung der Gesundheit angezeigt wird	zweiteilig; GS, meist mit Zusatz „Bereitschaft für ein(e) verbesserte(s) …" **G**esundheitsförderungsdiagnosentitel, **S**ymptom und Merkmal	G: Bereitschaft für eine verbesserte Ernährung, beeinflusst durch (b/d) S: geäußerten Wunsch, mehr über Nährstoffe und Nahrungsmittelgruppen zur Gesunderhaltung zu erfahren	Bereitschaft für ein/e verbesserte/n/s Ernährung, Hoffnung, Schlaf oder Kommunikation
Verdachtspflegediagnosen	Die vorläufige Beurteilung der Reaktion eines Individuums, einer Familie oder Gemeinschaft, die noch durch den Nachweis von Merkmalen und Symptomen belegt werden muss	zweiteilig; PE, Problemtitel, Einflussfaktor – „Verdacht auf", Abk.: „V. a. …"	Verdacht auf Körperbildstörung, beeinflusst durch (b/d) E: veränderte äußere Erscheinung, sekundär beeinflusst (s/b/d) durch Stomaanlage	

einen Überblick über die vier verschiedenen Typen von Pflegediagnosen, ihre Definition und Struktur mit exemplarischen Formulierungen und Beispielen einzelner Diagnosen.

16.1.2.2 Pflegediagnosen erstellen

Wie Pflegende eine Pflegediagnose stellen können, lässt sich in elf Schritten beschreiben, die im folgenden Kasten dargestellt werden.

Erstellen einer Pflegediagnose

1. Lernen Sie das Individuum und seine Familie/Angehörigen kennen, bauen Sie eine professionelle Beziehung und ein Vertrauensverhältnis zu ihm/ihnen auf.
2. Sammeln Sie *direkte* Informationen vom Klienten, indem Sie ihn befragen, beobachten und untersuchen. Sammeln Sie *indirekt* Informationen von den Angehörigen, anderen Teammitgliedern oder aus den schriftlichen Unterlagen. Was sind die wichtigsten Anliegen? Hauptsorgen? Pflege-/Hilfsbedürftigkeit? Krisenerfahrungen? Risiken? Ressourcen?
3. Fassen Sie die Informationen zusammen und ordnen Sie diese Ihrer Assessmentstruktur zu.
4. Deuten und analysieren Sie die Informationen und identifizieren Sie allgemeine Probleme, Risiken oder Entwicklungspotenziale. Fassen Sie die Informationen nochmals zusammen, sammeln Sie bei Bedarf fehlende, ergänzende, das Bild vervollständigende Daten und formulieren Sie vermutete Diagnosen.
5. Wählen Sie dazu passende Pflegediagnosen aus und überprüfen Sie, ob die Klientendaten mit der Definition und den Merkmalen oder Risikofaktoren der Pflegediagnose übereinstimmen. Schließen Sie unzutreffende Diagnosen aus. Formulieren Sie eine diagnostische Aussage. Ordnen Sie die Diagnosen nach Prioritäten (Lebensgefahr? Behinderung? Schweregrad? Folgen? Patientenprioritäten? Ressourcen?)
6. Im Falle einer aktuellen problemfokussierten Pflegediagnose formulieren Sie eine dreiteilige diagnostische Aussage:
   Problemtitel, beeinflusst durch (b/d)
   Einflussfaktoren, angezeigt durch (a/d)
   Symptome und Kennzeichen.
   Beispiel: *Selbstversorgungsdefizit: Körperpflege*, b/d eingeschränkte Beweglichkeit des rechten Arms, Schmerzen, a/d Unfähigkeit, Rücken und Füße zu waschen.
   Was hat der Patient? **Warum** tritt das Problem auf? **Wie** ist es erkennbar?
7. Im Falle einer Risikopflegediagnose formulieren Sie eine zweiteilige diagnostische Aussage:
   Problemtitel, beeinflusst durch (b/d).
   Risikofaktor/en.
   Beispiel: *Gefahr eines Sturzes*, b/d erfolgter Sturz vor 7 Tagen, Schwindel, Gangunsicherheit und Dranguininkontinenz.
   Welches Problem könnte der Patient entwickeln? **Warum** könnte es auftreten?
8. Im Falle einer Gesundheitsförderungspflegediagnose formulieren Sie eine zweiteilige diagnostische Aussage:
   Gesundheitsförderungspflegediagnosentitel (Bereitschaft für ein verbessertes ...)
   b/d
   Symptome und Kennzeichen.
   Beispiel: *Bereitschaft für einen verbesserten Schlaf*, a/d geäußerten Wunsch, mehr über den Zusammenhang zwischen Schlafqualität und Gewichtskontrolle zu erfahren.
9. Im Falle einer Syndrompflegediagnose formulieren Sie eine diagnostische Aussage, bei der die Ursache des Syndroms in den Diagnosetitel integriert ist:
   Problemtitel, beeinflusst durch (b/d).
   Listen Sie die Pflegediagnosen einzeln auf, die das Syndrombündel bilden, wenn Sie daraus unterschiedliche Pflegemaßnahmen ableiten.
   Beispiel: *Gefahr einer Immobilitätssyndroms*.
10. Erstellen Sie eine Verdachtsdiagnose, falls Sie ein Problem vermuten, Ihnen aber

Informationen fehlen, um zu belegen, dass eine Pflegediagnose vorliegt: Verdacht auf (V.a.):
Pflegediagnosentitel, möglicherweise beeinflusst durch (m/b/d).
Beispiel: V.a. *Schlafstörung*, m/b/d alterungsbedingtes Schlafmuster und ungewohnte Schlafumgebung. Die Verdachtsdiagnose muss in der Folge be- oder widerlegt werden.

11. Besprechen Sie die Pflegediagnosen mit der/m Klient*in, klären Sie, ob sich ihre professionelle Deutung und Analyse der Situation und des Pflegebedarfs mit der individuellen Sichtweise des Klienten oder der Klientin decken, um gemeinsam im weiteren Pflegeprozess Ziele vereinbaren und auf die Zusammenarbeit mit dem/der Klient*in zählen zu können. Überprüfen Sie fortlaufend, ob die Pflegediagnosen noch aktuell sind, und verändern, ergänzen oder streichen Sie diese entsprechend.

16.1.2.3 Pflegediagnosen bezüglich Mund- und Zahngesundheit

Die wichtigsten NANDA-I-Pflegediagnosen im Zusammenhang mit Mund- und Zahngesundheit sind ein „beeinträchtigter Zahnstatus", das „Risiko einer Mundtrockenheit" sowie das „Risiko einer beeinträchtigten Integrität der Mundschleimhaut" oder die „beeinträchtigten Integrität der Mundschleimhaut" (Herdman & Kamitsuru, 2019).

Die problemfokussierte Pflegediagnose eines *beeinträchtigten Zahnstatus* beschreibt eine „Unterbrechung im Muster der Zahnentwicklung/des Zahndurchbruchs oder Störung der intakten Struktur einzelner Zähne." (Herdman & Kamitsuru, 2019, S. 475). Die Tabelle 16-2 fasst diese Pflegediagnose mit ihrem Titel, Definition, beeinflussenden und assoziierten Faktoren sowie gefährdeten Risikopopulationen und bestimmenden Merkmalen zusammen. Die Struktur von problemfokussierten

Tabelle 16-2: Beeinträchtigter Zahnstatus (Herdman & Kamitsuru, 2019, S. 475)

Beeinträchtigter Zahnstatus (P)
Definition: Unterbrechung im Muster der Zahnentwicklung/des Zahndurchbruchs oder Störung der intakten Struktur einzelner Zähne.
Beeinflussende Faktoren (E)
• Gewohnheitsmäßiger Gebrauch von färbenden Substanzen • Hindernisse bei der Selbstfürsorge • Malnutrition • Schwierigkeiten beim Zugang zu zahnmedizinischer Betreuung • Übermäßige Zufuhr von Fluoriden • Übermäßiger Gebrauch von abrasiven oralen Reinigungsmitteln • Unangemessene Ernährungsgewohnheiten • Unzureichende Mundhygiene • Unzureichendes Wissen über die Zahngesundheit
Risikopopulationen
• Genetische Prädisposition • Wirtschaftlich benachteiligt
Assoziierte Bedingungen
• Bruxismus (nächtliches Zähneknirschen) • Chronisches Erbrechen • Orale Temperaturempfindlichkeit • Pharmazeutische Wirkstoffe
Bestimmenden Merkmale (S)
• Abgeriebene Zähne • Erosion des Zahnschmelzes • Fehlen von Zähnen • Frühzeitiger Verlust der Milchzähne • Gesichtsasymmetrie • Halitosis (Mundgeruch) • Lockere Zähne • Malokklusion (Zahnfehlstellung) • Übermäßiger Zahnbelag • Übermäßiger Zahnstein • Unvollständiger altersgemäßer Zahndurchbruch • Verfärbung des Zahnschmelzes • Wurzelkaries • Zahnfehlstellung • Zahnfraktur • Zahnkaries • Zahnschmerz

Pflegediagnosen kann auch mit dem PES-Format (P = Problem, E = Einflussfaktoren, S = Symptome) beschrieben werden.

Die Risikopflegediagnose eines *Risikos einer Mundtrockenheit* beschreibt die „Anfälligkeit für Unbehagen oder eine Schädigung der Mundschleimhaut aufgrund einer verminderten Qualität und Quantität des zur Befeuchtung der Schleimhaut notwendigen Speichels, welche die Gesundheit beeinträchtigen könnte." (Herdman & Kamitsuru, 2019, S. 460). Die **Tabelle 16-3** fasst diese Risikopflegediagnose mit ihrem Titel, Definition, Risikofaktoren und assoziierten Faktoren oder Bedingungen zusammen. Die Struktur von Risikopflegediagnosen kann auch mit dem PR-Format (P = Problem, R = Risikofaktoren) beschrieben werden.

Die problemfokussierte Pflegediagnose einer *beeinträchtigten Integrität der Mundschleimhaut* beschreibt eine „Unterbrechung im Muster der Zahnentwicklung/des Zahndurchbruchs oder Störung der intakten Struktur einzelner Zähne." (Herdman & Kamitsuru, 2019, S. 475). Die **Tabelle 16-4** fasst diese Pflegediagnose mit ihrem Titel, Definition, beeinflussenden und assoziierten Faktoren sowie gefährdeten Risikopopulationen und bestimmenden Merkmalen zusammen. Die Struktur von problemfokussierten Pflegediagnosen kann auch mit dem PES-Format (P = Problem, E = Einflussfaktoren, S = Symptome) beschrieben werden.

Die Risikopflegediagnose eines *Risikos einer beeinträchtigten Integrität der Mundschleimhaut* beschreibt die „Anfälligkeit für eine Verletzung der Lippen, des weichen Gaumens, der Mundhöhle und/oder des Mundrachenraumes, welche die Gesundheit beeinträchtigen könnte." (Herdman & Kamitsuru, 2019, S. 457). Die **Tabelle 16-5** fasst diese Risikopflegediagnose mit ihrem Titel, Definition, Risikofaktoren und assoziierten Faktoren oder Bedingungen zusammen. Die Struktur von Risikopflegediagnosen kann auch mit dem PR-Format (P = Problem, R = Risikofaktoren) beschrieben werden.

Die problemfokussierte Pflegediagnose eines *Selbstversorgungsdefizits Mund- und Zahnpflege* beschreibt der Autor dieses Beitrags als „Unfähigkeit, selbständig Aktivitäten zur Mund- und Zahnpflege durchzuführen." (Georg, 2021). Die **Tabelle 16-6**, S. 215 fasst diese Pflegediagnose mit ihrem Titel, Definition, beeinflussenden und assoziierten Faktoren sowie bestimmenden Merkmalen zusammen. Die Struktur von problemfokussierten, selbstversorgungsbezogenen Pflegediagnosen kann auch mit dem PES-Format (P = Problem, E = Einflussfaktoren, S = Symptome) beschrieben werden.

Tabelle 16-3: Risiko einer Mundtrockenheit (Herdman & Kamitsuru, 2019, S. 460)

Risiko einer Mundtrockenheit (P)
Definition: Anfälligkeit für Unbehagen oder einer Schädigung der Mundschleimhaut aufgrund einer verminderten Qualität und Quantität des zur Befeuchtung der Schleimhaut notwendigen Speichels, welche die Gesundheit beeinträchtigen könnte.
Risikofaktoren (R)
• Aufregung • Dehydratation • Depression • Rauchen • Übermäßiger Stress
Assoziierte Bedingungen
• Chemotherapie • Flüssigkeitsrestriktion • Pharmazeutische Wirkstoffe • Sauerstofftherapie • Schwangerschaft • Strahlentherapie an Kopf und Hals • Systemische Erkrankungen • Unfähigkeit zur oralen Nahrungsaufnahme

16.1.2.4 Pflege- und Medizindiagnosen bezüglich Mund- und Zahngesundheit

Pflegediagnosen bezüglich Mund- und Zahngesundheit können zu einzelnen medizinischen Diagnosen, Lebenssituationen oder Behand-

Tabelle 16-4: Beeinträchtigte Integrität der Mundschleimhaut (Herdman & Kamitsuru, 2019, S. 455)

Beeinträchtigte Integrität der Mundschleimhaut (P)

Definition: Verletzung der Lippen, des weichen Gaumens, der Mundhöhle und/oder des Mundrachenraumes.

Beeinflussende Faktoren (E)

- Alkoholkonsum
- Chemische Verletzungsursache
- Dehydratation
- Depression
- Hindernis bei der Mundpflege
- Hindernis bei der Zahnpflege
- Malnutrition
- Mundatmung
- Rauchen
- Stressoren
- Unangemessene Ernährung
- Unzureichende Mundhygiene
- Unzureichendes Wissen über Mundhygiene
- Verminderter Speichelfluss

Risikopopulationen

- Wirtschaftlich benachteiligt

Assoziierte Bedingungen

- Abnahme des Hormongehalts [-spiegels] bei Frauen
- Allergie
- Autoimmunerkrankung
- Autosomale Erkrankung
- Chemotherapie
- Chirurgischer Eingriff
- Gaumenspalte
- Immundefekt
- Immunsuppression
- Infektion
- Lippenspalte
- Mechanischer Faktor
- Nahrungskarenz > 24 Stunden
- Sjögren-Syndrom
- Strahlentherapie
- Therapieregime
- Trauma
- Trauma im Mundbereich
- Veränderung der kognitiven Funktion
- Verhaltensbezogene Störung
- Verlust des oralen [Halte-]Unterstützungsapparates
- Verminderte Thrombozytenzahl

Bestimmenden Merkmale (S)

- Beeinträchtigte Fähigkeit zu schlucken
- Belegte Zunge
- Blasse Mundschleimhaut
- Blasses Zahnfleisch
- Blutung
- Cheleitis (Lippenentzündung)
- Desquamation (Abschuppung)
- Eitrige oral-nasale Exsudate
- Eitriger oral-nasaler Ausfluss
- Exposition gegenüber Krankheitserregern
- Glatte atrophische Zunge
- Halitosis (Mundgeruch)
- Hyperämie
- Landkartenzunge
- Makroplasie
- Orale Beschwerden
- Orale Bläschen
- Orale Fissuren
- Orale Knötchen
- Orale Läsion
- Orale Papeln
- Oraler Schmerz
- Orales Geschwür
- Orales Ödem
- Rückgang des Zahnfleischs
- Schlechter Geschmack im Mund
- Schleimhautablösung
- Schwammartige Flecken im Mund
- Schwierigkeiten beim Sprechen
- Schwierigkeiten zu essen
- Stomatitis
- Vergrößerte Mandeln
- Verminderte Geschmackswahrnehmung
- Vorliegen von Gewebeverdichtung
- Weiße Beläge (Leukoplakie) im Mund
- Weißes, quarkähnliches Exsudat
- Xerostomie (Mundtrockenheit)
- Zahnfleischhyperplasie
- Zahnfleischtaschen tiefer als 4 mm

lungsformen zugeordnet werden. Dabei können die Schnittstellen von Medizin und Pflege im folgenden Kontext und Rahmenmodell (s. S. 216)dargestellt werden: Medizin und Pflege arbeiten mit Menschen und Familien, deren Gesundheitszustand beeinträchtigt ist. Aufgabe der Medizin ist die Diagnose und Therapie von Erkrankungen. Sie sucht mithilfe der medizinischen Diagnostik nach pathophysiologischen Ursachen von Erkrankungen auf moleku-

Tabelle 16-5: Risiko einer beeinträchtigten Integrität der Mundschleimhaut (Herdman & Kamitsuru, 2019, S. 457)

Risiko einer beeinträchtigten Integrität der Mundschleimhaut (R)
Definition: Anfälligkeit für eine Verletzung der Lippen, des weichen Gaumens, der Mundhöhle und/oder des Mundrachenraumes, welche die Gesundheit beeinträchtigen könnte.
Risikofaktoren (R)
• Alkoholkonsum • Chemische Verletzungsursache • Dehydratation • Depression • Hindernis bei der Mundpflege • Hindernis bei der Zahnpflege • Malnutrition • Mundatmung • Rauchen • Stressoren • Unangemessene Ernährung • Unzureichende Mundhygiene • Unzureichendes Wissen über Mundhygiene • Verminderter Speichelfluss
Risikopopulationen
• Wirtschaftlich benachteiligt
Assoziierte Bedingungen
• Abnahme des Hormongehalts [-spiegels] bei Frauen • Allergie • Autoimmunerkrankung • Autosomale Erkrankung • Chemotherapie • Chirurgischer Eingriff • Gaumenspalte • Immundefekt • Immunsuppression • Infektion • Lippenspalte • Mechanischer Faktor • Nahrungskarenz > 24 Stunden • Sjögren-Syndrom • Strahlentherapie • Therapieregime • Trauma • Trauma im Mundbereich • Veränderung der kognitiven Funktion • Verhaltensbezogene Störung • Verlust des oralen [Halte-]Unterstützungsapparates • Verminderte Thrombozytenzahl

larer, zellulärer, organ- oder systembezogener Ebene, mit dem Ziel, erkrankte Menschen zu erkennen, zu heilen oder zu rehabilitieren.

Die Pflege in ihrer *assistiven* Funktion unterstützt die medizinische Diagnostik und Therapie und führt ärztliche Anordnungen bzw. arztinitiierte Pflegeinterventionen aus.

Die Pflege in ihrer *interdisziplinären* Funktion erkennt und beugt potenziellen Komplikationen (vgl. Carpenito, 2014; Wilkinson, 2012), im Sinne pathophysiologischer Reaktionen auf Erkrankungen und Behandlungen, vor. Sie überwacht und beobachtet den gesundheitsgefährdeten oder behandlungsbedürftigen Menschen, leitet mit ärztlicher Unterstützung lebensnotwendige Erste Hilfe oder Sofortmaßnahmen ein und führt ärztliche Anordnungen bzw. arztinitiierte Pflegeinterventionen aus.

Die Pflege in ihrer *eigenständigen* Funktion schätzt menschliche Reaktionen auf aktuelle und potenzielle Gesundheitsprobleme sowie Fähigkeiten und Entwicklungspotenziale im Rahmen eines Pflegeassessments ein. Das heißt, sie versucht herauszufinden, **wie** – mit welchen Symptomen und Merkmalen – Individuen und ihre Angehörigen **warum** auf Gesundheitsprobleme oder Entwicklungspotenziale reagieren und **was** die Pflegeprobleme sind, die sich aus dieser Reaktion ergeben und die Pflegende eigenständig erkennen, benennen und behandeln können. Dazu sammeln, prüfen, ordnen, bündeln, berichten, dokumentieren, analysieren und interpretieren Pflegende Informationen, die sie direkt von Klienten oder indirekt von den Angehörigen oder anderen Gesundheitsberufen, durch Beobachten, Befragen oder Untersuchen erhalten. Ziel dieses diagnostischen Prozesses im Rahmen des Pflegeprozesses ist es, Pflegediagnosen und/oder Entwicklungspotenziale/Ressourcen des Klienten zu erkennen und zu benennen (**Abb. 16-3,** S. 216).

Pflegediagnosen beschreiben eine klinische Beurteilung, die von einer Pflegefachperson nach einem Pflegeassessment – bestehend aus Beobachtung, Befragung, körperlicher Untersuchung und Fähigkeiten-/Ressourcenein-

Tabelle 16-6: Selbstversorgungsdefizit Mund- und Zahnpflege (Georg, 2021)

Selbstversorgungsdefizit Mund- und Zahnpflege (P)
Definition: Unfähigkeit, selbständig Aktivitäten zur Mund- und Zahnpflege durchzuführen.
Beeinflussende Faktoren (E)
• Angst • Verminderte Motivation • Schmerzen • Schwäche • Unbehagen • Umweltbedingtes Hindernis • Hindernisse bei der Selbstversorgung • Schwierigkeiten und Hindernisse beim Zugang zu detantalhygienischer Vorsorge und zahnmedizinischer Versorgung • Unzureichendes Wissen über die Mund- und Zahngesundheit
Assoziierte Bedingungen
• Bewusstlosigkeit • Beatmung • Beeinträchtigte Fähigkeit, Körperteile wahrzunehmen • Beeinträchtigte Fähigkeit, räumliche Verhältnisse wahrzunehmen • Muskuloskeletale Beeinträchtigung • Neuromuskuläre Beeinträchtigung • Veränderung der kognitiven Funktion • Wahrnehmungsstörungen
Bestimmenden Merkmale (S)
• Beeinträchtigte Fähigkeit, sich die Zähne zu putzen • Beeinträchtigte Fähigkeit, manuelle und/oder elektrische Zahnbürsten zu verwenden • Beeinträchtigte Fähigkeit, Zahnseide und Interdentalbürsten zu verwenden • Beeinträchtigte Fähigkeit, Mundspülungen zu verwenden • Beeinträchtigte Fähigkeit, Mund, Zahnfleisch und Zunge zu reinigen • Beeinträchtigte Fähigkeit, die Mundhöhle zu reinigen • Beeinträchtigte Fähigkeit, die Lippen und Mundschleimhaut zu befeuchten • Beeinträchtigte Fähigkeit, Zahnprothesen herauszunehmen und einzusetzen • Beeinträchtigte Fähigkeit, Zahnprothese, Zahnimplantant und sonstigen Zahnersatz zu reinigen • Beeinträchtigte Fähigkeit, Fluoride zu gebrauchen, Fluoridsubstitution zu betreiben • Beeinträchtigte Fähigkeit, Mund-, Zahn- und Prothesenpflegeutensilien zu besorgen, zusammenzustellen und sauber zu halten • Beeinträchtigte Fähigkeit, Zugang zu dentalhygienische Vorsorge und zahnmedizinische Versorgung regelmäßig und rechtzeitig zu erlangen • Beeinträchtigte Fähigkeit, eine Mund- und Zahnpflegeroutine zu etablieren und aufrechtzuerhalten • Beeinträchtigte Fähigkeit, Hilfsmittel zur Mund- und Zahnpflege zu benutzen (z. B. Zahnbürste mit ergonomischem Griff, Elektrozahnbürste, Zahnseidehalter, Reinigungsgerät für Prothesen)

schätzung – erstellt wird. Diese Aussage bezieht sich auf die Art, die möglichen Einflussfaktoren (E) und die Merkmale/Symptome (S) oder Risikofaktoren (R) für aktuelle problemorientierte oder potenzielle Gesundheitsprobleme, -syndrome oder Entwicklungspotenziale eines Individuums oder einer Familie, deren Unabhängigkeit hinsichtlich der Aktivitäten, Beziehungen und existenziellen Erfahrungen des Lebens (ABEDL) beeinträchtigt oder deren gesundheitsbezogene Verhaltensmuster nicht funktionell oder gestört sind. Pflegediagnosen

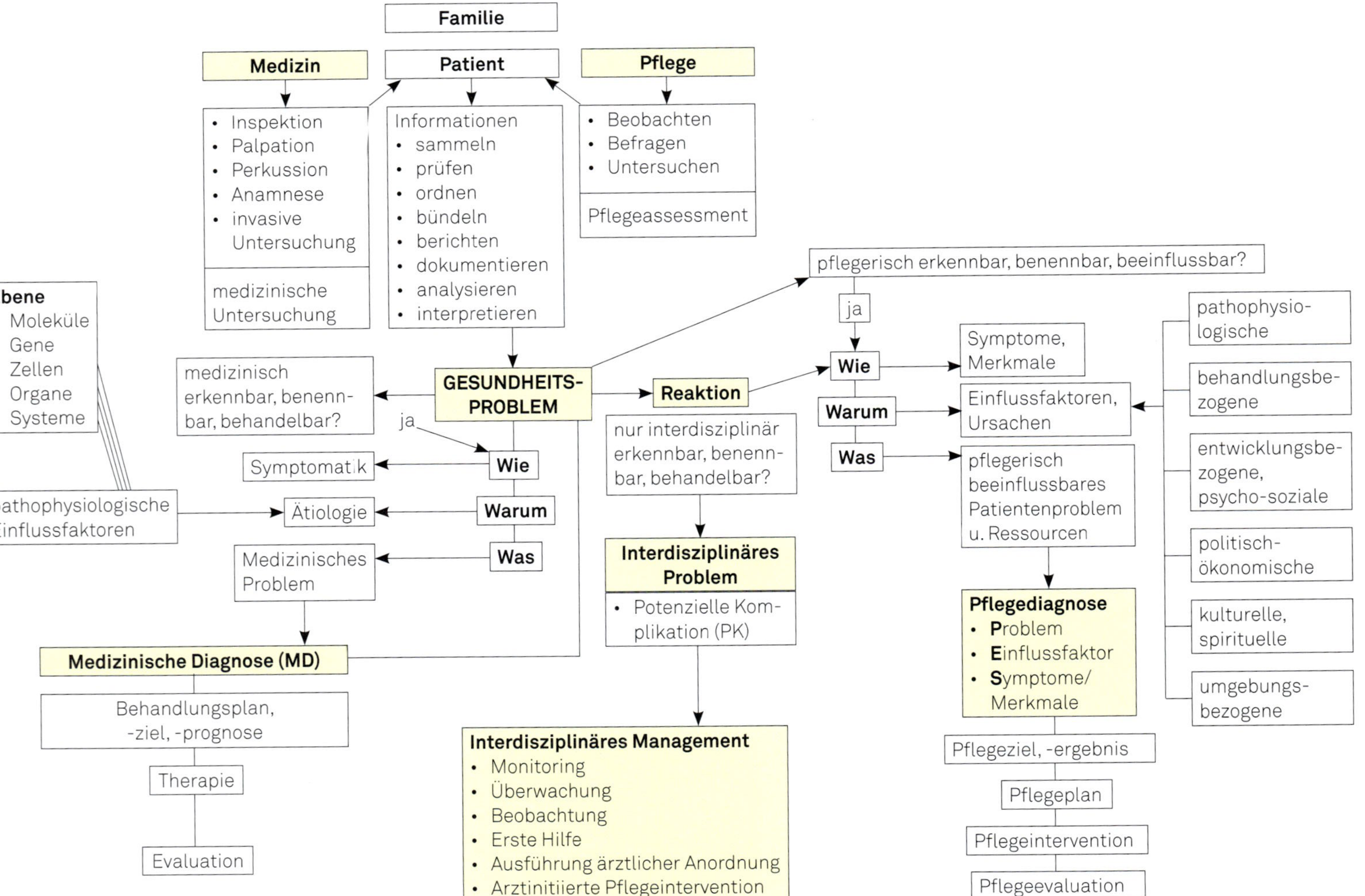

Abbildung 16-3: Rahmenmodell – medizinische und pflegerische Diagnostik, Entscheidungsfindung sowie Behandlungs-, Pflegeprozess und interdisziplinäres Management (Quelle: Georg, J. (2019). Rahmenmodell. In M. E. Doenges, M. F. Moorhouse & A. C. Geissler-Murr (2019), *Pflegediagnosen und Pflegemaßnahmen* (6. Aufl.). Bern: Hogrefe.)

liegen im Zuständigkeits- und Verantwortungsbereich von Pflegefachpersonen. Sie bilden die Grundlage, um Pflegeinterventionen auswählen, planen und durchführen sowie Pflegeziele und -ergebnisse erreichen und bewerten zu können (Georg, 2019).

In ihrem Lehrbuch „Pflegediagnosen und Pflegemaßnahmen" schlagen Doenges, Moorhouse und Geissler-Murr (2019) folgende Zuordnung von Pflegediagnosen als Reaktion auf bestimmte medizinische Diagnosen vor, die für den Bereich der Mund- und Zahngesundheit relevant sind. Die hier verwendete Übersetzung der NANDA-I Pflegediagnosen der Klassifikation (2015–2017) weicht von der aktuellen Übersetzung der Klassifikation (2018–2020) wie folgt ab: Geschädigte Mundschleimhaut (neu: beeinträchtigte Integrität der Mundschleimhaut) und Gefahr einer geschädigten Mundschleimhaut (neu: Risiko einer beeinträchtigten Integrität der Mundschleimhaut).

Pflegediagnosen bei bestimmten medizinischen Erkrankungen bezüglich Mund- und Zahngesundheit

„Bulimie [ICD-10-GM: F50.2]

- *Beeinträchtigter Zahnstatus*, m/**b/d** Ernährungsgewohnheiten, schlechte Mundpflege, chronisches Erbrechen, m/**a/d** Erosion des Zahnschmelzes, starke Karies, abradierte Zähne
- *Geschädigte Mundschleimhaut*, m/**b/d** Mangel-/Fehlernährung oder Vitaminmangel, schlechte Mundpflege, chronisches Erbrechen, m/**a/d** wunde und entzündete Mundschleimhaut, geschwollene Speicheldrüsen, Schleimhautulzerationen, Angaben über eine ständig wunde Mundhöhle oder einen wunden Rachenraum

Chemotherapie [OPS: 8-54]

- *Geschädigte Mundschleimhaut*, m/**b/d** Nebenwirkungen therapeutischer Wirkstoffe oder einer Bestrahlung, Dehydratation und Malnutrition, m/**a/d** Ulzerationen, Leukoplakie, verminderten Speichelfluss und Angaben über Schmerzen

Dehydratation [ICD-10-GM: E86]

- *Gefahr einer geschädigten Mundschleimhaut*, m/**b/d** Risikofaktoren einer Dehydratation und verminderten Speichelfluss

Eisenmangelanämie [ICD-10-GM: D.50.-] (→ siehe auch Anämie)

- *Gefahr einer geschädigten Mundschleimhaut*, m/**b/d** Risikofaktoren einer Dehydratation, Mangelernährung oder eines Vitaminmangels

Hand-Mund-Fuß-Krankheit [ICD-10-GM: B08.4]

- *Geschädigte Mundschleimhaut*, m/**b/d** Infektion, Dehydratation, m/**a/d** orale Läsionen, Ulzera, Schmerzen, Schwierigkeiten beim Essen

Kawasaki-Syndrom [ICD-10-GM: M30.3]

- *Geschädigte Mundschleimhaut*, m/**b/d** den Entzündungsprozess, Dehydratation und Mundatmung, m/**a/d** Schmerzen, Hyperämie und gerissene Lippen

Laryngektomie [OPS: 5-303.y]

- *Geschädigte Mundschleimhaut*, m/**b/d** Dehydratation oder mangelnde/fehlende Flüssigkeitsaufnahme, verminderte Speichelproduktion, schlechte oder inadäquate Mundpflege, einen pathologischen Zustand (Krebs im Mundbereich), ein mechanisches Trauma (Operation im Mundbereich), Schluckbeschwerden sowie Ansammeln/Herabtropfen von Sekret und Malnutrition, m/**a/d** Mundtrockenheit (Xerostomie), Beschwerden im Mundbereich, zähflüssigen und mukösen Speichel, verminderte Speichelproduktion, eine trockene und verkrustete oder belegte Zunge, entzündete Lippen, fehlende Zähne und fehlendes Zahnfleisch, schlechten Zahnstatus und Mundgeruch

Myalgie [ICD-10-GM: M79.19]
- *Gefahr eines beeinträchtigten Zahnstatus*, m/**a/d** Risikofaktoren des Bruxismus, unwirksame Mund- und Zahnpflege (Einschränkung beim Öffnen des Mundes)

Niereninsuffizienz, akute (Nierentrauma, akutes) [ICD-10-GM: N17.-]
- *Gefahr einer Mangelernährung*, m/**b/d** Risikofaktoren einer Unfähigkeit zur Aufnahme oder Verdauung adäquater Nährstoffe (Anorexie, Übelkeit, Erbrechen, Ulzerationen der *Mundschleimhaut* und erhöhten Stoffwechselbedarf, katabolen Eiweißstoffwechsel, therapeutische Nahrungseinschränkungen

Niereninsuffizienz, chronische [ICD-10-GM: N17-N19]
- *Gefahr einer geschädigten Mundschleimhaut*, m/**b/d** Risikofaktoren eines verminderten oder fehlenden Speichelflusses, Flüssigkeitsrestriktionen, chemische Reizung, Umwandlung von Harnstoff im Speichel zu Ammoniak

Sjögren-Syndrom [ICD-10-GM: M35.0]
- *Geschädigte Mundschleimhaut*, m/**b/d** verminderte Speichelproduktion, m/**a/d** Xerostomie (Mundtrockenheit), Schmerzen oder Beschwerden im Mund, Eigenangaben über schlechten Geschmack im Mund oder verminderten Geschmackssinn, Schwierigkeiten beim Essen und Schlucken

Soor [ICD-10-GM: B37.9]
- *Geschädigte Mundschleimhaut*, m/**b/d** Vorliegen einer Infektion, m/**a/d** weiße Flecken oder Plaques, Mundbeschwerden, Schleimhautreizung, Blutung

Stomatitis [ICD-10-GM: K12.-]
- *Geschädigte Mundschleimhaut*, m/**b/d** eine Infektion, Vitaminmangel, exzessiven Alkohol- oder Tabakkonsum, eine schlecht sitzende Prothese, angebrochene Zähne, orthodontische Vorrichtungen, Mundatmung, Fläschchen mit hartem oder zu langem Sauger, m/**a/d** Schmerzen, Läsionen, Ulzera im Mund, weiße Flecken oder Plaques, schmerzempfindliche Zunge

Strahlentherapie [OPS 8-52]
- *Geschädigte Mundschleimhaut*, m/**b/d** Nebenwirkungen der Bestrahlung, Dehydratation, Mangelernährung, m/**a/d** Ulzerationen, Leukoplakie, verminderten Speichelfluss, Angaben über Schmerzen“

Quelle: Doenges, M. E., Moorhouse, M. F. & Geissler-Murr, A. C. (2019). *Pflegediagnosen und Pflegemaßnahmen* (6. Aufl.). Bern: Hogrefe (S. 1250 ff.).

16.1.3 Pflegeziele und -ergebnisse

Der dritte Schritt des Pflegeprozesses beinhaltet, ausgehend von den erkannten Pflegediagnosen und deren Symptomen (S), anzustrebende *Pflegeziele* und Ergebniskriterien mit Menschen mit Mund- und Zahnproblemen gemeinsam zu vereinbaren und festzulegen. Prioritäten zu setzen und den Pflegebedarf bis zur Entlassung zu prognostizieren, gehören ebenfalls zu diesem Schritt des Pflegeprozesses (Wilkinson, 2012; Georg, 2005, 2011). Pflegeziele und -ergebnisse haben verschiedene Funktionen:

- Sie dienen als Kriterien, um zu bewerten, ob durch pflegerisches Handeln vereinbarte Ziele und Ergebnisse erreicht wurden.
- Sie sind der messbare Teil des Pflegeplans, mit dem Pflegende am Evaluationstag bewerten, ob die vereinbarten Ziele erreicht wurden.
- Sie lenken die Pflegeinterventionen, da Pflegende, die wissen, was sie erreichen möchten, auch genauer wissen, was sie dazu tun müssen.
- Sie motivieren Pflegende, da Dinge, die gemessen werden, auch eher getan werden.

Pflegeziele können zeitlich als Nah- und Fernziele formuliert werden (Heering, 2006), wobei *Fernziele* eher wegweisenden Charakter haben und *Nahziele* klare, realistische und erreichbare Erwartungen an den Klienten beschreiben. Pflegeziele liefern die Kriterien, um während der Pflegeevaluation die erreichten Pflegeergebnisse zu bewerten. Diese Kriterien lassen sich mit der „*RUMBA-Regel*" zusammenfassen. Nach dem aus dem Englischen stammenden Akronym sollten Pflegeziele...

- **r**elevant für den Klienten und die erkannten Pflegediagnosen sein, ...
- g**u**t verständlich formuliert sowie ...
- **m**essbar, ...
- **b**eobachtbar und ...
- **a**ngemessen und erreichbar sein (Heering, 2006).

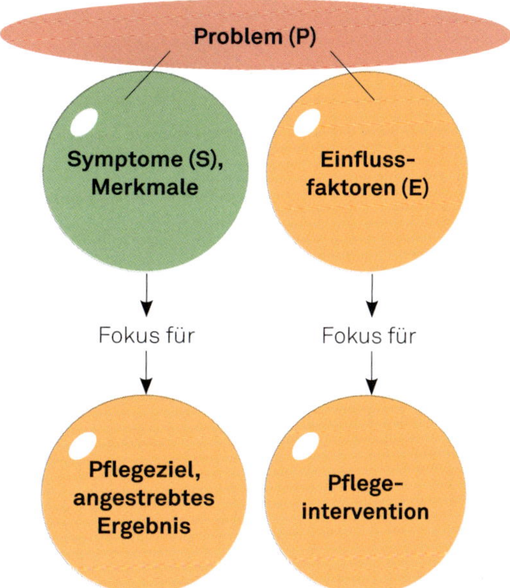

Abbildung 16-4: Zusammenhang zwischen Pflegediagnosen mit ihren Einflussfaktoren (E) und Symptomen (S) sowie den Pflegeinterventionen und Pflegezielen. Quelle: Gordon & Georg (2020, S. 39).

Pflegeziele setzen idealtypischer Weise an dem Status der Symptome (S) und Merkmalen einer Pflegediagnose an und beschreiben ein zukünftiges Ergebnis, bei dem der Status positiv verändert oder zumindest stabilisiert wurde. Pflegeinterventionen setzen an den Einflussfaktoren (E) an und versuchen diese so zu beeinflussen, dass das Pflegeziel und -ergebnis erreicht wird. Diese Zusammenhänge veranschaulichen **Abbildung 16-4** und **Tabelle 16-7** (S. 220).

Die Pflegeergebnisklassifikation (NOC) von Moorhead, Johnson, Maas und Swanson (2013) bietet eine standardisierte Terminologie und eine Klassifikation mit 385 pflegerisch beeinflussbaren Pflegeergebnissen. Die Pflegeergebnisklassifikation (NOC) kann in elektronischen Pflegedokumentationssystemen genutzt werden. Jedes pflegerisch beeinflussbare Pflegeergebnis besteht aus einem Titel, einer Definition, Indikatoren/Kriterien und einer Messskala. Moorhead, Johnson, Maas und Swanson (2013) definieren *Pflegeergebnisse* als „messbare Zustände, Verhaltensweisen oder Wahrnehmungen eines Klienten oder einer Familie, die [...] im größeren Umfang beeinflussbar und empfänglich für Pflegeinterventionen sind". Ein *Indikator/Kriterium* ist „eine spezifische Variable, die sich auf ein Klientenergebnis bezieht, welches beeinflussbar durch Pflegeinterventionen ist". Die folgende **Tabelle 16-8** beschreibt exemplarisch das NOC-Pflegeergebnis „Gesundheit von Mund- und Zahnhöhle", das definiert wird als „Zustand von Mund, Zähnen, Zahnfleisch und Zunge."

Die Pflegeergebnisklassifikation (NOC) listet für die Pflegediagnose „geschädigte Mundschleimhaut" bzw. „beeinträchtigte Integrität der Mundschleimhaut" 16 Pflegeergebnisse auf, die im Rahmen der Pflegepraxis und zur Vereinbarung von Pflegezielen genutzt werden können, um messbare Ergebniskriterien zu formulieren. Im folgenden **Kasten** werden empfohlene und zusätzliche Pflegeergebnisse angeführt. Aufgabe von Pflegenden ist es aus den Pflegeergebnissen die Pflegekriterien auszuwählen, welche als Evaluationsmaßstab für die Erreichung der angestrebten Ziele gelten können. Der Zielerreichungsgrad kann mit den Ratingziffern (1–5) beschrieben werden.

Tabelle 16-7: Zusammenhang zwischen Pflegediagnose (P), Einflussfaktoren (E) und Symptomen (S) mit Pflegezielen und Pflegeinterventionen

Problemfokussierte Pflegediagnose	Pflegemaßnahme Pflegeziel	Bsp.: Pflegediagnose	Bsp.: Pflegemaßnahme Pflegeziel
Problemtitel		Beeinträchtigte Integrität der Mundschleimhaut, b/d	
Einflussfaktor →	Pflegemaßnahme, -intervention	Dehydratation, unzureichende Mundhygiene, a/d	Rehydrieren mit 30 ml/kgKG, 2-mal tgl. Mundpflege und Zungenreinigung
Symptom, Merkmal →	Pflegeziel, -ergebnis	Belegte Zunge, Mundgeruch, orale Fissuren, Läsion, Schmerz schlechten Geschmack im Mund	Wird in 3 Tagen belagfreie Zunge, intakte Mundschleimhaut, Sz 0/10, keinen Mundgeruch und guten Geschmack im Mund zeigen und berichten

Quellen: modifiziert nach Wilkinson, J. M. (2012). *Das Pflegeprozess-Lehrbuch.* Bern: Huber, S. 248 ff. und Alfaro-LeFevre, R. (2013). *Pflegeprozess und kritisches Denken.* Bern: Huber.

NOC-Pflegeergebnisse in Verbindung mit der Pflegediagnose „geschädigte Mundschleimhaut" bzw. „beeinträchtigte Integrität der Mundschleimhaut"

Empfohlene Ergebnisse

- Gesundheit von Mund und Mundhöhle
- Gewebeintegrität: Mund und Schleimhäute

Zusätzliche Ergebnisse

- Selbstversorgung: Mund-/Zahnpflege
- Flüssigkeitszufuhr
- Immunstatus
- Ausmaß einer Infektion
- Allergische Reaktion: lokale
- Infektionsstatus: Neugeborenes
- Ernährungsstatus
- Ernährungsstatus: Nahrungs- und Flüssigkeitszufuhr
- Status des Schluckvorgangs
- Status des Schluckvorgangs: orale Phase
- Risikokontrolle: Tabakkonsum
- Risikokontrolle: Infektionsprozess
- Ausmaß von Schmerz
- Ausmaß von Übelkeit und Erbrechen.

Die Pflegeergebnisklassifikation (NOC) listet für die Pflegediagnose „beeinträchtigter Zahnstatus" 16 Pflegeergebnisse auf, die im Rahmen der Pflegepraxis und Vereinbarung von Pflegezielen genutzt werden können, um messbare Ergebniskriterien zu formulieren. Im folgenden **Kasten** werden empfohlene und zusätzliche Pflegeergebnisse angeführt.

NOC-Pflegeergebnisse in Verbindung mit der Pflegediagnose „beeinträchtigter Zahnstatus"

Empfohlene Ergebnisse

- Selbstversorgung: Mund-/Zahnpflege
- Gesundheit von Mund und Mundhöhle

Zusätzliche Ergebnisse

- Ausmaß einer Infektion
- Ernährungsstatus: Nährstoffzufuhr
- Rauchen: Entwöhnungsverhalten
- Gewichtsabnahme: entsprechendes Verhalten
- Einstellung des Alkoholmissbrauchsverhaltens

Tabelle 16-8: Pflegeergebnis, Rating und Indikatoren des NOC-Pflegeergebnisses „Gesundheit von Mund- und Zahnhöhle“ (Moorhead, Johnson, Maas & Swanson, 2013)

NOC: Gesundheit von Mund- und Zahnhöhle						
Definition: Zustand von Mund, Zähnen, Zahnfleisch und Zunge						
Rating →	**Stark gefährdet 1**	**Weitgehend gefährdet 2**	**Mäßig gefährdet 3**	**Leicht gefährdet 4**	**Nicht gefährdet 5**	**Nicht zutreffend n.z.**
Indikatoren →	1	2	3	4	5	n.z.
Sauberkeit des Mundes	1	2	3	4	5	n.z.
Sauberkeit der Zähne	1	2	3	4	5	n.z.
Sauberkeit des Zahnfleischs	1	2	3	4	5	n.z.
Sauberkeit der Zunge	1	2	3	4	5	n.z.
Sauberkeit von Prothesen	1	2	3	4	5	n.z.
Sauberkeit von Zahnspangen, Brücken und sonstigem Zahnersatz	1	2	3	4	5	n.z.
Sitz von Prothesen	1	2	3	4	5	n.z.
Sitz von Zahnspangen, Brücken und sonstigem Zahnersatz	1	2	3	4	5	n.z.
Feuchtigkeit der Lippen	1	2	3	4	5	n.z.
Feuchtigkeit der Mundschleimhaut und der Zunge	1	2	3	4	5	n.z.
Farbe der Schleimhäute	1	2	3	4	5	n.z.
Unversehrtheit der Schleimhaut	1	2	3	4	5	n.z.
Unversehrtheit der Zunge						
Unversehrheit des Zahnfleischs						
Moorhead, S., Johnson, M., Maas, M. & Swanson, E. (2013). *Pflegeergebnisklassifikation (NOC)* (2. Aufl.). Bern: Huber, S. 514.						

- Gesundheitsüberzeugungen: wahrgenommene Ressourcen
- Wissen: Gesundheitsverhalten
- Wissen: Gesundheitsressourcen
- Risikokontrolle: Drogenkonsum
- Risikokontrolle: Tabakkonsum
- Ausmaß von Schmerz
- Ausmaß von Übelkeit und Erbrechen
- Reaktion auf medikamentöse Therapie.

16.1.4 Pflegeplanung

Der vierte Schritt des Pflegeprozesses umfasst, wirksame Pflegeinterventionen auszuwählen, einzelne Pflegemaßnahmen oder -aktivitäten mit dem Klienten und dem Team festzulegen und zu dokumentieren. Pflegemaßnahmen sollten nach der *„6-W-Regel“* formulieren, was zu tun ist, wie es durchzuführen ist, wie viel/oft es zu tun ist, womit es zu tun ist und von wem die Pflegemaßnahme ausgeführt werden soll

(Heering, 2006). In der Planungsphase entscheiden Pflegende, für welche Probleme ein individuell entwickelter Plan notwendig ist und welche Probleme durch Versorgungspfade, Expertenstandards und standardisierte Maßnahmen abgedeckt sind. Sie wählen entsprechende standardisierte, möglichst evidenzbasierte Interventionen und Pflegepläne aus und passen sie dem konkreten Fall an (Wilkinson, 2012; Behrens & Langer, 2021). Pflegende wählen Pflegeinterventionen so aus, dass diese Einfluss- oder Risikofaktoren der Pflegediagnosen derart beeinflussen, dass aktuelle gesundheitliche Probleme und Symptome des Klienten gelindert, gebessert oder gelöst werden, potenziellen Problemen vorgebeugt wird oder Entwicklungspotenziale entwickelt werden (s. Tab. 16-7). Für die Auswahl von Pflegeinterventionen können Pflegende auf Pflegeinterventionen der Pflegeinterventionsklassifikation (NIC) von Bulechek, Butcher, Dochterman und Wagner (2016) zurückgreifen. Die NIC umfasst 554 Pflegeinterventionen mit ihren Titeln, Definitionen und Pflegeaktivitäten.

16.1.5 Pflegeinterventionen

Zum fünften Schritt des Pflegeprozesses gehört es, Pflegemaßnahmen und -aktivitäten der Pflegeinterventionen durchzuführen, die Person mit Mund- und Zahnproblemen kontinuierlich weiter einzuschätzen und seine Ressourcen zu nutzen, um gesundheitliche Probleme der Person zu lindern, zu lösen oder zu bessern. Pflegemaßnahmen setzen in idealtypischer Weise an den Einflussfaktoren (E) der Pflegediagnosen an und versuchen diese zur Linderung des Problems zu modifizieren, wie Tabelle 16-7 beschreibt. Pflegeinterventionen definieren „Tätigkeiten, die eine professionelle Pflegeperson, auf der Grundlage einer klinischen Beurteilung und pflegerischen Wissens, ausübt, um die gemeinsamen Ziele des Klienten und der Pflege zu erreichen, um die Unabhängigkeit des Klienten zu erhalten, zu fördern oder zu befähigen und zum Wiedererlangen von Wohlbefinden und Unabhängigkeit beizutragen. – Im Rahmen von Pflegeinterventionen handeln Pflegende für Klienten, sie führen und leiten diese, sorgen für eine entwicklungsfördernde Umgebung, unterstützen und fördern Klienten, sie beraten und unterrichten Klienten und leiten sie an. Pflegeinterventionen umfassen direkte und indirekte, pflege- und arztinitiierte Tätigkeiten.“ (Bulechek, Butcher, Dochterman & Wagner, 2016, S. 47, 53).

Für die Pflegediagnosen „beeinträchtigter Zahnstatus“ und „beeinträchtigte Integrität der Mundschleimhaut“ bzw. „geschädigte Mundschleimhaut“ fassen die folgenden Kästen die prioritären (fett), empfohlenen und zusätzlichen Pflegeinterventionen zusammen.

PD: Beeinträchtigter Zahnstatus
Definition: Unterbrechung der Zahnentwicklung/des Zahndurchbruchs oder Störung der intakten Struktur einzelner Zähne

Empfohlene NIC-Interventionen zur Lösung des Problems:
- Ernährungsmanagement
- Medikationsmanagement
- **Mund-/Zahnpflege: prophylaktisch**
- **Mund-/Zahnpflege: therapeutisch**
- Pflegeüberleitung
- Schmerzmanagement

Zusätzliche optionale NIC-Interventionen:
- Edukation: psychomotorische Fertigkeiten
- Gesundheitssystemorientierung
- Kostenzusage: Einholungsermächtigung

PD: Beeinträchtigte Integrität der Mundschleimhaut [Geschädigte Mundschleimhaut]
Definition: Verletzung der Lippen, des weichen Gaumens, der Mundhöhle und/oder des Mundrachenraumes

Empfohlene Interventionen zur Lösung des Problems:
- Ernährungsmanagement
- Flüssigkeitshaushaltsmanagement

- Mund-/Zahnpflege
- Mund-/Zahnpflege: prophylaktisch
- **Mund-/Zahnpflege: therapeutisch**
- Selbstversorgungsunterstützung

Zusätzliche optionale Interventionen:

- Absaugen der Atemwege
- Atemwegsintubation und -stabilisierung
- Atemwegsmanagement: Endotracheltuben
- Bestrahlungsmanagement
- Bewegungstherapie: Gelenkbeweglichkeit
- Blutungsprävention
- Chemotherapiemanagement
- Finanzressourcenunterstützung
- Medikationsmanagement
- Nahrungskarenz/-aufbau
- Pflege: Sterbende
- Schmerzmanagement
- Suchtmittelmissbrauchsbehandlung
- Wundpflege

Im Rahmen der Pflege der Mundhöhle und Mundschleimhaut sowie der Zahnpflege sind die drei NIC-Pflegeinterventionen „Mund-/Zahnpflege", „prophylaktische Mund- und Zahnpflege" sowie therapeutische Mund- und Zahnpflege zentrale pflegerische Interventionen.

Die **Pflegeintervention „Mund-/Zahnpflege"** wird nach Bulechek et al. (2016, S. 575) definiert als „Fördern von Mundhygiene und Zahnpflege bei einem Patienten mit normalem Gesundheitszustand von Mundhöhle und Zähnen". Sie umfasst 15 Pflegeaktivitäten aus denen die Pflegenden sich für die Pflegeaktivitäten entscheiden und die auswählen können, die nach ihrer Einschätzung die Selbstversorgungsfähigkeiten zur Mund- und Zahnpflege am besten fördern und ein Mund- und/oder Zahnproblem am besten lösen oder lindern. Im Einzelnen sind dies die folgenden Pflegeaktivitäten:

- Überprüfen des Mundzustands des Patienten (z. B. Lippen, Zunge, Schleimhäute, Zähne, Zahnfleisch sowie Zahnersatz und dessen Sitz)
- Sorgen für ein Mundhygiene-Screening und Risikoassessment
- Feststellen der üblichen Zahnpflegeroutine und Ermitteln von Bereichen, die angesprochen werden müssen, falls erforderlich
- Instruieren des Patienten und seiner Familie über Häufigkeit und Qualität korrekter Mundpflege (z. B. Behandeln mit Zahnseide, Bürsten, Spülen, adäquate Ernährung, Gebrauch von fluoridhaltigem Wasser, Fluoridsubstitution oder andere Präventivprodukte sowie weitere Überlegungen auf der Grundlage des Entwicklungsgrades und der Selbstpflegefähigkeit des Patienten)
- Unterstützen des Patienten beim Bürsten der Zähne, des Zahnfleischs und der Zunge, beim Spülen und beim Behandeln mit Zahnseide, soweit erforderlich
- Unterstützen des Patienten mit Prothese, soweit erforderlich
- Sorgen für Mundpflege bei einem bewusstlosen Patienten unter angemessenen Vorsichtsmaßnahmen (d. h. Seitwärtswenden des Kopfes oder Seitlich-Lagern des Patienten, falls möglich, Einführen eines Beißblocks oder eines gepolsterten Zungenspatels, Vermeiden, die Finger in den Mund zu stecken, Verwenden kleiner Mengen an Flüssigkeit und einer Spritze oder eines anderen Absauggeräts)
- Säubern der Mundhöhle eines Kindes mit trockener Gaze oder einem Waschlappen
- Auftragen eines Gleitmittels zur Befeuchtung der Lippen und der Mundschleimhaut, soweit erforderlich
- Unterstützen des Patienten oder seiner Familie beim Beschaffen von Mundpflegeprodukten, die sich am besten für die Bedürfnisse eignen (z. B. Zahnbürste mit ergonomischem Griff, Elektrozahnbürste, Zahnseidehalter, Reinigungsgerät für Prothesen und Mundschutz für Sportler)
- Erörtern der Rolle von Zucker bei der Entstehung von Karies (d. h. Auffordern des Patienten, die natürliche Zuckerzufuhr einzuschränken, Vorschlagen von Süßungsmitteln

in der Nahrung, vor allem Xylitol, und Anleiten des Patienten im korrekten Gebrauch von Flaschen und Schnabeltassen und deren Inhalt)

- Abraten vom Rauchen und Tabakkauen (d.h. Instruieren des Patienten über die Wirkungen des Tabakkonsums, Implementieren von Maßnahmen zu dessen Verhinderung und Sorgen für Unterstützung bei der Raucherentwöhnung
- Erörtern der Bedeutung regelmäßiger Zahnvorsorgeuntersuchungen einschließlich des Timings für die erste zahnärztliche Untersuchung eines Kindes
- Sorgen für Dienstleistungen auf kommunaler Ebene (d.h. Unterstützen des Patienten prophylaktisch bei seinem Bedarf an Transport- und Übersetzungsdienstleistungen, Nutzen von Gesundheitsmessen und Kulturereignissen als Gelegenheiten zur Schulung und Entwickeln öffentlicher Ankündigungen)
- Sorgen für Überweisung, soweit angemessen.

Die **Pflegeintervention „Prophylaktische Mund- und Zahnpflege“** wird nach Bulechek et al. (2016, S. 576) definiert als „Erhaltung und Förderung der Mundhygiene und Zahngesundheit bei einem Patienten, bei dem die Gefahr besteht, dass sich orale oder dentale Läsionen bilden“. Sie umfasst 19 Pflegeaktivitäten aus denen die Pflegenden sich für die Pflegeaktivitäten entscheiden und die auswählen können, die nach ihrer Einschätzung Risiken der Mund- und Zahngesundheit am besten minimieren und vorbeugen sowie die Mund- und Zahngesundheit erhalten. Im Einzelnen sind dies die folgenden Pflegeaktivitäten:

- Einrichten einer Mundpflegeroutine
- Auftragen von Salbe zur Befeuchtung von Lippen und Mundschleimhaut, soweit erforderlich
- Überwachen der Zähne auf Farbe, Glanz und Beläge
- Ermitteln des Risikos einer Stomatitis als Folge einer Medikamententherapie
- Auffordern des Patienten, sich den Mund zu spülen, und Unterstützen dabei
- Überwachen auf die therapeutische Wirkungen von Lokalanästhetika, oralen Schutzcremes und topischen oder systemischen Analgetika, soweit angemessen
- Anleiten und Unterstützen des Patienten im Durchführen der Mundpflege nach dem Essen und so oft wie nötig
- Überwachen auf Zeichen und Symptome einer Glossitis oder Stomatitis
- Konsultieren des Arztes oder Zahnarztes wegen der Anpassung von Zahnspangen/ Prothesen und alternativer Methoden der Mundpflege, falls dadurch Reizungen der Mundschleimhaut auftreten
- Konsultieren des Arztes, wenn Mundtrockenheit, Reizerscheinungen und Beschwerden im Mundbereich fortbestehen
- Erleichtern des Zähneputzens und der Verwendung von Zahnseide in regelmäßigen Abständen
- Empfehlen, eine Zahnbürste mit weichen Borsten zu verwenden
- Anleiten der Person im Bürsten von Zähnen, Zahnfleisch und Zunge
- Empfehlen einer gesunden Ernährung und adäquaten Wasserzufuhr
- Vereinbaren zahnärztlicher Untersuchungen, soweit erforderlich
- Unterstützen bei der Prothesenpflege, soweit erforderlich
- Auffordern von Prothesenträgern, täglich Zahnfleisch und Zunge zu bürsten und die Mundhöhle zu spülen
- Abraten vom Rauchen und Tabakkauen
- Instruieren des Patienten, zuckerfreien Kaugummi zu kauen, um die Speichelproduktion zu fördern und die Zähne zu säubern.

Die **Pflegeintervention „Prophylaktische Mund- und Zahnpflege“** wird nach Bulechek et al. (2016, S. 577) definiert als „Fördern des Abheilens einer Läsion der Mundschleimhaut oder Zähne bei einem Patienten.“. Sie umfasst 22 Pflegeaktivitäten aus denen die Pflegenden sich für die Pflegeaktivitäten entscheiden und die auswählen können, die nach ihrer Einschätzung die Probleme von Läsionen der Mundschleimhaut oder Zähne am besten lösen oder lindern und zu deren Abheilung beitragen. Im Einzelnen sind dies die folgenden Pflegeaktivitäten:

- Überwachen des Zustands von Mund und Mundhöhle des Patienten (z. B. Lippen, Zunge, Schleimhaut, Zähne, Zahnfleisch sowie Zahnersatz/-Prothesen und dessen/deren Sitz), darunter auch die Art von Anomalien (z. B. Größe, Farbe und Lokalisation innerer und äußerer Läsionen oder Entzündungen sowie weitere Infektionszeichen)
- Überwachen von Veränderungen des Geschmackssinnes, des Schluckens, der Stimmqualität und des Wohlbehagens
- Einholen einer Anordnung des Gesundheitsdienstleisters zur Durchführung der Mund-/Zahnpflege, falls anwendbar
- Feststellen der nötigen Häufigkeit der Mund-/Zahnpflege, Auffordern des Patienten und seiner Familie, sich an den Plan zu halten oder bei der Mund-/Zahnpflege zu assistieren, soweit erforderlich
- Anleiten des Patienten im Gebrauch einer weichen Zahnbürste oder eines Einwegschaumstoffstäbchens
- Anleiten des Patienten im korrekten Auswählen von Zahnseide und ihrer Anwendung (z. B. Vermeiden des Gebrauchs bei Blutungsgefahr; Verwenden gewachster Zahnseide zur Prävention eines Gewebstraumas)
- Verabreichen einer Mundspülung bei dem Patienten (z. B. Anästhetikum, Brausetablette, Kochsalzlösung, Coating, fungizide oder antibakterielle Lösung)
- Verabreichen von Medikamenten (z. B. Analgetika, Anästhetika, Antibiotika und Antiphlogistika), falls erforderlich
- Herausnehmen von Zahnprothesen und Auffordern des Patienten, sie nur zu den Mahlzeiten einzusetzen
- Auftragen von Gleitmittel, um Lippen und Schleimhäute anzufeuchten, soweit erforderlich
- Abraten vom Rauchen und Tabakkauen
- Abraten vom Alkoholkonsum
- Instruieren des Patienten und seiner Familie über Häufigkeit und Qualität korrekter Mundpflege (z. B. Behandeln mit Zahnseide, Bürsten, Spülen, adäquate Ernährung, Gebrauch von fluoridhaltigem Wasser, Fluoridsubstitution oder andere Präventivprodukte sowie weitere Überlegungen auf der Grundlage des Entwicklungsgrades und der Selbstpflegefähigkeit des Patienten)
- Instruieren des Patienten, Mund-/Zahnpflege-Produkte zu meiden, die Glycerin, Alkohol oder andere austrocknende Wirkstoffe enthalten
- Instruieren des Patienten, Zahnbürsten und andere Reinigungsgegenstände sauber zu halten
- Erörtern der Bedeutung einer adäquaten Nahrungsaufnahme (d. h. Ansprechen einer Fehlernährung, verursacht durch Folsäure-, Zink-, Eisen- und Vitamin-B-Komplex-Mangel, Auffordern zum Verzehr eiweißreicher und hochgradig Vitamin-C-haltiger Nahrungsmittel)
- Auffordern, stark gewürzte, salzige, saure, trockene, raue oder harte Nahrungsmittel zu meiden
- Instruieren des Patienten, Nahrungsmittel zu meiden, die eine allergische Reaktion verursachen [können] (z. B. Kaffee, Käse, Nüsse, Zitrusfrüchte, Gluten und Kartoffeln), falls anwendbar
- Auffordern des Patienten, die Wasserzufuhr zu erhöhen
- Instruieren des Patienten, heiße Nahrungsmittel und Flüssigkeiten zu meiden und damit Verbrennungen und weiteren Reizerscheinungen vorzubeugen
- Anleiten des Patienten in Zeichen und Symptomen einer Stomatitis, darunter auch der Zeitpunkt, an dem ein Gesundheitsdienstleister informiert werden sollte
- Sorgen für Überweisung.

16.1.5.1 Pflegeinterventionen und Expertenstandards

Um pflegerische Interventionen auf größtmögliche Evidenz zu stützen (Behrens & Langer, 2021) kann mittlerweile für einige Pflegediagnosen und -interventionen auf die Expertenstandards des Deutschen Netzwerks für Qualität in der Pflege (www.dnqp.de) zurückgegriffen werden. Expertenstands wurden bislang für die Pflegekonzepte und -phänomene Dekubitus, Beziehungsgestaltung (in der Pflege von Menschen mit Demenz), Ernährung, Harnkontinenz, Entlassung, Schmerz, Sturz und Wunden entwickelt und konsentiert. – Für das Thema Mundgesundheit steht der *Expertenstandard „Förderung der Mundgesundheit“* seit Juni (DNQP, 2021) zur Verfügung und kann auf der Webseite des Deutschen Netzwerks für Qualität in der Pflege (www.dnqp.de) eingesehen und bestellt werden. Die Funktion von Expertenstandard im Zusammenhang mit Pflegetheorie und -praxis, dem Pflegeprozess, der Pflegequalität sowie Pflegewissen in Form von Pflegeklassifikationen als Basis für pflegerische Entscheidungen und Pflegedokumentation veranschaulicht **Abbildung 16-5** aus Gordon und Georg (2020, S. 107).

Pflegekonzepte oder -phänomene der Mund- und Zahngesundheit werden im Rahmen von Praxistheorien oder Pflegetheorien mittlerer Reichweite beschrieben, erklärt und verstehbar gemacht. Mit diesem besseren pflegetheoretischen Verständnis von Mund- und Zahngesundheit können Pflegende die Mund- und Zahngesundheit einschätzen, diesbezügliche Probleme, Risiken und Entwicklungspotenziale erkennen und benennen sowie Handlungen ableiten und anwenden, um vereinbarte und erwünschte Patientenziele- und Pflegeergebnisse zu erreichen. Im Rahmen des Pflegeprozesses werden im ersten Schritt des Pflegeprozesses mit Screening, Basis- und Fokusassessments Informationen über Phänomene der Mund- und Zahngesundheit gesammelt eingeschätzt. Die Pflegediagnostik hilft pflegerische Grundkonzepte wie „Integrität der Mundschleimhaut“, „Mundtrockenheit“ und „Zahnstatus“ zu unterscheiden. Mit Pflegediagnosen werden Probleme fokussiert benannt, wie „beeinträchtigter Zahnstatus“ „beeinträchtigte Integrität der Mundschleimhaut“ oder ein „Selbstversorgungsdefizit: Mund- und Zahnpflege“. Es werden Risiken identifiziert, wie das „Risiko einer Mundtrockenheit“ oder das „Risiko einer beeinträchtigten Integrität der Mundschleimhaut“. Im Rahmen der Pflegezielbestimmung werden Kriterien und Indikatoren für die Gesundheit von Mund- und Zahnhöhle über den erwünschten Zustand von Mund, Zähnen, Zahnfleisch und Zunge identifiziert und deren gemeinsame Erreichung vereinbart. Während des Pflegeplanungsschrittes entscheiden Pflegende über wirksame Pflegeinterventionen und wählen die passenden Pflegemaßnahmen und -aktivitäten aus, die Probleme lösen, Risiken minimieren und Entwicklungen fördern sollen sowie vereinbarte Ziele erreichen lassen sollen. Mit der Pflegeimplementation oder der Ausführung der Pflegeinterventionen werden konkrete direkte und indirekte pflegerische Handlung z. B. der prophylaktischen und therapeutischen Mund- und Zahnpflege am, mit und für den Menschen mit Mund- und Zahnproblemen ausgeführt. Im Rahmen der Pflegeevaluation wird der Grad der Zielerreichung des Klienten und der Pflege bezüglich der Gesundheit von Mund- und Zahnhöhle bewertet. Pflegestandards beschreiben Struktur-, Prozess- und Ergebnisqualitätskriterien zur Messung der Pflegequalität. Auf der Prozessebene der Pflegestandards gilt es festzulegen, dass und wie Pflegende

- Klienteninformationen sammeln und einschätzen
- Assessmentinformationen analysieren und wie sie diese erkennen und mit Pflegediagnosen benennen
- Pflegeergebnisse mit dem Klienten abstimmen
- einen Pflegeplan entwickeln, der Pflegeinterventionen zur Zielerreichung verordnet

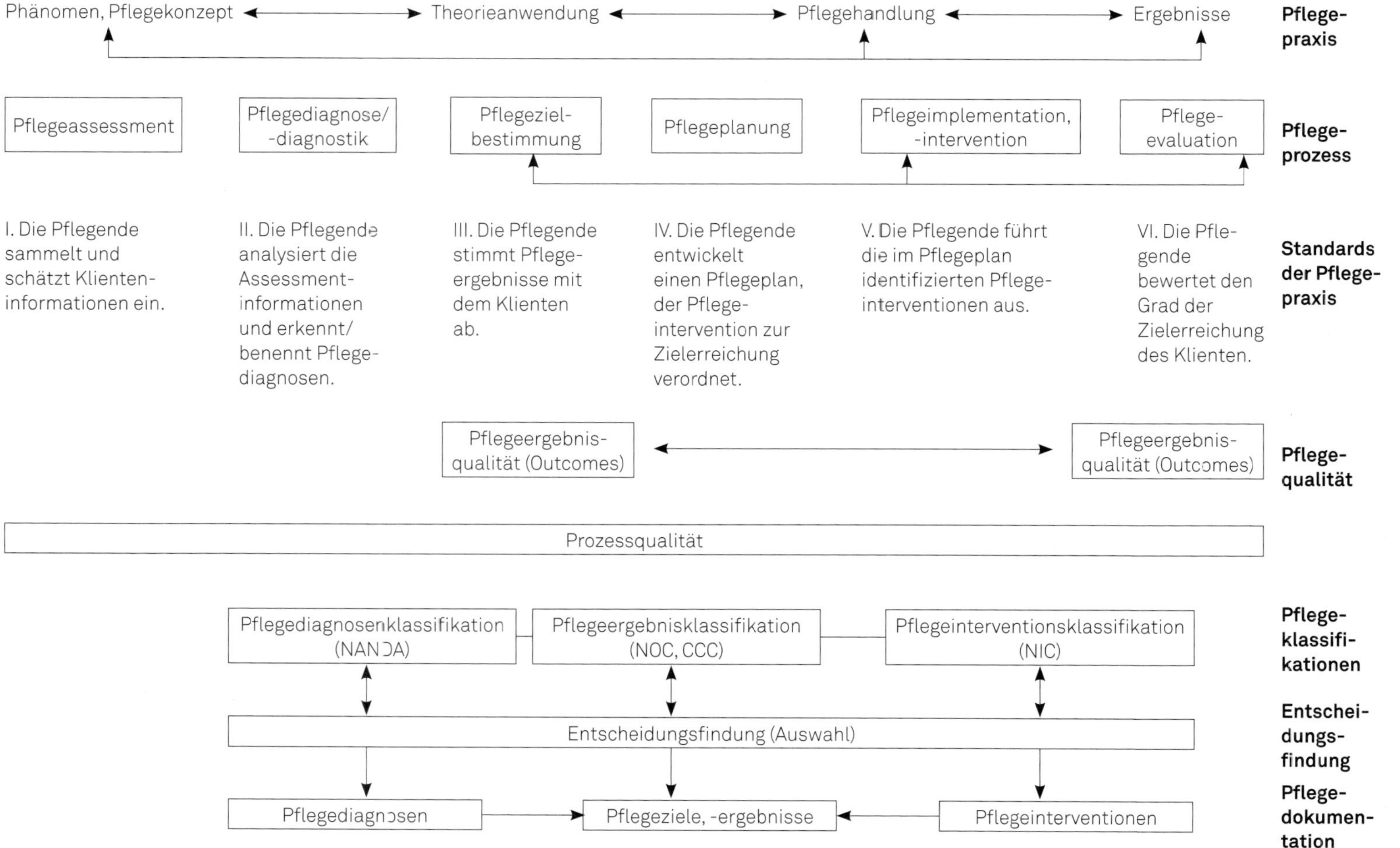

Abbildung 16-5: Zusammenhang zwischen Pflegediagnosen, Pflegetheorieanwendung, Pflegeprozess, Pflegestandards, klinischer Entscheidungsfindung, Pflegeklassifikation, Pflegewissen und Pflegedokumentation (Quelle: Georg, J. (2013). Pflegekonzepte, Pflegeinterventionen und Innovationen. *NOVAcura*, *44*(10), 6–9; nach ANA (1991) *Nursing, a social policy statement*. Kansas-City: ANA)

- Pflegeinterventionen, -maßnahmen und -aktivitäten ausführen, die im Pflegeplan identifiziert und ausgewählt wurden
- den Grad der Zielerreichung des Klienten bewerten.

Auf der Ebene Ergebnisqualität der Pflegestandards gilt es festzulegen, dass und wie Pflegende Pflegeergebnisse mit dem Klienten abstimmen und den Grad der Zielerreichung des Klienten bewerten.

Die Pflegeklassifikationen ordnen systematisch das Pflegewissen über Pflegediagnosen, -ziele/-ergebnisse und Pflegeinterventionen. Wichtige Pflegeklassifikationen sind die Klassifikation der Pflegediagnosen der NANDA-International (Herdman & Kamitsuru, 2019), die Pflegeergebnisklassifikation (NOC) von Moorhead et al. (2013) sowie die Pflegeinterventionsklassifikation (NIC) von Bulechek et al. (2016). Mithilfe dieses Pflegewissens können Pflegende auswählen und entscheiden, welche Pflegediagnosen akkurat, welche Pflegeinterventionen wirksame welche Pflegeergebnisse erreichbar sein werden. Darüber hinaus liefern die Pflegeklassifikationen Pflegenden eine Pflegefachsprache mit der sie die Pflege dokumentieren, erforschen, steuern, kommunizieren, lehren und managen können.

16.1.6 Pflegeevaluation

Im sechsten Schritt des Pflegeprozesses – der Pflegeevaluation – wird bewertet und rückwirkend eingeschätzt, ob Pflegeziele und -ergebnisse erreicht und realisiert wurden und Pflegeinterventionen wirksam, Pflegediagnosen genau und Pflegeassessments umfassend und fokussiert genug waren. Die erneute und rückwirkende pflegerische Situationseinschätzung wird im optimalen Fall kombiniert mit der Selbstbeurteilung des Klienten. Ob die Pflegeziele erreicht wurden, kann mit Kriterien und Messskalen von Zielerreichungsskalen, wie z. B. der Pflegeergebnisklassifikation (NOC) (Moorhead et al. (2013) gemessen und objektiviert werden.

16.2 Zusammenfassung

Der Pflegeprozess und Pflegeklassifikationen bieten Pflegende eine Wissensfundus mit dem sie ihr Wissen ordnen und für akkurate, gezielte und wirksame Auswahlentscheidungen im Pflegeprozess für eine bessere Mund- und Zahngesundheit ihrer Klienten nutzen können.

Literatur

Alfaro-LeFevre, R. (2013). *Pflegeprozess und kritisches Denken*. Bern: Hogrefe.

American Nurses Association (ANA). (2015). *Nursing – Scope and Standards of Practice*. Silver Spring: American Nurses Association.

Bulechek, G.M., Butcher, H.K., Dochterman, J.M. & Wagner, C.M. (2016). *Pflegeinterventionsklassifikation (NIC)*. Bern: Hogrefe.

Behrens, J. & Langer, G. (2021). *Evidence-based Nursing and Caring* (5. Aufl.). Bern: Hogrefe.

Carpenito, L.J. (2014). *Das Pflegediagnosen-Lehrbuch*. Bern: Hogrefe.

Deutsches Netzwerk für Qualität in der Pflege (DNQP). (2021). *Expertenstandard „Förderung der Mundgesundheit"*. Osnabrück: DNQP (Plan).

Doenges, M.E., Moorhouse, M.F. & Geissler-Murr, A.C. (2019). *Pflegediagnosen und Pflegemaßnahmen* (6. Aufl.). Bern: Hogrefe.

Georg, J. (2004). Pflegeassessment in der Langzeitpflege. *NOVA, 35*(10), 15–19.

Georg, J. (2005). Klassifikationssysteme in der Pflege. In A. Abt-Zegelin & M.W. Schnell (Hrsg.), *Sprache und Pflege* (2. Aufl.). Bern: Hans Huber.

Georg, J. (2011). Ganz gezielt. *NOVAcura, 42*(6), 14–17.

Georg, J. (2013). Pflegekonzepte, Pflegeinterventionen und Innovationen. *NOVAcura, 44*(10), 6–9.

Georg, J. (2018). Pflegeprozessmanagement. In M. Haubrock (Hrsg.), *Betriebswirtschaft und Management in der Gesundheitswirtschaft* (6. Aufl.). Bern: Hogrefe.

Georg, J. (2019). Pflegediagnosen – Gegenstand und Hintergründe. In M.E. Doenges, M.F. Moorhouse & A.C. Geissler-Murr (Hrsg.), *Pflegediagnosen und Pflegemaßnahmen* (6. Aufl.). Bern: Hogrefe.

Georg, J. (2021). Selbstversorgungsdefizit Mund- und Zahnpflege. In J. Georg, *Pflegeprozess, -klassifikationen und Mundgesundheit*. In T. Gottschalck,

Mundgesundheit und Mundpflege (2. Aufl.). Bern: Hogrefe.

Gordon, M. & Georg, J. (2020). *Handbuch Pflegediagnosen* (6. Aufl.). Bern: Hogrefe.

Herdman, H.T. & Kamitsuru, S. (2019). *Pflegediagnosen - Definition und Klassifikation (2018-2020).* Kassel: Recom.

Heering, C. (Hrsg.). (2006). *Das Pflegevisiten-Buch* (2. Aufl.). Bern: Hogrefe.

Krohwinkel, M. (2013). *Fördernde Prozesspflege mit integrierten ABEDLs - Forschung, Theorie und Praxis.* Bern: Hans Huber.

Lunney, M. (2007). *Arbeitsbuch Pflegediagnostik.* Bern: Huber.

Moorhead, S., Johnson, M., Maas, M. & Swanson, M. (2013). *Pflegeergebnisklassifikation (NOC)* (2. Aufl.). Bern: Hans Huber.

Reuschenbach, B. & Mahler, C. (Hrsg.). (2020). *Handbuch pflegebezogener Assessmentverfahren* (2. Aufl.). Bern: Hogrefe.

Wilkinson, J.M. (2012). *Das Pflegeprozess-Lehrbuch.* Bern: Hans Huber.

Weiterführende Literatur

Ackley, B.J., Ladwig, G.B., Flyn Makic, M.B., Martinez-Kratz, M. & Zanotti, M. (2020). *Nursing Diagnosis Handbook.* Elsvier: St. Louis.

Georg, J. (2014). Fähigkeitenorientierte Pflege und ein gutes Leben. *NOVAcura, 45*(9), 46–49.

Georg, J. (2014). Syndrom-Pflegediagnosen und geriatrische Syndrome. *NOVAcura, 45*(10), 6–8.

Georg, J. (2015). Pflegeprozess, Pflegediagnosen und Pflegeinterventionen. *NOVAcura, 46*(11), 13.

Georg, J. (2021a). Pflegeprozess bei Menschen mit Querschnittlähmung. In U. Haas (Hrsg.), *Pflege von Menschen mit Querschnittlähmung* (2. Aufl.). Bern: Hogrefe.

Georg, J. (2021b). Pflegeprozess und Patientenedukation. In M. Schieron, C. Bücker & A. Zegelin (Hrsg.), *Patientenedukation und Familienedukation in der Pflege.* Bern: Hogrefe.

Gordon, M. & Bartholomeyczik, S. (2001). *Pflegediagnosen.* München: Urban & Fischer.

Gordon, M. (2005). Functional Health Patterns. In N. Oud, W. Sermeus & M. Ehnfors (Hrsg.), *ACENDIO 2005.* Bern: Hans Huber.

Gordon, M. (2013). *Pflegeassessment Notes.* Bern: Huber

Mahoney, F.I. & Barthel, D.W. (1965). Functional Evaluation: The Barthel Index. *Maryland State Medical Journal, 2*(14), 61–65.

Anmerkung. Der Beitrag basiert auf aktualisierten, adaptieren, kompilierten und ergänzten Artikeln des Autors in Georg (2018, 2021a, 2021b) sowie Gordon und Georg (2020).

17 Schlussbemerkungen

Die Mundgesundheit trägt in hohem Maße zum allgemeinen Wohlbefinden eines Menschen bei. Tägliche Pflegemaßnahmen und zahnärztliche Vorsorge können eine bestehende gute Mundgesundheit erhalten.

Dennoch sind Probleme im Mundbereich sehr häufig. Sie beeinträchtigen das subjektive Wohlbefinden und die Funktionen des Mundes. Außerdem sind Erkrankungen der Mundschleimhaut und der Zähne mit einem erhöhten Risiko für bestimmte Allgemeinerkrankungen verbunden.

Bei pflegebedürftigen Menschen besteht ein besonders hohes Risiko bezüglich ihrer Mundgesundheit. Aufgabe der professionell Pflegenden ist es, Unterstützungsbedarfe und Probleme frühzeitig zu erkennen, geeignete pflegerische Maßnahmen zu planen, diese durchzuführen und ihre Wirkung zu evaluieren.

Die Mundpflege bei Menschen mit Unterstützungsbedarf kann mit einigen Herausforderungen verbunden sein. Die Respektierung der Selbstbestimmung und die Wiederherstellung bzw. Erhaltung der Selbstständigkeit der Person sind wichtige Anliegen der Pflege. Die Würde der pflegebedürftigen Person nicht zu verletzen, muss oberstes Gebot sein.

Nicht immer ist die Qualität der Pflege zufriedenstellend. Der Mund als Tabuzone wird von Pflegenden und pflegenden Angehörigen oft gemieden. Die Mundpflege einschließlich des Umgangs mit herausnehmbarem Zahnersatz gehört nicht zu den beliebten Tätigkeiten. In den Pflegeeinrichtungen muss es klare Regelungen geben, damit die Mundpflege nicht vernachlässigt wird.

Vielfach fehlt es an qualifizierten Pflegekräften, besonders in Altenpflegeeinrichtungen. Eine verbesserte Stellenbesetzung in der Pflege ist jedoch nicht zwangsläufig mit einer verbesserten Mundpflege verbunden, wenn die Sensibilität für dieses pflegerische Feld nicht hinreichend ausgeprägt ist.

Verbesserungen auf dem Gebiet der Mundpflege können durch mehr Fortbildungen erreicht werden. Diese können z. B. von Pflegeexperten und Zahnärzten übernommen werden. Hier müssen Pflegende in allen Bereichen, einschließlich der Pflegenden in Alten- und Pflegeheimen und in Wohneinrichtungen für Menschen mit Behinderungen erreicht werden. Dabei können u. a. die von den Zahnärzte- und Pflegeverbänden zur Verfügung gestellten Handreichungen zur Mundpflege eingesetzt werden.

Gegenseitiges Üben während der Ausbildung, aber auch in Fortbildungsveranstaltungen verbessert die praktischen Fertigkeiten. Die Rückmeldungen von einem Übungspartner über Putztechnik können aufschlussreiche Informationen geben: Was empfinde ich, wenn mir eine andere Person die Zähne putzt? Ist der angewendete Druck mit der Zahnbürste richtig dosiert? Werden Würgereize ausgelöst? Werden alle Stellen der Zähne erreicht?

Analog den Pflegefachkräften mit Weiterbildung im Wundmanagement könnten auch Pflegepersonen als „Beauftragte für Mundgesundheit" ausgebildet werden. Sie könnten Aufgaben koordinieren, Kontaktperson zu Zahnärzt*innen, Logopäd*innen und Ergotherapeut*innen sein, für Pflegemittel sorgen, neue Mitarbeiter unterweisen oder das Team bei der Erstellung von Mundgesundheitsplänen für besondere Pflegesituationen unterstützen.

Zur Sicherstellung pflegerischer Qualität ist das Erstellen von Verfahrensregelungen (Pflegestandards) mit überprüfbaren und messbaren Kriterien unabdingbar. Diese müssen dem aktuellen Kenntnisstand entsprechen und sind diesem ständig anzupassen. Verfahrensregelungen werden mit allen beteiligten Akteuren gemeinsam erarbeitet und sind verbindliche Vereinbarungen. Zur Förderung und Kontrolle der Umsetzung sind interne und externe Qualitätsprüfungen geeignete Instrumente.

Der *Expertenstandard „Förderung der Mundgesundheit in der Pflege"* (DNQP, 2021) ermöglicht eine evidenz-basierte Pflege. Auf der Grundlage des Expertenstandards können Verfahrensregelungen erstellt werden, die auf dem besten derzeit verfügbaren Wissen sowie der Erfahrungen der Praxis beruhen. Er wird Pflegende auf dem Gebiet der Mundpflege weiter sensibilisieren und die Pflegepraxis weiterentwickeln. Nutznießer dieses Expertenstandards sind vor allem die Pflegebedürftigen.

Innovationen in die Praxis einzubringen ist jedoch ein komplexer Vorgang und häufig mit Problemen verbunden. Er setzt bei den Praktikern ein hohes Maß an Eigenständigkeit und Verantwortung voraus. Problemlösungswissen und -kompetenzen müssen vorhanden sein und vor allem die Bereitschaft, an Veränderungen mitzuwirken oder sich auf Neuerungen einzulassen. Weiterhin bedarf der Transfer entsprechender Voraussetzungen bei den Führungskräften. Sie sollten Innovationen positiv gegenüberstehen und die Mitarbeiter an Innovationen beteiligen.

Viel wäre schon erreicht, wenn sich unkomplizierte effektive Handlungen im Pflegealltag durchsetzen würden, wie zum Beispiel das zweimal tägliche Zähneputzen, das bei allen Patienten, auch in der Intensivpflege und bei anderen kritisch Kranken möglich ist. Dies ließe sich ohne großen Aufwand erreichen, denn die Durchführung ist relativ einfach, verursacht keine höheren Kosten und es besteht Akzeptanz bei Pflegenden und Patienten, weil es eine gewohnte Handlung ist.

Die interprofessionelle Zusammenarbeit ist oftmals verbesserungsbedürftig. Zahnärzte sollten Pflegende über bestehende orale Erkrankungen und bestehende Risiken der Pflegebedürftigen informieren, Pflegende sollten nicht zögern, bei festgestellten oralen Problemen einen Zahnarzt zu informieren.

Die Verbesserung der Mundpflege bei Pflegebedürftigen kann mit höheren Kosten verbunden sein, jedoch kann sie langfristig zur Kostenersparnis bei den Krankenversicherungen führen, den Pflegebedürftigen die Lebensqualität erhöhen und Folgeerkrankungen vermeiden.

Literatur

Deutsches Netzwerk für Qualität in der Pflege (DNQP) (2021). *Expertenstandard „Förderung der Mundgesundheit"*. Osnabrück: DNQP (Plan).

Anhang

Glossar

Abrasivität (einer Zahnpasta): Abnutzungs- bzw. Schmirgelwirkung auf die Zähne, siehe auch RDA-Wert.

Ätiologie: Lehre von den Ursachen (besonders der Krankheiten).

Allogene Stammzellentransplantationen: Stammzellen eines Fremden (verwandten oder nicht verwandten) Spenders werden auf den Empfänger übertragen.

Alveole: Zahnfach im Kieferknochen, in das die Zahnwurzel eingebettet ist.

Amalgam: Legierung, die zu rund 50 Prozent aus Quecksilber (Hg) besteht.

Anaerob: ohne Sauerstoffverbrauch oder in sauerstofffreiem Milieu lebend.

Assessment, orales: Systematische, differenzierte Erfassung und Beurteilung des Zustandes der Mundhöhle.

Azidophile Keime: Keime, die ein saures Milieu bevorzugen bzw. in einer Umgebung mit niedrigem pH-Wert leben können.

Biofilm: geschlossene Schleimschicht, die von Mikroorganismen besiedelt ist.

Bruxismus: parafunktionelles Pressen und Knirschen zwischen der oberen und unteren Zahnreihe.

Candida albicans: „Soorpilz", ist ein Pilz der Candidagruppe, die den Hefepilzen zugeordnet wird.

Candidiasis: übermäßige Ausbreitung einer Pilzinfektion.

Chemotherapie: medikamentöse Therapie von Krebserkrankungen (antineoplastische Chemotherapie).

Cuff-Druck: Als Cuff bezeichnet man die am Ende eines in die Trachea einzuführenden Beatmungstubus befindliche, aufblasbare Manschette aus Gummi oder Kunststoff, die den Tubus gegenüber der Trachea luftdicht abschließen soll. Der aufgeblasene Druck in der Manschette wird als Cuff-Druck bezeichnet.

Dehydratation: Zustand des stark verringerten Wasserhaushalts, siehe auch Exsikkose.

Desmodont: Zahnwurzelhaut, wichtiges Bindeglied zwischen Zahn und Kieferknochen. Durch seine elastischen Fasern kann das Desmodont dem Zahn innerhalb des Zahnfaches eine gewisse Beweglichkeit geben und den Druck auf den Zahn abfedern.

Desquamation: oberflächliche Loslösung von Zellen oder Zellgruppen aus ihrem epithelialen Verband.

Dyschilie: Störung der Sekretion und Veränderung der Zusammensetzung und Menge des Sekrets der Speicheldrüsen (Viskositäts- und pH-Veränderungen).

Dysphagie: Schluckstörung.

Evaluation: Überprüfung, Auswertung, Einschätzung.

Evidenz: ist die unmittelbare kognitive Nachvollziehbarkeit eines Zusammenhangs. In der Medizin und der Pflege bezeichnet Evidenz den empirisch erbrachten Nachweis des Nutzens einer diagnostischen oder therapeutischen Aktion.

Evidenz Based Nursing (EBN): Integration der derzeit besten wissenschaftlichen Belege in die tägliche Pflegepraxis unter Einbezug theoretischen Wissens und der Erfahrungen der Pflegenden, der Vorstellungen des Patienten und der vorhandenen Ressourcen.

Exsikkose: auch Dehydratation, stark erniedrigter Wasseranteil des Körpers (Austrocknung).

Fissur: Spalte oder Rinne bzw. ein Riss in einer anatomischen Struktur (Zahn, Mundwinkel).

Fluorid: Salz der Fluorwasserstoffsäure; lebenswichtiges Spurenelement; wird von der Nahrung oder Mundhygieneprodukten direkt auf die Zähne übertragen und schützt effektiv vor Karies.

Fluoridierungsschiene: eine dem Zahnbogen angepasste Kunststoffschiene (auch Tiefziehschiene), die mit Fluoridgel gefüllt und zur Intensivfluoridierung der Zähne getragen wird.

Genetische Disposition: Genetisch bedingte Anfälligkeit (Prädisposition) gegenüber einer Krankheit.

Glossitis: Entzündung der Zunge.

Graft-Versus-Host-Reaction (GVHR): vom Transplantat gegen den Wirt/Empfänger gerichtete Reaktion (entzündungsähnliche Immunreaktion).

Granulozytopenie: Verminderung der Granulozyten (zu den Leukozyten gehörig).

Gustatorische Reize: gustatorisch bedeutet. „das Schmecken betreffend". Die Sinneszellen in Nase und Mund, allen voran auf der Zunge, sind für die Wahrnehmung der Schmeckreize verantwortlich.

Halitosis: Abatmen übler Geruchsstoffe, die nicht aus dem Mund stammen; wird meist mit Foetor ex ore (siehe dort) gleichgesetzt.

Hypersensibilität: Übersensibilität oder umgangssprachlich Überempfindlichkeit.

Immunsuppression: Unterdrückung des Immunsystems von außen.

Implantat: künstliche Zahnwurzel aus gewebeverträglichem Material, die in den Kiefer eingesetzt wird und zur Befestigung von Zahnersatz dient.

Initialkaries (Initialläsion): beginnende Karies; ist bei guter Mundhygiene und ausreichender Fluoridzufuhr reversibel.

Interventionsstudie: ist eine experimentelle kontrollierte klinische Studie, in der die Versuchsbedingungen und somit größtenteils auch die Ausprägungen der Einflussgrößen vom Studienleiter vorgegeben werden.

Inzidenz: Rate der neu Erkrankten in einem definierten Zeitraum.

Item: einzelne Frage oder Testaufgabc in einem Test.

Kariogenität, kariogen: Karies auslösende Eigenschaft einer Substanz.

Knochenmarkaplasie: Verminderung der Blut-bildenden Zellen im Knochenmark mit Rückgang der Erythrozyten-, Leukozyten- und Thrombozytenzahlen.

Kryotherapie: Applikation von Kälte zu therapeutischen Zwecken.

Leukopenie: Verminderung der weißen Blutkörperchen (Leukozyten): Granulozyten, Lymphozyten, Monozyten.

Leukoplaktie: flache, nicht abwischbare, schmerzfreie, weißliche Schleimhautveränderungen (gilt als Präkanzerose).

Lymphopenie: Verminderung der Lymphozyten (zu den Leukozyten gehörig).

Mandibula: Unterkiefer.

Mastikatorische Reize: Stimulierung des Speichelflusses durch Kaubewegungen.

Morbidität: zahlenmäßiges Verhältnis zwischen erkrankten und gesunden Personen einer Bevölkerung während eines bestimmten Zeitabschnittes (Krankenstand).

Mortalität: Sterblichkeit.

MRSA: (Methicillin resistenter Staphylococcus aureus), besitzt eine große Bedeutung als Verursacher von nosokomialen Infektionen.

Mukosa: Schleimhaut.

Mukositis, orale: Entzündung der Mundschleimhaut infolge Chemotherapie oder ionisierender Strahlen.

Mundhygiene: alle Maßnahmen, die der Prophylaxe von Erkrankungen der Mundhöhle und damit der Erhaltung der Zähne und des Zahnhalteapparats dienen.

Mundflora: Gesamtheit der Mikroorganismen, die die Mundhöhle besiedeln.

Mundpflege: Als Bestandteil der Lebensaktivität „Sich Waschen und Kleiden" umfasst die Mundpflege alle Aktivitäten der täglichen Körperhygiene, die der Gesunderhaltung des Mundes und des oralen Wohlbefindens dienen.

Muzin: Schleimstoff, der dem Speichel eine gewisse zähe Konsistenz verleiht.

Neutropenie: Verminderung der Neutrozyten im peripheren Blut (die Neutrozyten machen den größten Anteil der Granulozyten aus und spielen bei der Infektabwehr eine wichtige Rolle).

Oligosialie: verminderter Speichelfluss, wird auch als Hyposialie bezeichnet.

Opportunistische Infektion: Infektion durch Erreger (Bakterien, Pilze, Viren und Parasiten) die sich eine Primärerkrankung und die dadurch geschwächte Verfassung des Körpers (vor allem des Immunsystems) zunutze machen und somit eine (opportunistische) Infektion verursachen können.

Parodontium, Parodont: Zahnhalteapparat, Verankerungssystem des Zahns im Ober- und Unterkieferknochen; bestehend aus Zahnfleisch (Gingiva), Wurzelzement, Desmodont und Alveolarknochen.

Parodontitis: Entzündung des Zahnhalteapparates, hervorgerufen durch Bakterien, die sich oberhalb und unterhalb des Zahnfleischrandes ansiedeln; ist immer mit Verlust von Bindegewebe und Knochensubstanz verbunden.

Pathogenität: ist die Fähigkeit eines auf den Körper einwirkenden Einflussfaktors, eine Krankheit auszulösen.

Pellikel: dünner Film, besitzt eine gewisse Schutzfunktion.

Periimplantitis: Entzündung der Umgebung eines Implantates. Bei dentalem Implantat mit Beteiligung des Alveolarknochens und Gefahr der Implantatlockerung.

Perkutane Endoskopische Gastrostomie (PEG): endoskopisch angelegter künstlicher Zugang von außen durch die Bauchdecke in den Magen.

Pflegestandard: Präzise Richtlinie für das pflegerische Handeln, die Qualität, Art und Umfang der Pflege festlegt. Wird auch als Pfllegeleitlinie, Verfahrensanleitung, oder Verfahrensanweisung bezeichnet. Standard: engl.: Norm, Richtlinie.

Prävalenz: Häufigkeit einer Erkrankung zu einem bestimmten Zeitpunkt.

Prävention: Strategien, die der Vorbeugung und Verhütung von Krankheiten dienen.

Prothesenstomatitis: Die Bezeichnung ist der Oberbegriff für verschiedene Entzündungsformen im Zusammenhang mit einer Zahnprothese.

Pulpa: Zahnmark.

Radiotherapie: Strahlentherapie ist die medizinische Anwendung von ionisierender Strahlung, um Krankheiten zu heilen.

RDA-Wert: RDA = Radioactive Dentive Abrasivity, und **REA-Wert** = Radioactive Enamel Abrasion, drücken die Abrasivität einer Zahnpasta aus.

Reliabilität: (dt. Zuverlässigkeit) ist ein Maß für die formale Genauigkeit bzw. Verlässlichkeit wissenschaftlicher Messungen.

Reversibilität: Schäden oder Beeinträchtigungen, die als Restitutio ad integrum ohne bleibende Zeichen abheilen.

Salutogenese: Entwicklungs- und Erhaltungsprozess von Gesundheit.

Screening (medizinisch-pflegerisch): systematisches Testverfahren, das eingesetzt wird, um innerhalb einer definierten Personengruppe die Personen zu identifizieren, die bestimmte Eigenschaften aufweisen (Vorfelddiagnostik).

Setting: Umgebungsfaktoren (Milieu, Umfeld etc.) einer Person oder Personengruppe.

Signifikanz: gibt in der medizinischen Statistik Aufschluss darüber, wie stark Stichprobendaten von einer vorher festgelegten Annahme (Nullhypothese) abweichen.

Soorstomatitis: durch Candida albicans hervorgerufene Entzündungssymptome in der Mundhöhle.

Stomatitis: Entzündung der Mundschleimhaut unterschiedlicher Genese und mit unterschiedlichen klinischen Manifestationen

Strahlensialadenitis: Durch Strahlentherapie im Kopf-Hals-Bereich verursachte Speicheldrüsenentzündung mit Atrophie des Drüsenparenchyms und bindegewebigem Umbau der Drüse; ist mit verminderter Speichelproduktion verbunden.

Subgingival: unterhalb vom Zahnfleischsaum gelegen.

Supragingival: oberhalb vom Zahnfleischsaum gelegen.

Topische Applikation: bedeutet, dass ein Wirkstoff nur an exakt der Stelle angewendet wird, an der er auch wirken soll.

Unterfütterung: Anpassung einer schlecht passenden Zahnprothese an die aktuellen anatomischen Verhältnisse.

Wurzelkaries: eine Kariesform, die den Zement und das Dentin der Zahnwurzel befällt.

Validität: ist ein Testgütekriterium, das darüber informiert, wie gültig ein Testverfahren ist. Misst ein Instrument das, was es zu messen vorgibt?

Viskosität: Zähflüssigkeit oder Zähigkeit von Flüssigkeiten und Gasen (Fluiden). Je höher die **Viskosität** ist, desto dickflüssiger (weniger fließfähig) ist das Fluid.

Zahnfleischsaum: Gingivalrand oder Zahnfleischverlauf.

Zahnfleischtasche: ist ein pathologischer Spaltraum zwischen der Zahnwurzel und dem umliegenden Gewebe (Gingiva, Alveolarknochen).

Zahnstein: durch Einlagerung von Mineralien verhärtete Zahnbeläge.

Zahnzwischenraum (Interdentalraum): Spalt zwischen zwei aufeinander folgenden Zähnen der gleichen Zahnreihe.

Abbildungsverzeichnis

Für das mir zur Verfügung gestellte Bildmaterial möchte ich mich bei folgenden Personen, Unternehmen und Institutionen ganz herzlich bedanken:

Autoren

Dr. rer. cur. Thomas Gottschalck. Er absolvierte nach seiner Schulausbildung zunächst eine Lehre in einem technischen Beruf. Die Ausbildung zum Krankenpfleger schloss er 1974 ab. Danach erfolgte eine Weiterbildung zum Fachkrankenpfleger (1978) und zur Stationsleitung (1979) sowie eine mehrjährige Tätigkeit im stationären Bereich als Stationsleitung.

Nach einem 1986 bzw. 1991 abgeschlossenen Studium der Medizinpädagogik an der FH in Potsdam und der Humboldt-Universität in Berlin war er als Lehrkraft tätig. Im Jahre 1999 schloss er eine Weiterbildung zum Gesundheitsmanager an der FH Magdeburg ab. Das Propädeutikum und die Promotion in der Pflegewissenschaft absolvierte er erfolgreich im Jahre 2003 an der Humboldt-Universität in Berlin. Parallel dazu war er von 1994 bis 2006 als Leiter einer kommunal getragenen Krankenpflegeschule tätig, danach unterrichtete er bei einem privaten Bildungsträger.

Kontakt: Schlossgarten 12, D-39387 Oschersleben

E-Mail: thomas.gottschalck@t-online.de

Jürgen Georg ist Pflegefachmann, -lehrer und -wissenschaftler (MScN). Er arbeitet als Programmleiter Pflege beim Hogrefe Verlag in Bern und als Dozent zum Thema „Pflegeprozess und -diagnosen“.

Kontakt: juergen.georg@hogrefe.ch

Sachwortverzeichnis

N

O

P

Q

R

S